치과 감염 예방과 관리
기본 지침서

Basic Guide to Infection Prevention and Control in Dentistry

Caroline L. Pankhurst and Wilson A. Coulter

치과 감염 예방과 관리 기본 지침서

대한치과감염관리협회 역

제 2 판

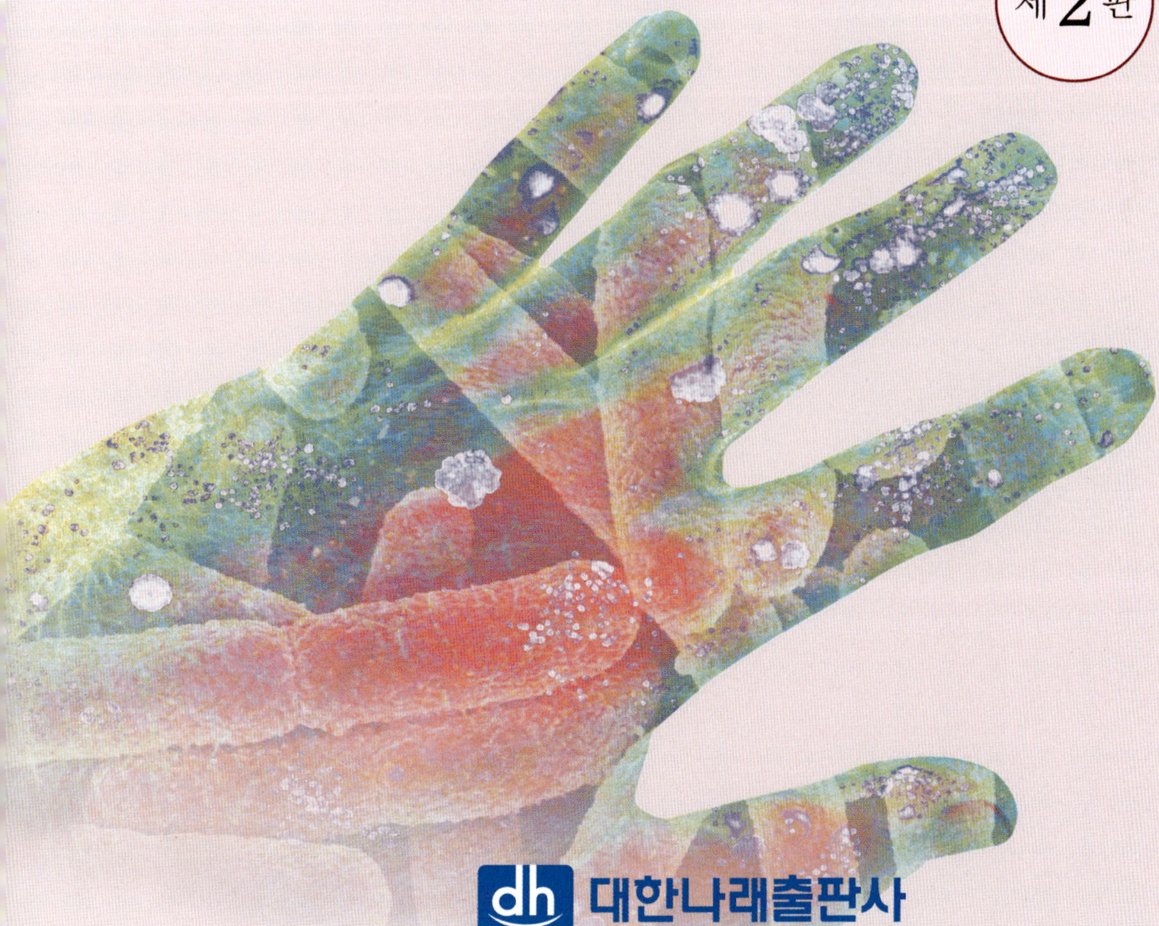

대한나래출판사

DaehanNarae Publishing, Inc.

#1507 SK V1 Tower
Younmujang 5 gagil 25, Sungdong-gu,
Seoul 04782, Korea
TEL: +82-2-922-7080
FAX: +82-2-922-0841
E-mail: nrpub@naver.com
Website: www.dhpub.com

Translation of Basic Guide to Infection Prevention and Control in Dentistry, 2nd Edition
by Caroline L. Pankhurst and Wilson A. Coulter

Printed in Korea

치과 감염 예방과 관리 기본 지침서 - 제2판

Basic Guide to Infection Prevention and Control in Dentistry 2E

발행일	2019년 10월 10일
저자	Caroline L. Pankhurst 외
역자	대한치과감염관리협회
발행인	최용원
편집디자인	장순임
표지디자인	장순임
교정·교열	염정혜
발행처	**대한나래출판사** (등록 제2012-000051호/1994.6.10)
주소	서울시 성동구 연무장 5가길 25, SK V1 Tower 1507호 (성수동 2가 315-61)
전화	(02) 922-7080
팩스	(02) 922-0841
이메일	nrpub@naver.com
홈페이지	www.dhpub.com

ISBN 978-89-5741-675-4

정가 50,000원

서문(Foreword)

치과 의료에서 감염 예방 또는 관리와 무관한 사람은 한 사람도 없다. 실로 몇 개월에 한 번꼴로 이색적인 감염과 마주하게 되는 요즈음, 치과의사를 비롯한 치과 팀의 모든 구성원(치과의료 종사자)은 감염관리의 원칙과 실천에 대해 아주 정통해야 하고, 또 항상 최신 정보를 접하도록 해야 한다.

"**치과 감염 예방과 관리 기본 지침서(Basic Guide to Infection Prevention and Control in Dentistry)**" 제2판은 빠르게, 그리고 끊임없이 발전하는 이 분야에 대한 적절하고도 포괄적인 지침서이다. 두 저자는 이 분야 최고 권위의 뛰어난 전문가로서, 현시점에서 이 주제에 대해 독자들에게 들려줄 수 있는, 가장 읽기 쉽고 포괄적인 가이드를 제공하기 위해 관련된 모든 사항을 빠짐없이 다루었다.

전 세계적으로 감염관리 세미나 및 토론에 참여하고 있는 나로서 항상 놀라지 않을 수 없는 것은, 다양한 사법 관할 지역(나라)마다 감염관리에 관한 법률에 있어 새로운 발전이 매우 빠르게 이루어지고 있다는 것이다. 이것은 개업의가 반드시, 최신 입법 및 규제 당국이 그러한 선언을 어떻게, 왜 하는지에 대해 완전히 정통해야 한다는 것을 의미한다. 이 책은 현재 영국에서 시행되고 있는 치과 감염관리의 입법 구조에 대한 가장 광범위한 해설서일 수 있다. 그럼에도 불구하고, 이 책은 감염 예방 및 관리에 관심이 있는 모든 독자를 위한 기본 지침으로서의 역할도 훌륭히 해 줄 것이다.

매우 명쾌한 스타일과 논리로 쓰여진 이 책은 위험 평가로부터 아말감 폐기물 관리에 이르기까지, 감염관리에 대해 생각해 볼 수 있는 모든 측면을 다루고 있다. 놀랍게도, 저자는 단 200페이지의 텍스트와 그림으로 이 목표를 달성하였다!

나는 이 책의 명쾌하게 서술된 본문과 그 내용을 보충하는 풍부한 삽화들을 숙독하고 즐겼다. 이 책이 그 가치에 걸맞는 성공을 거두기를 기원한다!

2016년 12월

Professor Lakshman Samaranayake

DSc (hc), DDS (Glas), FRCPath, FDSRCS (Edin),

FRACDS, FDSRCPS, FHKCPath, FCDSHK
Past Dean of Dentistry, and Professor Emeritus,
University of Hong Kong, Hong Kong
Immediate Past Head, School of Dentistry, and Honorary Professor of Oral Microbiomics and Infection, School of Dentistry,
University of Queensland, Brisbane, Australia
Professor of Bioclinical Sciences, Faculty of Dentistry, Kuwait University
Professor, King James Ⅳ, Royal College of Surgeons, Edinburgh (2013)
Founding Editor-in-Chief, Journal of Investigative and Clinical Dentistry

머리말(Preface)

이 책은 치과 의료에서의 감염 관리 및 예방에 대한 실제적인 지침서로서 작성되었다. 감염 관리와 예방의 원칙은 보편적이며, 치과 팀 내에서 맡고 있는 역할에 관계없이 동일한 기준으로 적용된다. 따라서 이 책은 치과 의료 분야의 교육을 받고 있는 사람들과 1차 및 2차 치과 진료를 제공하는 치과 팀의 구성원 모두에게 함께 유용하도록 작성되었다.

감염 예방과 관리를 기구 살균과 손위생에 관한 것으로만 여기고 쉽게 무시해 버리기 쉽다. 실제로는, 감염관리가 적절하고 효과적이기 위해서는 심리적인 자세, 사회 규범 및 지정학적 차원이 고려되어야 하며, 이로써 감염 예방과 관리는 매우 흥미롭고 역동적인 주제가 된다. 감염관리를 뒷받침하는 과학과 근거 기반은 보편적이다. 그렇지만 실천을 위한 표준과 지침은 국가 간에 사뭇 다르다.

이 책의 초판이 나온 이후 영국(United Kingdom) 내에서는 국가별* 자치권 이양에 따른 의료계의 재편이 있었고, 어떤 경우에는 국가별 법률 및 지침의 제정이 이루어졌다. 이러한 차이점들에 대한 참고 사항은 동반 웹사이트 및 입법 관련 장에서 인용된 하이퍼링크를 따라가면 찾아볼 수 있다. 우리는 전 세계에 이 책의 독자 커뮤니티가 형성되어 있음을 알게 되어서 기쁘다. 그러므로 우리는, 본문과 동반 웹사이트를 통해, 감염 관리 및 예방 면에 관한 국가적 및 국제적 건강 정책 접근들을 모두 반영하려고 노력하고 있다. 이에 따라, 독자들에게 세계보건기구(World Health Organization), 유럽질병예방통제센터(European Centre for Disease Prevention and Control) 및 미국 질병통제예방센터(Centers for Disease Control and Prevention)에서 취하고 있는 전염병 및 감염 관리 이니셔티브에 의한 주요 국제 권고 및 지침을 안내하는 일을 계속하고 있다.

---

* **역주** – 영국을 구성하는 국가는 잉글랜드, 스코틀랜드, 웨일스, 북아일랜드 총 4개국이다.

역자 서문(Preface by the Translator)

신종감염병, 메르스 감염, 신생아 집단 감염, 일회용 기구 재사용 등이 사회문제화되면서 의료기관 감염관리는 의료인을 넘어 전 국민의 관심 사항이 되었다. 국내에서 행해진 최근 연구결과에 의하면 우리나라 치과의료기관의 감염관리는 주로 기구의 재처리에 대한 부분에 집중되어 있고 예방접종, 사후노출관리 등 직원 안전이나 호흡기 감염, 잠재적 감염물질에 대한 관리, 수관소독, 수관 미생물검사를 포함하는 환경관리, 기공물관리 등 기타 분야는 미흡한 것으로 조사되었다. 대한민국 정부는 의료기관 감염관리의 심각성을 직시하여 2018년부터 의료감염 종합대책 5개년 계획을 시행하면서 의료기관 인증평가, 의료서비스 적정성평가, 의료질평가 등의 지표에 의료기관의 감염관리 관련 사항을 확대 반영하는 한편, 평가결과를 의료기관의 지원이나 인센티브와 연계하려는 정책을 발표한 바 있다. 또한 치과병원, 한방병원을 포함한 모든 병원급 의료기관, 의원급 의료기관 등 모든 의료기관에 감염관리 담당자를 지정하여 감염관리 활동을 강화하고, 의료인 및 의료기관 종사자의 감염관리 교육을 활성화하려는 계획을 추진 중이다.

본서는 치과의료기관의 감염관리 및 치과의료인의 감염관리 활동과 교육에 대한 이론적 근거뿐만 아니라 구체적인 실행 방법까지 체계적으로 정리하고 있다. 우리나라에서 치과 감염관리가 정착되고 감염관리 지침서가 개발되고 있는 이즈음, 본 역서가 치과감염관리의 발전에 밑거름이 될 수 있다면 역자들은 더 이상 바람이 없겠다.

2019년 9월

대한치과감염관리협회

회장 김 각 균

감사 인사(Acknowledgements)

John Philpott-Howard 박사와 Janet Davies 박사에게 이 책을 준비할 때 제공해 준 가장 유용하고 도움이 된 의견 및 식견에 대해 감사의 말을 전한다.

동반 웹사이트에 대하여(About the Companion Website)

이 책에는 동반 웹사이트(www.wiley.com/go/pankhurst/infection-prevention)가 제공된다.

웹 사이트에 포함된 내용:

- 양방향 객관식 질문(multiple choice questions; MCQ)
- 더 읽을거리와 유용한 웹사이트
- 동영상

목차(Contents)

제 1 장
감염관리의 핵심
(Essentials of Infection Control)

왜 치과 의료에서 감염관리가 필요한가?

치과의사와 치과 의료진 구성원들은 임상업무 환경에서 감염을 일으킬 수 있는 다양한 미생물에 노출된다. 임상 환경 내에서 사람에서 사람으로, 또는 물체를 매개로, 감염성 병원체의 전파가 일어나 감염이 초래되는 것을 **교차감염(cross-infection)**이라고 한다.

치과 의료에 있어서 감염의 예방 및 관리에 관한 규약(protocols) 및 절차(procedures)는 치과진료실 내 교차감염 발생 가능성 또는 그 위험(risk)을 줄여 환자와 직원 모두에게 안전한 (진료)환경을 조성하기 위한 것이다. 영국에서는 1974년에 제정된 직장건강안전법(Health and Safety at Work Act 1974)에 의거, 고용주는 고용인들 전원이 안전한 업무 수행에 필요한 절차를 적절히 익히고 숙달되도록 해야 할 법적 의무를 지닌다. 또한 **'건강에 유해한 물질 관리 규정'**[Control of Substances Hazardous to Health(COSHH) Regulations 2002]은 고용주가 직원들이 수행하는, 병원성 미생물을 비롯한 건강에 해로운 물질과의 접촉을 수반하는, 모든 절차를 재검토할 것을 요구하고 있다. 또한 고용주와 직원은 함께, 합리적으로 실행 가능한 범위 내에서, 환자, 거래처 사람 및 방문객을 포함하여 진료구역 내 어떤 사람도 **회피 가능한 위험**에 처하지 않도록 해야 할 법적 책임이 있다.

이처럼, 치과 의료에서 교차감염과 관련된 위험 관리는 중요하다. 치과 의료계가 수행해야 하는 교차감염 위험 관리는 절대적인 수준의 안전을 요구하는 것이 아니며, 감염이 전파될 확률 또는 가능성을 허용 가능한(acceptable) 수준까지 줄일 수 있는 감염관리 대책을 뜻한다. 허용 가능한 수준이라 함은 일반적으로 지역 인구집단 내에서 예기되는 기저(자연)감염률의 수준을 뜻한다. 즉, 지역의 기저감염률과 비교하여, 치과 진료 환경에 처했기 때문에 환자, 학생 또는 치과 진료진의 감염 위험이 증가해서는 안 된다는 것이다. 현재 치과에서 사용하는 감염관리 지침은 근거 자료 평가, 최선의 임상 실천에 대한 고려 및 위험 평가를 통해 개발된

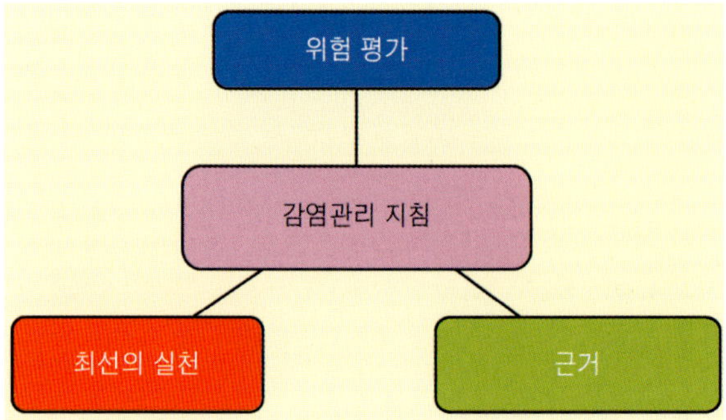

그림 1-1. 치과 감염관리 지침 개발에 영향을 미치는 요소들.

것이다(그림 1-1).

이 책의 주제는 어떻게 치과 진료실 내 교차감염을 예방하고 감염 확산 위험을 관리할 것인가에 관한 것이다.

상대적인 위험과 위험의 인식

위험(risk)에는 여러 정의가 있으며, 치과 의료계와 일반 대중이 갖는 위험에 대한 인식은 서로 크게 다를 수 있다. 위험을 해석하는 데 따른 이러한 차이는 일반 대중이 치과 진료실에서 이루어지는 치료가 얼마나 안전한지에 대한 인식에 영향을 줄 수 있으며, 특히 기구를 매 환자마다 멸균하지 않거나 손을 씻지 않는다는 비난을 받는, 소위 '더러운 치과의사'의 언론 보도가 있은 다음에는 더욱 그렇다.

예를 들어, 일반 사람들은 종종 타인에게 통제를 위임해야 하는 비행기 또는 기차 여행의 위험보다 자기 자신이 직접 통제하는 자동차 자가운전의 위험을 더 쉽게 받아들인다. 따라서 대중은, 비록 사고 통계가 이러한 인식을 지지하지 않음에도 불구하고, 종종 자동차 여행이 항공 여행보다 더 안전하다고 잘못 인식한다. 특히 에이즈나 MRSA 같은 감염처럼 눈에 보이지 않으면서(따라서 통제할 수 없으면서) 무서운 결과가 초래될 수 있는 위험이라면, 치과계와 대중에게는 크나큰 경각심을 불러일으키게 될 것이 분명하다. 위험은 임상적, 환경적, 재정적, 경제적 또는 정치적인 것일 뿐 아니라, 치과의사 또는 치과 의료진의 대중적인 인식과 명성에 영향을 미치는 것일 수 있다.

어떤 위험이 중요한 위험인가? 무엇이 주어진 위험을 중요하게 만드는가? 위험을 중요하고 우려할 만한 것으로 만드는 데는 몇 가지 판단 기준이 있다.

- 환자 또는 직원이 실제 손상(injury)을 입을 가능성

- 직업 건강 및 안전상의 현저한 위해(hazard)
- 명성이나 대중의 신뢰가 추락할 가능성
- 소송이 제기될 가능성
- 무리를 지어 발생함으로써 어떤 추세를 반영하는 것으로 보이는 일단의 사소한 사건들

치과 종사자가 감염관리를 고려할 때는 **위해(hazard)**라는 용어의 의미를 이해하는 것이 중요하다. 위해는 해(harm)를 입힐 가능성이 있는 상황(situation) 또는 미생물 등 실질적인 것(substance)으로 정의될 수 있다. 위험 평가(risk assessment)에서는 특정 위해가 환자나 치과 직원에게 영향을 미칠 가능성이나 확률뿐 아니라 결과의 심각성도 함께 고려되어야 한다.

위험 평가(risk assessment) 및 관리 의사결정 과정

위험을 관리하는 것은 치과 진료 관리자의 역할이다. 영국의 1999년 근로 건강 및 안전 관리 기준은 고용주가, 위험 관리 전략의 필수적인 부분으로서, 위험 평가를 수행할 것을 요구한다. 감염관리는 치과 임상 환경에 적용되는 위험 관리의 일환이다.

> 위험 관리는 위험의 식별, 평가 및 분석과 위험을 제거하거나 줄이기 위해 고안된 위험 관리 절차의 이행까지를 포함한다.

치과계의 위험 관리는 단일 계층 접근 방식(single-tier approach)에 의거하며, 이 방식에서는 모든 환자가 잠재적 전염성이 있는 것으로 여기고 차별없이 진료한다. 표준 감염관리 조치(Standard Infection Control Precautions; SICPs)로 알려져 있는 이 단일 계층 접근 방식의 개념을 실천적으로 해석하면, 땀을 제외한 모든 체액이 감염원으로 간주된다. SICP는 직원 또는 환자가 감염된 체액 및 분비물에 노출되는 것을 방지하기 위해 고안된 일련의 수단 및 절차이다. 구체적으로, 치과 의료 종사자(healthcare workers; HCWs)는 환자와 술자 간 혈액, 타액 및 호흡 분비물의 양방향 교환을 방지하기 위해 개인 방호와 안전한 행동 수칙을 채용한다(Box 1-1).

진료 조직 및 진료실 내에서 어떤 의사결정이 이루어질 때는, 의사결정에 의해 직·간접적으로 환자에게 영향을 미치게 될 잠재적 위험을 고려해야 한다. 위험이 적절히 평가되면, 이 과정은 모든 의료인들과 진료 조직이 위험, 이익 및 비용의 최적 균형에 도달하기 위한 우선순위 설정 및 의사결정 과정의 개선을 돕게 된다. 치과 진료 팀이 모든 위험 및 사고를 체계적으로 파악, 평가, 학습하고 관리한다면 잠재 및 실제 위험을 줄이고 치과 의료를 개선할 기회를 잡을 수 있을 것이다.

Box 1-1. 표준 감염관리 예방 조치 요약

- 손위생
- 장갑 착용
- 안면 보호(외과용 마스크, 바이저 또는 고글)
- 쓰고 버리는 앞치마/가운 착용
- 주사바늘에 찔림과 날카로운 기구에 의한 상해 및 튐(splash) 사고의 예방 및 관리
- 호흡 위생 및 기침 에티켓
- 사용 후 수술용 포 및 수술복 관리
- 안전한 폐기물 관리
- 치과기구 및 장비의 안전한 취급 및 오염 제거

위험 평가는 치과 의료의 시행에서 다음과 같은 이점이 있다.

- (치과 의료의) 혁신을 지원, 육성하는 한편 위험 감소 또는 완화에 집중하여 위험의 최적 균형을 꾀함으로써, 수용 가능한 결과, 비용 및 위험을 실현하고 최대 수익을 달성할 수 있게 한다.
- 모든 위험 및 그 영향에 대한 확실한 이해를 얻게 됨으로써 더 나은 의사 결정을 돕는다.
- 치과의사가 잘 고려된 비상시 계획(contingency plans)을 통해 불확실성에 대비한 계획을 세울 수 있게 함으로써, 예기치 못한 사건 발생 시 그 영향에 대처하고, 제공되는 진료에 대한 직원, 환자 및 공공의 신뢰를 높일 수 있다.
- 치과의사가 공표된 표준 및 지침을 준수하도록 돕는다.
- (치과 의원 내) 절차, 관행 및 정책 변경상의 결점 및 취약점을 밝혀 준다.

치과 의원에서 위험 평가는 어떻게 하나?

치과 의원의 위험 평가는 다음과 같은 단계로 이루어진다.

1. 위해의 식별
2. 누가, 어떻게 해를 입게 될지를 판단
3. 위해로 인한 위험을 평가하고 (이에 따라) 기존 예방 조치가 적절한지 또는 그 이상의 조치가 필요한지의 여부 결정
4. 어떻게 관리할 것인지에 초점을 맞추어 관찰 결과를 기록
5. 정기적인 평가 내용 검토 및 필요에 따른 수정

1단계: 위해 식별

- 자신의 업무를 관리 가능한(다룰 수 있는) 범주로 나눈다.
- 심각한 해를 입히거나 여러 사람에게 영향을 줄 수 있는 중대한 위해에 집중한다.
- 직원들의 의견을 구한다. (위해 식별에는) 치과 진료 팀 전체가 참여해야 한다.
- 위해가 드러나지 않는 경우가 없도록 업무를 수행 단계별로 세분하여 위해를 찾아낸다.
- 위해를 찾아내고 또한 실제적인 관점에서 위험을 파악하기 위해서는 제조회사에서 제공하는 자료의 도움을 받도록 한다.
- 과거 사고 및 건강(질병) 기록을 검토한다.

2단계: 누가 피해를 입을 수 있나?

- (이미 알려진) 중요한 위해로 인해 위험에 처할 수 있는 모든 직원들을 확인한다.
- 아주 이따금씩만 위해에 접촉하게 되는 사람들을 잊지 말아야 한다. 예: 유지 보수 계약직, 방문객, 일반 대중 및 업무 공간을 공유하는 사람들.
- 특히, 위험에 처했을 때 좀 더 취약할 수 있는 사람들에게 주목해야 한다. 예: 연수생 및 학생, 임신한 여성, 면역저하 환자 또는 직원, 장애인, 미숙련 또는 임시 근로자 및 단독 근로자(lone worker).

3단계: 위험 수준 평가

- 평가의 목표는 모든 위험을 제거하거나 빈도를 낮추는 것이다.
- 각각의 중대 위해에 대해, 가능한 모든 예방조치를 취한 후의 잔존 위험의 수준(높음, 중간 또는 낮음)을 결정한다.
- 가장 큰 위험에 먼저 집중한다.
- 업무가 실제로 어떻게 수행되는지 살피고, 절차대로 혹은 정해진 대로 실행되지 않는 것이 있는지 밝혀낸다.
- 법적 요구 사항 및 표준을 준수해야 한다.
- 법령에는 직장을 안전하게 유지하기 위한 합리적인 수준의 조치가 반드시 취해져야 한다고 명시되어 있다.

위험을 수치적으로 평가함으로써 행동을 취해야 할 필요성의 우선순위를 정하고, 위험도를 상대적으로 비교할 수 있다. **위험(risk)**은 **위해 심각성(hazard severity)**에 **발생 가능성(likelihood of occurrence)**을 곱한 것과 같다. 위해 심각성과 발생 가능성에 각각 1~5점의

점수를 부여하여, 총 위험 값이 16~25면 높은 위험, 9~15면 중등도 위험, 8 이하면 낮은 위험이다(그림 1-2).

4단계: 조사 결과 기록

위험 평가에서 찾아낸 주목할 만한 사항들을 기록하며, 여기에는 중요한 위해와 주요 결론이 포함된다. 위험을 더 줄이기 위해 현재 관리 사항들 및 규약을 어떻게 수정할 수 있을지를 살펴본다. 기록은 스프레드시트 또는 차트상에서 간단하게 수행할 수 있다. 위험 평가의 가장 중요한 성과물은 관리 대책(실행 방법)이므로, 교차감염과 기타 건강 및 안전 측면과 연관된 위해를 관리하기 위해 해당 치과 의원(진료소)에서 채택한 관리 대책(실행 방법)이 실용성 있고(sensible) 효과적인지를 확인하는 데 노력을 집중해야 한다.

기록해야 하는 정보는 다음과 같다.

- 조사 대상 활동 또는 업무 영역
- 발견된 위해 요소
- 위험에 노출된 사람들
- 위험 평가 및 우선순위의 결정
- 기존의 관리 수단 및 그 유효성
- 추가로 필요한 예방 조치는 무엇이며, 누가, 언제 (행동을) 취할 것인가?

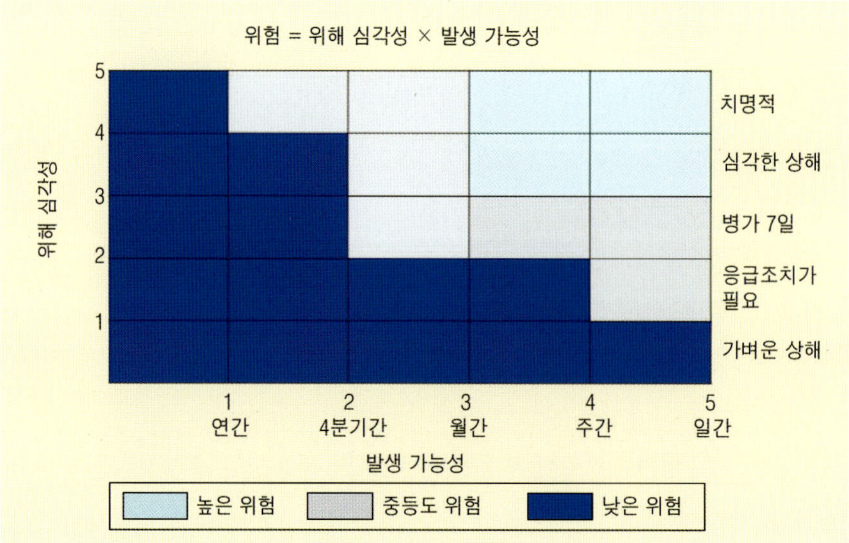

그림 1-2. 위해 심각성과 발생 가능성이 위험과 어떻게 연관되는지 보여 주는 관계도.

5단계: 평가 검토

위험 평가는 부단히 진행되는 과정으로서, 새로운 업무 활동과 그에 따른 위해, 과정상의 변화, 업무 방법, 신입 직원 등이 빠짐없이 평가에 고려되도록 하여, 항상 최신 상태를 유지해야 한다.

조사 결과는 문서화해야 하지만, 적절한 점검이 이루어졌고 영향을 받게 될 사람이 **누구인지를 물었으며**, 모든 명백하고 중대한 위험 요소를 다루면서 관여될 수 있는 **인원**을 고려하였고, 채택된 예방 조치가 양식이 있고(sensible) 합리적이며, 남은 위험의 수준이 낮다면, 어떻게 위험 평가를 했는지 설명할 필요는 없다.

위험 관리의 단계(수준)

위험 평가 후에는 관찰된 위험을 관리할 계획이 수립되어야 한다. 행동계획에는 **추가되어야 할 관리 사항**들의 우선순위가 정해져야 하고, 그 목표는 용인되는 수준까지 위험을 줄임으로써 관련 법적 요구 사항을 준수하는 것이어야 할 것이다. 또한 계획의 완수에 필요한 적절한 시간계획을 세우고 필요한 조치를 취할 책임자를 정해야 한다.

위험 관리 선택 사항에는 단계(수준)가 있으며, 다음과 같이 요약할 수 있다.

- 제거(elimination: 서비스/상품 구매)
- 대체(substitution: 덜 위해/위험한 것을 사용)
- 봉입(enclosure: 위험 제거/관리를 위해 봉입)
- 보호/격리(guarding/segregation: 사람/기계)
- 안전한 업무 시스템(safe systems of work: 시스템을 가능한 수준까지 축약)
- (위험의) 영향을 받는 사람들이 알고 있으며, 이해하는 서면 절차
- 적절한 감독
- 교육이 요구되는 사항의 파악 및 이행
- 정보/지시사항(information/instruction: 표식, 배포 자료, 정책)
- 개인 보호 장비(personal protective equipment; PPE)

이러한 관리 조치는 위험 평가 결과에 따라 법적 요건과 표준, 경제성 및 치과 의료진 견해를 고려하여, 적절하다고 판단되는 경우 적용할 수 있다.

감염관리와 법률

영국에서 감염관리와 관련된 법률은 의회의 법령(acts)과 개별 카운티의 규칙(orders) 또는 유럽연합(EU)의 지침(directives)으로부터 나올 수 있다. 의회의 법령(acts), 규정(regulations) 및 승인을 거친 실천 규범(codes of practice), 기술적 조언(advice)은 분명히 구별된다.

규정(regulations)은 입법기관이 승인한 법률이다. 영국(UK)에서는 **1974년 직장건강안전법(Health and Safety at Work Act 1974)**과 잉글랜드(England)의 **건강사회복지법 2008 규정 2014(Health and Social Care Act 2008[Regulated Activities] Regulations 2014)**가 모든 주요 규정들과 EU 지침 및 기술 안내를 포괄하는 두 가지 기본 법률 제정 도구이다. 예를 들어, COSHH, RIDDOR, HTM01-05(1차 치과 의료에서의 오염 제거), HTM07-01(폐기물 관리)은 치과 의원의 감염관리 및 청결 달성의 기준이 된다.

직장건강안전법과 관리 규정들의 본분은 목표의 설정이며, 고용주에게 스스로 식별한 위험들을 관리할 방법을 자유롭게 결정할 수 있도록 한다. 그러나 일부 위험은 너무 크거나 적절한 관리 조치에 소요되는 비용이 너무 높으므로, 고용주가 재량에 따라 규제해야 할 일을 결정하는 것이 적절하지 않을 수 있다. 법령과 규정은 이러한 위험을 식별하여 취해야 할 행동을 특정한다. 종종 이러한 법적 요구 사항은, (임의로) 합리적 실행 가능 여부를 결정하여 유보함이 있을 수 없이, 절대적이다.

ACOP[Approved Code of Practice(**승인 실천 규범**)]는 우수 실천의 실제 사례를 통해 규정을 해석하며, 어떻게 하는 것이 법을 준수하는 것인지에 대해 조언을 한다. 예를 들어, 무엇이 '합리적인 범위에서 실행 가능한' 것인지에 대한 지침을 제공한다. 예를 들어, 규정에서 '적절하고 충분한' 같은 단어를 사용하는 경우, ACOP는 적합한 특정 상황을 들어 '적절하고 충분한' 것이 무엇인지를 설명한다. 따라서 ACOP 내 지침을 잘 따르면 충분히 법을 준수하게 되는 것이다. ACOPs는 특별한 **법적 지위(legal status)**를 갖는데, 이것은 역입증책임(reverse burden of proof)이 적용됨을 말한다. "고용주가 건강안전법 위반으로 기소되었는데 ACOP의 관련 규정을 준수하지 않은 것으로 판명되면, 고용주가 다른 방법으로 법을 준수했다는 사실을 입증하지 않는 한, 법원은 고용주를 유죄로 볼 수 있다."

치과 진료에 대한 법령

건강사회복지법 2008(규제 대상 활동) 규정 2014

영국의 건강사회복지법(Health and Social Care Act; HSCA)은 영국 NHS 의료 서비스의

새로운 조직 구조 및 위촉과 제공에 필요한 수단 마련의 기본 틀을 세웠다. 2009년 4월 1일에 발효된 의료품질위원회(Care Quality Commission; CQC)는 보건의료 및 사회보장의 질을 규제하기 위해 HSCA에 의해 설립되었다. 치과 의료의 등록 및 감독은 웨일즈, 스코틀랜드 및 북아일랜드마다 별도로 관리된다.

영국의 1차 진료 치과 서비스(의료단위)의 경우 2011년 4월 1일부터 CQC에 의료공급자 또는 관리자로서 등록해야 한다. CQC에 등록하지 않고 1차 진료 치과 의료단위가 규제 대상 범위에 들어가는 어떤 의료 활동이라도 수행하는 것은 위법 행위로서 형사 범죄에 해당된다. 일단 CQC에 등록되면 의료공급자는 CQC에 의해 감시되며, 등록 조건을 반드시 준수해야 한다. CQC 점검은 제공된 치과 서비스가 **안전하며(safe)**, **효과적이며(effective)**, **잘 돌보며(caring)**, **잘 응대하며(responsive)**, **잘 운영되는지(well led)**의 여부를 표준 주요 질의 방침(key line of inquiry)에 준하여 보고하는데, 주요 질의 방침에는 '청결 및 감염관리'도 포함된다. 청결 및 감염관리를 평가하기 위한 CQC 벤치마크는 치과를 포함한 의료 전반에 걸친 감염관리와 예방의 실천에 대한 열 가지 기준으로 구성된 HSCA-승인 실천 규범(Code of Practice)(HSCA-ACOP) 2015이다.

치과에서의 항생제 사용 관리

HSCA-ACOP의 범주(criterion) 3은 항생제 사용에 따르는 관리 책임(의무) 및 항생제 처방과 관련이 있다. 이 범주를 감염관리 조치와 함께 규약에 포함시킨 것은 지난 10년간 전 세계적으로 급격한 증가를 보이고 있는 항생제 내성에 대한 시의적 대응과 함께, 일차(first-line) 항생제 치료에 내성을 보이는 미생물에 대처할 새로운 항생제 개발이 정체되고 있다는 점이 반영된 것이다. 영국에서는 치과 처방 약물의 약 70%가 항생제이며, 연구 결과에 의하면 약 50%의 치과의사가 항생제를 과도하게 사용하거나 잘못 처방하는 것으로 나타났다. Box 1-2는 치과 의료에서 항생제 사용에 따르는 관리 책임을 정립하기 위한 기본 원칙의 개요이다.

직장건강안전법 1974

영국에서 직장건강안전법(HSWA)은 안전한 작업 환경을 담보하며, 다른 모든 건강 및 안전 규정이 따라야 할 선례가 된다. 이 법에 따라 고용주는 '합리적으로 실행 가능한 범위 내에서' 직원 및 업무 공간 내 공공의 건강, 안전 및 복지를 보장할 의무가 있다. HSWA는 주기적으로 갱신된다. **직장 내 건강 및 안전 관리 규정(Management of Health and Safety at Work Regulations; MHSWR) 1999**는 건강과 안전을 관리하기 위해 고용주가 해야 할 일을 보다

Box 1-2. 치과 의료에서 항생제 관리 책임의 기본 원칙

- 부적절한 사용을 최소화하기 위해 항생제 사용을 관리하고 모니터링하기 위한 체계가 마련되어야 한다.
- 환자는 올바른 항생제를 정확한 용량 및 기간 동안 사용해서 즉시 치료받아야 하며, 동시에 독성(예: 알레르기 반응) 및 내성 균주의 선택을 최소화해야 한다.
- 이 체계는 BNF(DPF), NICE, 영국의 일반 치과의사를 위한 일반 치과 의료단(Faculty of General Dental Practice)의 항생제 처방 안내서(Open Standards) 등, 국가 및 지역 단위의 지침, 모니터링 및 감사 도구를 참고하고 활용해야 한다.
- 치과 의료 제공자는 모든 항생제 처방자들이 항생제 사용 및 관리 책임에 대한 안내와 교육을 받도록 해야 한다.

출처: HSCA-ACOP 기준 3

분명히 하고 있다. MHSWR은 건강과 안전에 대한 법적 책임이 일차적으로 고용주에게 있다고 하였다. 특히, 이 법안은 고용주가 본인의 사업장 내 위험을 주시하고, 이에 대처할 수 있는 합리적인 조치를 취할 것을 요구한다. 즉, 앞에서 논의한 위험 평가를 수행해야 한다. 직장에서 건강과 안전에 영향을 줄 수 있는 다음과 같은 사항에 대해 **직원과 상의**하는 것은 고용주의 의무이다.

- 직장에서 건강과 안전에 실제로 영향을 줄 수 있는 절차, 장비, 업무 수행 방법상의 모든 변화
- 고용주가 자신이 건강안전법을 준수할 수 있도록 도울 유능한 사람들을 (적재적소에) 배치하는 일
- 직장에서 위험 및 위험 상황이 발생했을 때 고용주 본인이 알아야 할 정보, 이러한 위험을 줄이거나 제거할 수 있는 조치, 그리고 위험이나 위험 상황을 직접 처리해야 할 경우 고용주가 해야 할 일
- 건강 및 안전에 대한 계획 수립
- 신기술 도입이 건강과 안전에 주게 될 변화

이 법에 따른 고용주의 의무는 다음과 같다.

- 직장을 안전하고 건강에 대한 위험이 없도록 만든다.
- 공장과 기계설비가 안전한지, 안전한 작업 시스템이 확립되고 준수되는지 확인한다.
- 물품과 재료가 안전하게 이동, 보관 및 사용되는지 확인한다.
- 적절한 복지 시설을 제공한다.
- 직원 및 공공의 건강과 안전에 필요한 정보, 교육, 훈련 및 관리를 제공한다.

건강에 유해한 물질 관리(COSHH) 규정 2002

이 법은 고용주가 건강에 나쁜 영향을 줄 수 있는 유해 물질에 대한 노출을 관리할 것을 요구한다. 고용주는 COSHH 규정(Control of Substances Hazardous to Health Regulations)을 준수함으로써 직원 및 그 외 노출될 수 있는 사람들을 모두 보호해야 한다. COSHH는 보다 나은 관리를 위한 유용한 도구로서, 유사시 고용주가, 때로는 직원이 취해야 할 간단한 단계별 접근법으로 이루어진 기본적인 조치를 마련할 수 있게 해 주어, 위험을 평가하고 (위험) 노출 관리 및 보다 나은 업무 관행의 확립에 필요한 조치의 구현에 도움을 준다.

> 유해 물질에는 수은, 용제(solvents) 및 치과 재료 같은 화학물질뿐만 아니라 세균과 기타 미생물 같은 생물학적 제재도 포함된다.

COSHH 규정은 치과 의료에 사용되는 모든 재료에 대해 COSHH 위험 평가를 시행할 것을 요구한다.

규정에 따르면, 제거 또는 대체를 통해 건강에 유해한 물질에 대한 노출을 예방하는 것이 합리적으로 불가능한 경우, '업무 활동에 적합하고 위험 평가에 부합하는 방호 조치의 적용'으로 위해를 적절히 관리해야 한다. 치과 진료 팀 구성원이나 학생이 공기로 전파되는 미생물에 감염된 것으로 알려지거나 의심되는 개인을 치료하는 경우에는, 적당한 환기 시스템 설비와 적절한 개인 보호 장비(PPE)의 제공이 이러한 방호 조치에 포함될 것이다. 이 법이 제정된 것은 수행 업무와 관련된 위험으로부터 적절한 보호를 제공하는 개인 보호 장비(PPE)를 고용주가 제공할 것을 요구하는 것이다. 마찬가지로, COSHH는 피고용인이 고용주가 제공하는 PPE를 실제로 착용할 것을 요구하며, 고용주는 당해 치과 의원 또는 병원에서 PPE 및 기타 적절한 관리 조치가 실행에 옮겨지는지를 확인하기 위한 모든 합당한 조치를 취해야 한다. 이 규정은 또한 치과 진료에 사용되는 모든 재료에 대해 위험 평가를 요구한다.

상해, 질병 및 위험한 사건 발생 보고(RIDDOR) 2013

직장에서의 사고 및 직업병에 대한 보고는 법적 요구 사항이다. RIDDOR(Reporting of Injuries, Diseases and Dangerous Occurrences)는 고용주, 자영업자 및 업무 현장 관리의 책임을 진 사람('책임자')에게 심각한 직장 내 사고, 직업병 및 특정 위험 상황의 발생(사고 일보 직전, near misses)을 건강 및 안전 행정부(Health and Safety Executive; HSE)에 보고할 의무를 부과했다. [북아일랜드(NI)에서 일어난 사고는 HSE NI에 보고한다.] 이 정보를 통해 HSE와 지역 당국은 위험이 어디서, 어떻게 발생하는지 파악하고, 중대 사고를 조사할 수 있게 된다. 반드시 보고해야 하는 사항은 다음과 같다.

- 직장 내 모든 사망 사건
- 특정 상해 및 7일을 초과하는 근로자의 능력 상실로 인해 피고용인 또는 자영업자가 업무를 떠나 있게 되거나 사고 발생일을 더해 연속된 7일 이상(주말과 휴식일을 포함) 정상적인 임무를 수행할 수 없게 된 경우
- 재향군인병(legionnaires' disease)이나 B형 간염 같이 업무가 원인이거나, 업무 때문에 악화되었을 가능성이 있는 특정 직업병 진단이 내려진 경우
- 직원이 아닌 사람(예: 일반인)이 치명적이지 않은 사고로 부상을 당하여 치료를 위해 해당 사고 현장에서 병원으로 직접 이송된 경우

보고는 사고 발생 후 15일 이내에 이루어져야 한다. 직장에서의 사고로 3일 이상(7일 미만) 무능력 상태가 된 경우는 사고 기록부에 기록해야 하지만, HSE에 보고할 필요는 없다. 이처럼 치과 진료실은 모든 치과 진료 팀 구성원들이 사고 및 사고 일보 직전 상황의 발생을 보고하는 것을 적극적으로 권장하는 환경이어야 한다.

압력 시스템 안전 규정 2000

압력 장비가 사용 중에 잘못되면 주변 사람들에게 심각한 상해를 입히거나 사망을 초래하고, 또한 심각한 재산상 손실을 가져올 수 있다. 고압 증기 멸균기는 가압 용기이며 폭발할 수 있기 때문에, 안전 보장 및 보험 목적으로 매년 검사를 받아야 한다는 법적 요건을 충족해야 한다. (영국에서는) 압력 시스템 안전 규정이 2000년에 발효되어 증기 멸균기의 설치 및 사용을 다루고 있다.

치과 의원은 멸균기를 설치한 후 사용 전에, 제조업체, 공급업체 또는 보험회사로부터 각 멸균기에 대해 '압력 용기 취급에 대한 역량'을 갖춘 사람이 마련한 검사 계획서를 받아야 한다. 매번 검사 시행의 증거로서 인증서가 발행되며, 멸균 로그북에 보관된다. 압력 시스템의 사용자와 소유자는 압력 시스템의 안전 작동 한계(주로 압력과 온도)를 알고 있으며, 시스템이 해당 조건에서 안전하다는 것을 입증해야 한다.

법적 요구 사항에 따라 각 멸균기는 다음을 갖추고 있어야 한다.

- 검사 계획(서면)
- 압력 시스템의 정기적인 검사 및 검사 인증서(보존)
- 특별히 압력 용기(멸균기 및 압축기 등)의 작동과 관련된 위험을 다루는 제3자 책임 보험. 치과 의원 건물에 대한 보험에는 이런 위험에 대한 책임이 포함되어 있지 않을 수 있다.

• 압력 시스템의 모든 수리 및 유지 보수 기록

공표된 표준 및 지침

감염관리와 예방에 관한 표준(standards) 및 지침(guidance)은 수립되어 있으며, 몇몇 정부 기관 및 그 외 공공 영역으로부터 얻을 수 있다. 영국의 주요 기관 및 조직, 해당 정부 기구 그리고 북아일랜드, 스코틀랜드, 웨일즈의 지침은 이 책의 동반 웹사이트(www.wiley.com/go/pankhurst/infection-prevention)에서 찾아볼 수 있다.

정책(Policy)

앞에서 소개된 정부의 부서들은 실행하고자 하는 정책을 결정하고, 이를 전략 문서의 형태로 발간한다. 이러한 정책은 종종 '위험한 병원체 자문위원회'(Advisory Committee on Dangerous Pathogens; ACDP) 같은 특별 자문기관의 성과물이며, 이 위원회의 권한은 근로자 및 그 외 사람들이 병원체에 노출됨으로써 입게 될 위해와 그런 위험의 모든 측면에 관해 조언하고, 전염성 해면모양뇌증(TSE)의 위험 평가에 대한 자문을 제공하는 것이다.

전략에 동의하면, 보건부(Department of Health)는 이를 정책 이행의 책임이 있는 지방 당국 및 health boards와 같은 특정 조직에 단계적으로 하달한다. Chief Dental Officer는 건강 서비스 회람 및 서신으로 치과 의료인과 의사 소통하며, 이 회람과 서신은 해당 지역 웹사이트에서 접근할 수 있다.

절차(Procedures)

치과 진료에서 수행되는 감염관리 절차에 대한 지침(guidance)과 권장 사항(recommendations)은 건강 기술 메모(HTM), 건강 증진 노트, 약물 및 장치 경보(alerts), 약물 안전 업데이트 등 다양한 양식으로 치과 의료인들에게까지 전달된다. 이러한 자료들은 모범으로 간주되는 실천 사례(good practice)들에 대한 최신 지견을 유지하는 데 필수적인 정보를 제공한다. 약물 및 장치 경보는 종종 일어나는 불운한 사고에 대한 대응으로서, 그간 장비 또는 투약 사고 발생으로부터 얻은 경험에 의거한 진료업무의 변경에 대해 알릴 필요가 있을 때 작성된다.

건강 기술 메모(Health Technical Memoranda)

이 간행물은 특정 의료 현안에 대한 기술적 자문 및 지침을 제공하고, 모범적인 실천을 위한 권장 사항을 제시한다. HTM의 한 예로 영국의 치과 진료에 큰 영향을 미친 '**HTM 01-05 Decontamination in Primary Care Dental Practices**(1차 진료 치과 의원 내 오염 제거)'가 있다. 이 HTM은 초음파 세척기, 열세척 소독기 및 멸균기의 선택, 사양, 구매, 설치, 검증, 정기 검사, 작동 및 유지 보수를 포함, 오염 제거 주기의 모든 측면에 대한 심층적인 지침을 제공한다. HTM 01-05에 기술된 실천과 절차 및 나라별 해당 기술에 대해서는 제7장에서 다룬다.

이행(Implementation)

정책 및 절차의 이행은 지역 수준에서 모니터링되어야 하며, (이에 따라) 품질 보증 및 임상 거버넌스(clinical governance)에 통합되었다. 임상 거버넌스는, 의료 건강 시스템 내에서, 환자 진료의 질 유지 및 향상의 체계적인 접근 방식이다. 거버넌스는 임상 감사, 교육 및 훈련, 연구 개발 및 위험 관리와 같은 기존 활동을 아우른다. 예를 들어, HTM 01-05에서 요구하는 2년마다의 오염 제거(decontamination) 감사 결과는 기존 최선의 사례를 유지하게 하거나 개선이 필요한 영역을 드러내어 실천 계획을 세우게 함으로써 오염 제거에 대한 최선의 사례로 나아가게 한다.

감염 예방에 대한 팀 접근 방식

팀은 함께 일하는 사람들의 집단 그 이상이다. 팀은 "공통의 목적, 수행 목표 및 접근 방식을 표명하고 이를 위해 서로 책임지는, 상호 보완적인 기술을 가진 소수의 사람들"이라고 정의되고 있다.

감염관리는 필연적으로 팀 접근 방식을 요구하며, 팀의 각 구성원은 상호 보완적인 기술을 갖추고 있어야 하고, 안전한 진료를 보장한다는 공통의 목적을 공유해야 한다. "팀이 효과적으로 기능하기 위해서는 반드시, 팀이 공유하는 분명한 목표, 팀원 간의 원활한 의사소통, 명확하고 공정한 리더십, 비난 문화가 없는 존중에 기반한 열린 분위기가 있어야 한다." 이로써 직원들은 감염병이 있을 수 있는 환자를 자신을 갖고 안전하게 치료하고, 감염 문제에 대한 본인의 우려를 표명하며, 따라서 서비스 제공의 개선에 기여할 수 있도록 격려받게 될 것이다. 일반적으로 팀워크는 직무 만족도를 높이고, 자존감을 높이며, 서비스 제공에 대한 공동 책임의식을 조성한다.

효과적인 리더십은 치과 진료 팀 구성의 중요한 요소이며, 리더(치과의사, 등록 관리자 또는 감염관리 책임자)는 팀이 성취하고자 하는 탁월함의 기준에 대한 분명한 비전을 제공하고,

이에 대해 구성원들과 원활히 소통해야 한다. 감염관리에 있어서 최선의 리더십은 치과 진료 팀의 모든 구성원들의 적절한 동기유발 및 지속적인 교육이 이루어지고, 진료실 내 진료 관리 회의가 정기적으로 열림으로써 이루어진다. 팀 구성원들 간에 의사소통이 이루어지고 새로운 문제가 생겼을 때 위험 평가를 수행하기 위해서는 회의가 필요하다. 바쁜 치과 진료실에서는 정기적이고 구조화된 진료 팀 회의가 일상적으로 이루어지지 않는다는 것은 기정사실이지만, 급속하게 발전하는 감염관리 분야에서는 이러한 모임이 필수적이다.

치과 진료 팀 구성원이 사고를 보고하고 감염관리 정책과 치과 진료실의 업무 조건에 관한 자신의 의견, 거리낌, 두려움(우려)을 표명하려면 의사소통이 필수적이다. 사고나 사건을 보고하는 사람이 자신의 '잘못(태만)'으로 인식될까 두려워해서는 안 된다.

인적 오류(human error)는 감염관리 실천 위반의 가장 흔한 원인 중 하나이므로 사람이 잘못(태만)하게 되는 원인이 무엇인지를 살피는 것이 도움이 된다. 잘못(태만)은 대개 다음 중 하나에 기인한다.

- HCW가 진료실 내 날카로운 물건의 안전한 처분이나 에어로졸에 의한 감염의 예방과 같은 업무의 중요성에 비추어 자신이 무엇을 해야 하는지 모르는 **지식의 오류**
- HCW가 충분한 훈련을 받지 않아 기구 오염 제거나 메스의 안전한 사용과 같은 절차를 제대로 수행하지 못하는 **기술상의 오류**

열악한 조직과 관리의 실패가 개인적인 잘못(태만)과 오류를 유발하는 환경이 지배하는 치과 진료실이 있을 수 있다. 따라서 훌륭한 진료실 관리와 능률적인 팀은 인적 오류를 줄이는 것과 밀접한 관련이 있다.

업무 설계(job design)를 개선함으로써 인적 오류를 최소화할 수 있다. 고용주는 모든 사람이 자신의 임무를 파악하고 있고 업무를 수행할 수 있는 기술을 갖추고 있는지 확인해야 한다. 직무 순환을 도입하고 업무의 가치 향상을 통하여 지루함과 그에 따른 오류를 방지한다. 진료실마다 직원들에 대한 교육을 강화하고 다중 업무(multitasking)를 도입함으로써, HCW에게 새로운 도전과 주인 의식을 부여하고 '잘 수행된 업무'에 대한 HCW의 관심과 자부심을 유지할 수 있다.

마지막으로, 의사 결정에 직원의 참여를 장려하고 치과 의료 팀의 소중한 구성원으로 느끼게 만들면 오류가 줄고, 만일 오류가 발생하더라도 신속하게 고쳐지며, 다시 발생하지 않을 것이다.

참고문헌 및 웹사이트

Faculty of General Dental Practice. UK Guidance on Antimicrobial Prescribing for General Dental Practitioners (Open Standards). www.fgdp.org.uk/Available at: publications/antimicrobial-prescribing-standards.ashx (accessed 27 October 2016).

Health and Safety Executive. Risk Assessment-A Brief Guide to Controlling Risks in the Workplace. Available at: www.hse.gov.uk/pubns/indg163.htm (accessed 27 October 2016).

Health and Safety Executive. Control of Substances Hazardous to Health, 6th edn. Approved Code of Practice and Guidance. Available at: www.hse.gov.uk/pubns/books/l5.htm (accessed 27 October 2016).

Health and Safety Executive. Pressure Systems Safety Regulations 2000. Approved Code of Practice and Guidance on Regulations. Available at: www.hse.gov.uk/pubns/books/l122.htm (accessed 27 October 2016).

제 2 장
치과 의원 내 전염병
(Communicable Diseases in the Dental Surgery)

감염은 어떻게 전파되나

미생물이 몸 안에 정착하고 감염을 일으키기 위해서는 체표면에 부착하거나, 체내에 침투해야 한다. 미생물과 사람 세포 사이의 이러한 관계는 매우 특이하며, 수천 년 동안 진화해 왔다. 따라서 입이나 구강조직에 서식하는 많은 종류의 세균들은 인체의 다른 부위나 생물권 내 다른 어떤 곳에서도 발견되지 않는다.

손상되지 않은 피부는 미생물 침입으로부터 인체를 잘 보호해 주지만, 점막이 덮고 있는 인체의 여러 구멍(orifice)들은 감염의 입구(portal of entry)가 될 수 있는 부위이다. 이 부위들은 침이나 눈물 같은 분비물과 세포 및 항체 면역 방어 기전의 보호를 받는다. 그러나 점막 표면과 손상된 피부는 여전히 인체 방어 체계의 약점이 될 수 있다. 이 때문에 사람들은 감염 관리 및 방지 규약(protocol)의 일환으로 호흡관나무(respiratory tree), 입술 및 입을 보호하기 위한 마스크 같은 보호물과 눈을 보호하기 위한 고글을 착용한다.

대다수의 수많은 미생물들은 사람에게 감염을 일으키지 않는다. 실제로 피부, 창자 그리고 입안의 토박이(resident) 또는 편리공생(commensal) 균무리들은 인체의 건강을 위해 꼭 필요하다. 이 세균들은 인체와 조화를 이루며 살고, 다른 더 유해한 세균과 경쟁하며, 따라서 이들의 정착을 막음으로써 인체를 보호한다. 그 한 예를 치태 내에서 볼 수 있는데, *Streptococcus sanguinis*와 우식성(cariogenic) mutans 사슬알균(streptococci)은 유아의 입안에 정착하기 위해 서로 경쟁한다. *S. sanguinis*의 존재는 mutans 사슬알균의 구강 정착을 지연시킴으로써 치아 우식률을 감소시킬 수 있다.

건강한 사람에서는 무해한 공생균으로 여겨지는 몇몇 미생물들이 숙주의 면역 체계가 나이, 질병(당뇨병이나 낭성섬유증 등) 또는 감염[사람면역결핍바이러스(HIV) 등] 등으로 인해 약화

되면 감염을 일으킬 수 있다. 이런 미생물들을 **기회감염 병원체**(opportunistic pathogens)라고 하며, 치과의사는 환자의 병력을 청취할 때 환자의 면역력을 손상시켜 감염에 보다 취약하게 만들 수 있는 상태나 약물에 대해 알아보는 데 특히 주의를 기울여야 한다. 이러한 취약한 환자들은 (감염으로부터의) 보호를 위한 조치를 취해야 한다.

감염 사슬 끊기

성공적으로 질병을 일으킬 수 있는 미생물(**병원균**)은 숙주에서 숙주로 전파될 수 있는 수단을 반드시 갖고 있으며, 그렇지 않다면 소멸되어 버릴 것이다. 치과 진료실은 감염 위험이 내재하는 환경으로, 잘 관리되지 않으면 사람에서 사람으로 병원체가 전파될 가능성을 제공한다. 병원균이 단순한 표면 정착을 넘어 질병을 일으키기 위해서는 일반적으로, 감염에 취약한 숙주, 숙주 면역계의 공격을 이겨내기 위한 발병력(virulence) 및 (숙주의) 몸을 들고 나는 수단이 있어야 한다. 그림 2-1은 질병으로 귀결되는 '감염 사슬(chain of infection)'의 여섯 요소를 나타내고 있다. 이 사슬의 연결고리들이 끊어져 더 이상의 전파가 일어나지 않으면 질병은 예방된다. 여러 수단들을 조합하여 이 바람직한 성과를 달성할 수 있다. 백신 접종과 약물 요법은 숙주를 보호하고, 감염원 및 저장소를 근절시키고, 질병을 치료하는 데 사용된다. 감염관리 및 예방 조치는 그림 2-1의 붉은색 X 표시와 같이, 전파 경로를 차단하고 입구 및 출구에 대한 접근을 차단할 수 있다.

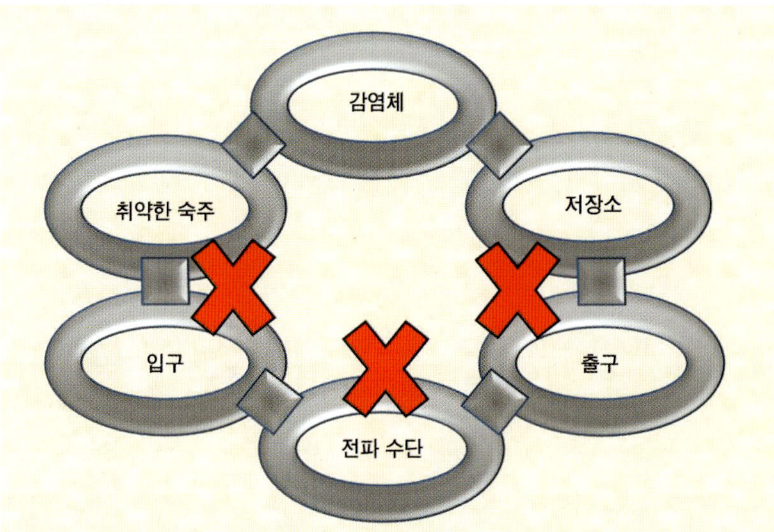

그림 2-1. 감염 사슬 끊기.

감염 저장소와 감염원

치과 진료를 받기 위해 내원하는 환자가 치과에서 발생하는 감염의 근원(source of infection; 감염원)이 될 수 있다. 감염이 실제로 발생한다면(outbreak), 이 환자는 최초 환자 또는 지표 사례(index case)로 불리게 된다. (최초) 환자는 감염/정착의 다음 네 단계 중 하나에 해당되는 상태로 치과에 오게 될 것이다.

- 급성 감염병[예: 인플루엔자, 홍역, 결핵(TB)]을 앓고 있는 환자
- 감염의 전구기(prodromal stage)에 있는 환자로서, 감염을 퍼뜨릴 수는 있지만 임상 증상을 나타내지는 않음(예: 볼거리 또는 홍역)
- 감염의 회복기 또는 잠복기에 있는 환자로서, 분비물 내로 바이러스[예: 단순헤르페스(포진, herpes simplex virus; HSV), 에볼라(Ebola) 바이러스]를 계속 배출함
- 잠재적인 병원균[*Streptococcus pyogenes* (인두통), methicillin-resistant *Staphylococcus aureus*(MRSA), *Neisseria meningitidis* (수막염) 및 *Haemophilus influenzae* (기관지염)]의 무증상 보균자

급성 감염 환자는 대개 감염을 잘 옮기며, 주변 환경으로 다량의 미생물을 방출한다. 심각한 감염을 앓고 있는 사람이 일상적인 치과 진료를 위해 치과에 오는 경우는 드물지만, 이들에게 긴급한 진료 요구가 생겨서 치과의사가 자신을 비롯하여 다른 직원 및 환자들의 안전을 확실하게 지키면서도 평소와 다름없는 높은 수준의 치과 진료를 제공해야 하는 경우, 치과의사는 이러한 진료를 수행할 수 있어야 하고, 또한 기꺼이 그렇게 해야 할 것이다. 환자가 더 편하고 교차감염의 위험을 제거하는 데 도움이 된다면, 감염성이 있는 기간 동안 대기 가능한(elective) 치과치료는 연기하는 것이 좋은 방침이다. 치과 팀 구성원 역시 감염원이 될 수 있으므로(예: 지속적인 기침을 동반하는 급성 호흡기 감염이나 화농성 피부 감염을 앓고 있을 때), 이럴 때는 의사에게 업무 적합성(fitness to work)에 대한 조언을 구해야 한다.

무증상이지만 감염성이 있는 B형 간염 바이러스(HBV) 및 C형 간염 바이러스(HCV) 보균자에 대해 많은 관심이 집중되고 있는데, 이는 보균자가 그들의 상태를 모르고 있을 수 있고, 또 치과에서는 쉽게 확인되지 않기 때문이다. 어떤 환자는 자신의 보균 상태를 알고는 있지만 치료를 거부당할 것이 두려워 병력 청취 시 숨길 수 있다. 환자의 병력을 청취할 때 공감하는 태도와 적절한 질문을 통해 환자가 보균 상태를 밝히도록 격려할 수 있다. 무증상 보균자는 종종 감염성이 있으며, HBV, HCV 및 HIV 혈청 양성 환자는 치과에서 가장 심각한 감염 전파 위험으로 손꼽힌다. 치과의사는 무증상 보균자를 확실하게 식별하기 어려우므로 보편적 예방 조치(universal precautions)의 개념을 적용하여, 치과 진료실 표준 감염관리 예방 조치(Standard

Infection Control Precautions; SICPs)의 일환으로, 모든 환자와 그들의 체액이 혈액 매개 바이러스(BBV)를 전염시킬 수 있다고 여기며 관리한다.

병원내감염(nosocomial infections)이라고도 부르는 의료 관련 감염(HCAI)은 치료 또는 입원 중 얻게 되거나 나타나는 감염이며, 의료계 및 치과 의료계의 큰 근심거리이다. 병원에서는 입원으로부터 48시간 이후 또는 퇴원 후 30일 이내에 감염이 나타나면 HCAI로 간주한다. 유병률은 크게 다르지만, 많은 나라에서 6~10% 정도이며, 요로 감염 및 폐렴이 제일 자주 발생한다. MRSA, *Clostridium difficile* 및 항생제 다제내성 세균(multiresistant organisms) 감염의 돌발(outbreak)은 병동 내 중요한 우려 요인이다. 입원 환자와 외래 환자 모두 병원에서 얻은 다제내성 세균이 (몸 안에) 상당 기간 정착할 수 있어, 지역사회로 확산될 가능성이 있다. 치과 의료 팀은 이런 환자가 진료실 내에 있을 때 이러한 미생물의 확산을 방지하는 방법을 알고 있어야 한다. 제5, 6장에서 논의되는 것처럼, 손위생과 개인 방호를 위한 감염 예방 복장(장벽)을 착용하는 것 같은 간단한 감염 제어 규약의 실천을 통해 확산을 방지할 수 있다.

치과 감염 경로를 통한 감염병

치과 진료실 내에서는 네 가지 주요 경로로 감염 전파가 일어난다(그림 2-2).

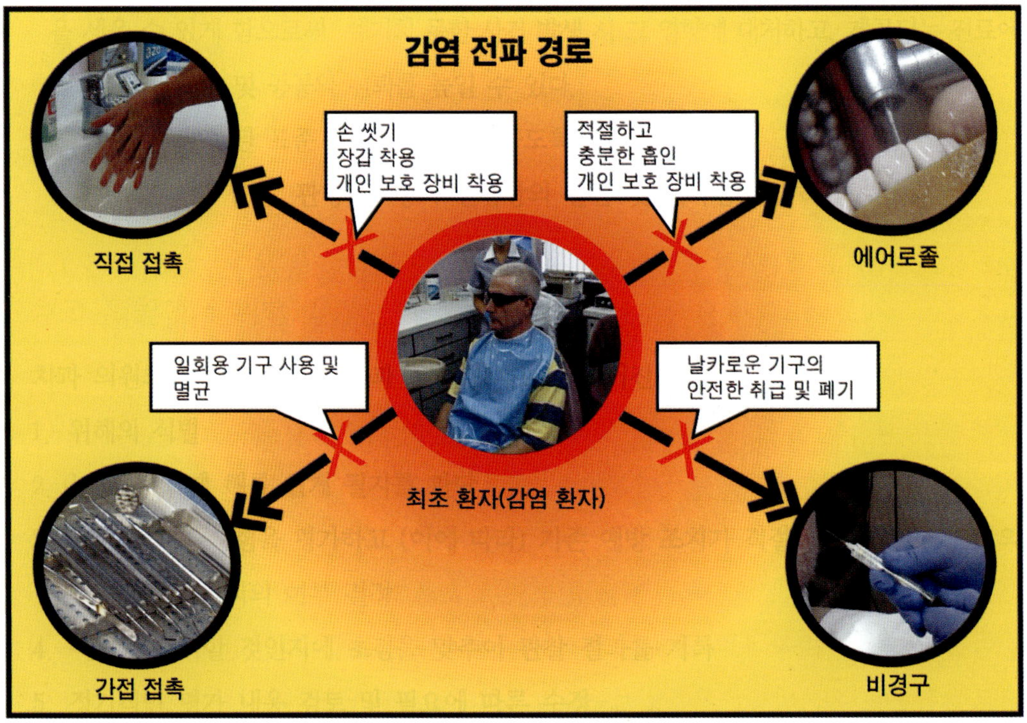

그림 2-2. 치과 의원 내 감염 전파 경로와 표준 감염 예방 조치에 의한 차단. (출처: Paul Morris 제공.)

1. 직접 또는 간접 접촉에 의한 전파. 예: 오염된 손으로 표면을 만지는 것
2. 피부 경유(경피: 비경구) 전파. 예: 날카로운 기구에 의한 상처
3. 공기매개 경로를 통한 전파. 예: 고속 핸드피스에 의해 생성되는 에어로졸 및 호흡기 분비물
4. 공동 매체나 수단에 의한 전파. 예: 치과 유닛 수관 및 배관

02

감염원의 전파 경로를 알면 교차감염을 차단하는 가장 효과적인 방법을 선택할 수 있다. 그 좋은 예가 제7장에서 더 깊이 다루어지게 될 변형 크로이츠펠트-야콥병(variant Creutzfeld-Jakob disease; vCJD)이다. 대부분의 세균이나 바이러스와는 달리 vCJD는 기존 멸균 방법으로는 변성(denature)시키거나 기구로부터 제거하기가 어렵다. 이러한 vCJD와 프리온병으로 인해 제기된 문제에 대응하기 위하여 영국에서는 실험적 연구 결과를 근거로 기존의 기구 멸균 관리 방식에서 중요시했던 점들을 모두 다 바꿀 수밖에 없었다. 신종 감염은 우리로 하여금 미생물에게 지지 않으려면 감염관리에 있어서 역동적이고 창의적인 접근법을 취할 수밖에 없게 만들었다!

전 세계적으로 모기 같은 곤충 매개체는 질병의 주요 전파 경로이며, 곤충이 매개하는 질병에는 말라리아, 뎅기열, 치쿤구니야(chikungunya), 웨스트나일(West Nile) 및 지카(Zika) 바이러스 같이 인류에게 가장 흔하고 병독성이 높은 몇 가지 질병들이 포함된다. 곤충에 의해 전염되는 바이러스는 아르보바이러스(arboviruses)로 통칭되며, 전 세계적으로 수억 명의 사람들에게 질병을 일으킨다. 아르보바이러스는 다른 방식으로 전파될 수도 있다. 예를 들어, 지카바이러스는 태반을 통과하여 신생아에서 지카바이러스 선천 증후군 및 주산기(perinatal) 감염(예: 소두증 및 기타 중추신경계의 이상)을 일으킬 수 있다. 지카바이러스는 정액을 통해 성적으로 전염될 수 있으므로, (해외에서 감염된) 여행자가 정상적으로는 모기를 통한 전파가 일어나지 않는 지구상 온화한 기후 지역의 집으로 돌아온 후, 배우자에게 감염이 발생할 수 있다. 드물게 지카바이러스가 수혈 중에 전염된 일이 보고된 바 있다. 일반적으로 아르보바이러스는 치과의사나 환자에게, 지역사회 내에서 곤충 매개체에 물려서 일어나는 노출보다 더 큰 위협이 되지는 않을 것으로 기대된다.

치과 진료실 내 전파 경로를 통한 감염병

직접 및 간접 접촉에 의한 감염의 전파

직접 접촉은 치과 의료인에 의한 감염 전파 방식 중에서 가장 잘 인지되고 있는 방식이다. 접촉 또는 직접 전파는 사람에서 사람으로, 또는 사용한 장비, 튄 물질로 오염된 표면, 오염된

수건 같은 물체를 만짐으로써 간접적으로도 일어난다.

직접 접촉으로 전염되는 병원체에는 헤르페스 그룹 바이러스 — 단순헤르페스바이러스(HSV), 수두대상포진바이러스(VZV) 및 엡스타인바바이러스(EBV) — 와 HBV, 그리고 감기나 독감을 일으키는 바이러스가 포함된다. 일반적으로 사람들은 호흡기 바이러스의 전파를 주로 기침할 때 발생하는 에어로졸과 연관 짓지만, 기침할 때 예의상 입을 가리는 손이나 재채기할 때 코 앞에 댄 티슈 역시 모두 오염이 되며, 그 손이 닿은 모든 표면 역시 오염될 것이다. 이 때문에 영국 보건부는 공공장소에서의 독감 확산을 줄이기 위해 '**Catch it**(germs on a tissue), **bin it, kill it**[**잡고**(병균을 티슈 위에), **집어넣고**(쓰레기통에), **죽이자**]'라는 기억에 남을 슬로건을 만들게 된다.

단순헤르페스바이러스는 감염성이 매우 강하지만, 입술 헤르페스(cold sore)가 있는 환자가 치과 치료받기를 주저하지는 않는다. 치과에서 장갑을 사용하기 이전에는 치과의사가 입술 헤르페스가 있는 환자를 치료하는 동안 손가락의 작은 찰과상을 통해 두 번째 '일차' HSV 감염을 흔히 겪었다. 헤르페스생인손(herpetic whitlow)으로 알려진 매우 아픈 이 피부 병변은 몇 주 동안 지속될 수 있고, 이로 인해 업무를 보지 못하게까지 될 수 있다. 수두, 대상포진을 일으키는 VZV, 풍진(rubella) 같이 임신 중에 태반을 넘어가는 바이러스 감염은 아직 태어나지 않은 태아와 임신 여성에게 위험이 된다. 영국을 비롯한 많은 국가에서는 치과의사와 치과 의료 팀의 구성원들이 VZV 및 풍진에 대한 자연면역이 없는 경우, 임신 여성에게 감염을 전파시키지 않도록 예방접종을 받아야 한다.

많은 세균 감염이 치과 진료실 내에서 직접 및 간접 접촉에 의해 전파될 가능성이 있지만, 특히 구강외과에서 가장 우려되는 것은 *S. aureus*, 그 중에서도 MRSA이다. MRSA 감염은 구세대 항생제인 methicillin(meticillin)에 대한 내성으로 정의되지만, MRSA는 대다수 유형의 페니실린과 세팔로스포린 계열의 항생제에 대한 내성을 나타내기 때문에 중요하다. 인구의 약 25~30%에서 *S. aureus*의 정착을 볼 수 있지만, MRSA 보균자는 약 1~3%에 불과하다. 최근에 MRSA가 토착화(endemic)된 병원이나 기타 의료 시설(거주 시설 포함)에 머물렀던 경우에는 더 늘어난다. MRSA의 주요 전파 방식은 HCW의 손이며, HCW의 손은 MRSA가 정착했거나 감염시킨 환자, 또는 환자 주변 바로 인접한 환경의 물체(fomites)와 직접 접촉함으로써 오염될 수 있다. 주거 시설의 환자에게 대진(locum) 서비스를 제공하는 치과의사는, 자신에게 MRSA가 정착되는 위험을 줄이기 위해, 본인 스스로 손위생 및 PPE 사용에 철저한지 확인해야 한다.

Panton-Valentine Leukocidin(PVL) *S. aureus* 감염은 주로 지역사회의 젊은 인구층에서 일어나며, 치료하지 않으면 매우 심한 피부 감염을 일으키고, 좀 더 드물게는 폐농양을 일으킬 수도 있다. 감염은 주로 운동선수, 탁아소에 다니는 어린이 및 정맥 약물 사용자에게 발생하는데, 이 모두가 피부의 긴밀한 접촉이 잦고, 열악한 위생으로 인해 확산이 잘 일어나는 상황이다. 역시, 바른 손위생을 시행하고 접촉 예방 조치를 적용하지 않으면, 치과 진료 팀에게 직업 감염(occupational infection)의 위험이 있다.

사람 대 사람 감염 전파 방지

사람에서 사람으로 퍼지는 감염 전파의 주된 근원은 손과 의복이고, 이 감염 경로는, 제5장에서 설명하듯이, 손을 씻고 장갑과 쓰고 버리는 앞치마를 착용함으로써 쉽게 차단할 수 있다(그림 2-1 참조).

장비로부터의 간접 감염 전파의 방지

치과용 기구를 비롯한 (진료에 사용되는) 장비는 매 환자마다 오염을 제거(그림 2-2 참조)해야 하고, 일회용으로 지정된 경우에는 안전하게 폐기해야 한다(제7장에서 설명). 치과 기공인들의 감염 위험을 줄이고 우편서비스에 의한 감염 물질 운송 관련 규정을 준수하려면, 치과 인상물들(dental impressions)은 소독되어야 한다. 치과 진료 의자와 유닛도 매 환자마다 세척하고 소독해야 하는데, 이 작업은 진료실을 오염 수준에 따른 구역들로 나눠서 하면 쉽다(제8장에서 설명).

액체에 의한 감염 전파의 방지

치과 유닛의 수관은 에어로졸과 간접 접촉에 의한 감염 확산의 잠재적 근원이며, 이러한 위험을 줄이기 위한 관리와 방법은 제9장에서 논의한다. 소독제 및 세제는 제조업체의 권장 사항에 따라 농축된 형태로 보관해야 한다. 이는 소독제와 세제가 *Pseudomonas aeruginosa* 같이 몇몇 소독제에 대한 내성이 있고 면역 결핍 환자에게 위험을 초래할 수 있는 세균에 의한 감염의 온상이 될 수 있기 때문이다.

음식을 통한 감염 전파는, 사회적으로는 주요 우려 사항이지만, 진료실에서 음식을 섭취해서는 안 되고 직원들에게 적절한 주방 시설을 제공하는 치과에서는 위험 요소가 되지는 않을 것이다.

피부를 경유하는 감염의 전파

업무 환경에서는 허다한 미생물들이 피부를 경유하거나(날카로운 기구)(그림 2-2 참조) 피부

점막(점막/손상된 피부) 경로를 통해 전염될 수 있다. 그중에서도, 소위 혈액 매개 바이러스(blood-borneviruses; BBV)가 주요 우려 사항이다. HCW에게 가장 심각한 교차감염의 위해를 제기하는 BBV는 지속적인 바이러스혈증(viraemia) 및 복제가 동반되는 보균 상태가 지속되는 것들이다. HIV와 B형 및 C형 간염이 여기에 포함된다.

B형 간염 바이러스

B형 간염은 혈액으로 전파되고, 성병으로도 전파된다. 이 바이러스는 Hepadnaviridae DNA family 계열의 구성원으로, 간의 염증을 일으킨다. 잠복기는 45~160일(평균 120일)이다. HBV 유병률이 높은 지역(인구의 2% 이상이 B형 간염 표면 항원[HBsAg]에 대한 양성 반응을 나타냄)에서는 감염 전파가 주로 주산기(perinatal)나, 어린 시절 가족 구성원과의 친밀한 접촉에 따른 수평전파를 통해 일어난다. 북아메리카와 유럽의 일부 지역과 같이 유병률이 낮은 국가에서는 감염이, 대체로 삶의 후반부에, 감염된 파트너와의 이성애 및 동성애 성행위 또는 정맥 주입 약물의 오용에 의해 발생한다. HBV 감염의 경과는 개별적으로, 감염된 나이의 영향을 받는다. 신생아 감염은 일반적으로 증상은 없지만 대다수가 만성 감염(90%)으로 이어지는 반면, 성인의 감염은 증상이 있는 급성 간염으로 진행되기 쉽지만 지속 감염의 위험은 낮다(5~10%). 급성 감염된 성인의 다수에서는 명백한 증상이 나타나지 않지만, 30~50%의 환자는 구역, 구토, 복부 불편, 관절통 및 황달과 함께 피로, 열, 식욕 감소를 경험한다. 급성 질환을 앓는 사람들의 대다수는 영구적인 간 손상 없이 회복되며, 급성 질환이 치명적인 경우는 드물다. 대조적으로, 만성 감염자의 15~25%는 간경화, 간 기능 부전 또는 간암 등의 만성 간 질환을 앓게 된다. 'e' 항원이 지속되면서 HBV-DNA 수준이 높은 것은 높은 수준의 바이러스 복제 및 감염성과 관련이 있다. 6개월 이상 지속되는 B형 간염 감염은 만성 감염으로 정의된다.

세계보건기구(WHO)에 따르면 전 세계 인구의 1/3이 HBV에 감염되어 있으며, WHO 유럽 지역에는 만성 감염자가 1천 4백만 명에 이른다. B형 간염 백신은 B형 간염 감염을 예방할 수 있다. WHO는 1991년 이래로 모든 신생아와 18세까지의 소아, 그리고 위험에 처한(at-risk) 집단에 대해 보편적 B형 간염 백신 접종을 권장해 왔다. 이 정책을 시행한 국가에서는 B형 간염의 발병률(incidence)이 현저하게 감소했다. 백신 접종은 치과 의료계 내 HBV 감염을 예방하는 데 중요한 역할을 했으며, 현재 SICP 정책의 일부이다. 그러나 백신 접종이 안전한 진료를 대신할 수는 없다(제3장에서 기술). HCV와 HIV는 현재로서는 예방접종으로 경감시킬 수 없는 감염 위험이다.

C형 간염 바이러스

C형 간염 바이러스는 간의 급성 및 만성 감염을 일으킨다. 급성 HCV 감염은 일반적으로 무증상이며, 아주 드물게만 생명을 위협하는 질병이 된다. 감염자의 약 15~45%는 아무런 치료 없이도 감염 후 6개월 이내에 자연히 바이러스가 제거된다. 나머지 55~85%는 만성 HCV 감염으로 진행되며, 그 중 많은 사람들이 자신의 감염을 모른다. 만성 HCV 감염 환자 중 15~30%는 처음 감염된 후 20년 이내에 간경화로 진단되며, 그중 20%는 간암을 일으키게 된다.

전 세계적으로 HCV에 만성적으로 감염된 사람들의 수는 1억 3천만에서 1억 5천만에 이르는 것으로 추산된다. 아프리카와 중부 및 동부 아시아에서는 높은 수준의 HCV 풍토 감염이 보고되고 있다. 영국에서는 지난 10년 동안 HCV 만성 감염이 30%가량 증가하여, 약 214,000명의 만성 HCV 감염자가 있다. 대다수의 HCV 감염은 기분전환(recreational)이나 수행(performance) 및 이미지 고양을 위해 약물을 주사하는 사람들이 주사침을 공유하거나, 의료 및 치과 의료에서 안전하지 못한 주사 업무로 인해 발생한다. 치과 진료실에서 환자에서 환자로 HCV가 전파된 것으로 밝혀진 첫 번째 사례가, 최근 미국 Tulsa 시에서, IV 진정하에 환자를 치료하던 중에 발생했다. 이 치과 스태프는 습관적으로, 첫 IV 진정제 주사와 진정 치료 중에 요구되는 추가 진정제 주사에 동일한 바늘을 사용했다. 그리고 약병에 남아 있는 IV 진정제는 다음 환자의 진정에 사용되었다. 유감스럽게도, 이 최초 환자(index case)의 경우 재사용된 약병은 이전에 HCV 혈청 항원-양성 환자에게 사용되었던 것이며, 당시 이 혈청 항원-양성 환자는 진정되기 위해 여러 번의 약물 투여가 필요했다. 애틀랜타(Atlanta)에 소재하는 미국 질병통제예방센터(Center for Disease Control and Prevention; CDC)의 과학자들은 분자유전학 기술의 도움으로, HCV로 오염된 일회용 약병을 치과 스태프가 재사용한 직접적인 결과로 HCV가 전파되었음을 확정적으로 입증할 수 있었다.

HIV 감염

가장 흔한 HIV 전파 방식은 보호되지 않은 구강 및 삽입 성행위, 그리고 약물 주사 시 바늘과 주사기의 공유이다. 효과적인 치료 및 예방 조치의 성과로, 한때 잦은 전파 경로였던 모체-아기 간 (수직)전파 및 HIV로 오염된 혈액이나 혈액 제품의 수혈은 크게 줄었다. 치과 진료실에서는 예방의 중점을 날카로운 기구의 안전한 취급과 처리 및 직원 교육에 둔다. 같은 정도의 노출 상황에서 HIV에 감염될 위험은 HBV에 비해 1/100에 불과하지만, HIV 감염에 따르는 사회적 낙인과 두려움 때문에 과거에는, HIV 항원-양성 반응 환자가 치과 치료를 받기가 어려울 정도로, 감염관리 대책에 대한 치과의사의 자신감이 흔들리는 경우가 종종 있었다. 다행스럽게도 몇 가지 선제적인 조치의 결과로 이제는 상황이 크게 달라졌다. HIV에 감염된 HCW는 영국을 비롯한 대부분의 국가에서 치과의사/치료사(therapists)/위생사로 일할 수 있으며(제3장 참조), 노출 사고가 발생하면 효과적인 노출 후 예방(post-exposure prophylaxis) 약을 사용할 수 있게 되었다(제4장 참조).

국제적으로 권장되는 접근 방법은, 의료 상황에서는 HIV에 대한 일상적인 검사(screening)를 권장하고, 비의료 상황에서는 위험한 상태에 있는 집단을 선별적으로 검사하는 것이다. 진단을 받지 않은 채로 있으면 바이러스 부하를 줄이고 면역 기능과 기대 수명을 증가시키는 약물 치료 발전의 혜택을 받을 수가 없다. 더 나아가 (검사 결과) 바이러스 부하가 검출되지 않을 정도로 낮다면 계속해서 다른 사람을 감염시키는 일은 없을 것이다. 연구에 따르면 조기에, 면역체계가 손상되기 전에, 조합 항레트로바이러스 치료(cART)를 받으면 HIV 감염자의 임상 예후가 개선되는 것으로 나타났다. 이제는 HIV 감염 위험이 높은 사람들(예: HIV 감염 환자의 파트너)을 위한 'combination prevention' 접근법의 일환으로 매일 '노출 전 예방(pre-exposure prophylaxis; PrEP)' 약의 구강 복용이 권장된다. 영국은 UN의 야심찬, 지속 가능한 발전 목표를 달성하는 데 성공하고 있는 많은 국가들 중 하나이며, 이 발전 목표는 2020년까지 HIV에 감염된 사람들의 90% 이상이 그들의 혈청 상태를 알고, HIV로 진단받은 감염자의 90% 이상이 ART를 받고, ART를 받는 사람들의 90% 이상이 바이러스를 억제하게 되는 것이다. 치과 의료인들에게 UNAIDS '90:90:90' 목표란 앞으로 HIV 환자에게 치과 의료를 제공하는 것과 관련된 위험이 제거되는 것이다. 그렇지만 현재로서는 해이해질 여유는 없다. 중요한 것은 치과 HCW 또는 학생 개개인이, 진료실 또는 치과대학의 표준 감염관리 조치가 HIV 및 기타 BBV의 전파 위험을 무시할 수 있을 정도의 수준으로 줄이기에 충분하다는 것을 확신하는 것이다. 치과 의료에서의 BBV 감염 예방은 제3장의 주제이다.

공기 및 호흡기 분비물에 의한 감염 확산

치과 의료 종사자들은, 고속 회전 기구 및 초음파 치석 제거기 사용 중에 발생하는 환자의 침, 피, 호흡기 분비물의 에어로졸뿐 아니라, 치과 유닛의 수관에서 나오는 에어로졸화된 물에도 노출된다. 수관으로 인한 직업 감염 위험은 주로 레지오넬라(legionellae)에 기인하며, 수관 관리는 제9장에서 고려된다.

에어로졸로 전파될 수 있는 미생물에는 *Mycobacterium tuberculosis* 및 rhinoviruses(감기를 일으킨다), adenoviruses 및 influenza virus 같은 호흡기 바이러스들이 포함된다. VZV

및 EBV와 같은 일부 포진 바이러스들 또한, 호흡기 분비물로 전파될 수 있다.

결핵

결핵은 HIV/AIDS와 함께 세계적인 주요 사망 원인으로 자리 잡고 있다. 전 세계적으로 많은 환자들이 결핵과 HIV에 함께 감염되어 있어서, 두 질환 모두에 대한 적극적인 치료가 필요하다. 결핵의 세계적인 유행을 끝내는 것은 WHO의 지속 가능한 발전 목표 중 하나이며, 전 세계적으로 크나큰 진전이 이루어지고 있다. 2015년에 보고된 결핵 유병률은 1990년보다 42% 낮았으며, 새로운 감염의 치료 성공률은 86%이다. 대부분의 감염 사례가 자원이 부족한 국가에서 발생하기 때문에 많은 치과의사들이 TB를 자신의 진료실 내 위험으로 여기지 않는다. 하지만 영국의 특정 대도시 지역은 서유럽에서 가장 많은 결핵 감염 사례를 보유하고 있고, 감염 유병률은 미국의 5배이다. 결핵의 유병률이 높은 이유는 도시 노숙자, 투옥 경력, 정맥 주사 약물 또는 알코올 남용, 노인들의 결핵 재발, 발생 빈도가 높은 지역으로부터의 인구 이동과 같은 사회적 요소들이다. 다제내성 결핵은 전 세계적으로 큰 우려의 대상이며, 새로운 결핵 사례의 약 3.3% 및 이전에 치료된 사례의 20%를 차지한다.

치과의사에서 환자에게로 감염이 전파되는 일은 드물다. 그러나 1982년에 활동성 결핵을 앓고 있던 지역사회 치과의사가 15명의 어린이 환자에서 발치를 시행한 후 발치와(tooth sockets)에 결핵이 발생한 보고가 있다. 이러한 감염 전파의 위험 때문에 영국에서는 모든 새내기 HCW들이 결핵에 관한 개인 또는 가족력을 평가받을 것을 권장한다. 다음과 같은 HCW들은 연령에 관계없이 BCG 백신 접종을 권고받아야 할 것이다.

- 이전에 백신 접종을 받지 않았다[즉, 적절한 문서나 (백신 접종의) 특징적인 흉터가 없는 경우].
- 환자 또는 임상 물질과 접촉할 예정이다.
- Mantoux 피부 검사 결과가 음성이다(또는, 잠복성 TB에 대한 인터페론-감마 방출 검사가 양성이다).

에어로졸 및 튐(splatter)에 의한 감염 전파 방지에는 진료실의 원활한 통풍(시간당 12~15회까지의 공기 교환), 대용량 흡인 방법에 의한 에어로졸 제어, 흡인된 공기의 외부 배출, 개인 보호를 위한 외과용 또는 호흡기용 마스크, 고글 및 바이저의 착용, 러버댐(rubber dam)의 사용을 강조하는 표준 예방 조치가 적용된다(제6, 8장에서 논의).

인플루엔자(독감)

인플루엔자바이러스는 두통, 열, 코감기, 기침, 인두통, 쑤시는 근육과 관절, 때로는 위장(gastrointestinal) 증상을 수반하는 호흡기병을 일으킨다. 매년 유럽 인구의 약 10%가 감염된다. 인플루엔자와 관련된 합병증(예: 하기도감염, 중추신경계 연루 및 선행 건강 상태의 현저한 악화)으로 유럽 전역에서 수십만 건의 입원 사태가 벌어진다.

사람의 인플루엔자 잠복기는 하루에서 나흘까지(일반적으로 2~3일)이다. 감염성(infectivity)은 증상의 심도에 비례하고 증상이 시작된 직후에 최대치를 보이며, 전염성(communicability)이 있는 기간은 전형적으로 성인에서는 증상 개시 후 5일 이내, 소아에서는 7일 이내이지만, 면역 약화 환자에서는 상당히 연장될 수 있다. 인플루엔자바이러스에는 두 가지 주요 유형이 있는데, 일반적으로 A형이 B형보다 더 심한 증상을 일으킨다.

영국에서 독감은 대개 매년 겨울에 발생하기 때문에 **계절성(seasonal) 독감**이라고 부르며, 1년 중 언제든지 발생할 수 있는 **범유행(pandemic) 독감** 및 **조류(avian) 독감**과는 구분되어야 한다. 전 세계적인 인플루엔자 발생 통제는 세 갈래 접근법에 의존한다.

- 매년 취약한 그룹 및 HCW의 예방접종
- 인플루엔자 항바이러스 뉴라민 분해효소 억제제(항바이러스제: oseltamivir와 zanamivir)로 목표 대상의 치료/예방
- 손위생 및 호흡 예절(제 3, 5, 6장 참조)

독감과 유사한 증상 그리고/또는 열이 있는 치과 의료인은 환자를 보거나 동료와 함께 업무를 봐서는 안 된다. 유럽 국가의 보건 당국과 세계보건기구(WHO)가 계절성 독감 균주(strains)의 출현 빈도와 계절성 독감 백신의 접종량을 모니터링하고 기록한다. 이 정보는 연례 계절성 독감 백신에 포함되는 바이러스 균주의 선택뿐만 아니라 인플루엔자로부터 모든 사람을 보호하기 위한 정책을 개발하는 데 이용된다. 이 기관들은 독감 발생률이 높아지면 치과의사를 포함한 의료인들에게 경보를 내보낸다. HCW는 매년 계절성 독감에 대한 예방접종을 받기를 적극 권장한다.

인플루엔자바이러스는 기침이나 재채기로 인해 생성되는 호흡기 분비물에 들어 있어서, 이를 통해 확산된다. 전파는 손에 (분비물이) 직접 접촉하거나, 큰 호흡기 비말에 오염된 표면을 만지는 간접 접촉에 의한다. 인플루엔자바이러스는 유리 또는 플라스틱과 같은 환경 표면에서 최대 24시간까지 생존하면서 손으로 옮겨질 수 있다. 의류, 잡지 및 티슈와 같은 다공성 물질에서는 2~4시간 동안 생존할 수 있다. 인플루엔자바이러스는 비누와 물 또는 알코올 성분의 손 세정제로 손을 씻고, 표면을 가사용 세제로 닦는 것으로 쉽게 비활성화된다.

범유행 독감(pandemic influenza) 및 조류독감

범유행병(pandemic)은 새로운 바이러스가 출현하여 국제적인 경계를 넘어, 전 세계적으로 많은 사람들을 감염시킬 수 있을 때 일어난다. 1918~19년 유행성 독감의 범유행 기간 동안의 상황이 그러했는데, 이때는 인플루엔자 바이러스의 완전히 새로운 아형(subtype)(인플루엔자 A/H1N1)이 출현하여 2년에 걸쳐 파상으로 전 세계로 퍼져 나가, 약 4천 5백만 명의 사람이 죽었다. 범유행병이 이렇게 엄청난 충격을 줄 수 있는 것은, 이전에 유사한 바이러스를 경험했을지도 모르는 일부 노인을 제외하고는, 인구의 대부분이 새로운 바이러스에 대한 면역이 없었기 때문이다. 이후 세 차례의 인플루엔자 범유행이 1957~58년, 1968~69년 및 2009~10년에 발생했다. 현재 유행하는 조류독감바이러스 균주로부터, 또는 사람독감바이러스와 동물(돼지) 그리고/또는 조류독감바이러스 균주의 새로운 재편성(reassortments)으로부터, 다음번 범유행 인플루엔자 바이러스가 나올 수 있다는 우려는 계속 이어지고 있다.

범유행 독감이나 조류독감 발생 시 필요한 예방 조치는 앞에서 설명한 계절 독감에 대한 예방 조치와 유사하다. 유일한 차이점은 돌발(outbreak) 상황에 대한 국가 비상 계획이 있다는 것이며, HCW는 2010년처럼 예방접종 및 예방용 항바이러스제제를 수령하기 위해 언제 출두해야 하는지에 관한 지시를 받게 될 것이다. 표준 감염관리 실천, 특히 PPE 및 손세척의 엄격한 준수가 필수적이다(제5, 6장 참조).

신종 및 재출현 병원체

신종 및 재출현 감염병은 인구집단 내에서 처음으로 보고되거나, 혹은 이전에 존재했지만 근래 발병률이나 지리적 범위가 매우 빠르게 커지고 있는 질병이다. 감염은 다양한 과정을 통해 나타날 수 있다.

- 기존의 사람 또는 동물 감염의 유전적 돌연변이 또는 진화로 인해 처음으로 나타난(de novo) 새로운 병원체. 예: 범유행 인플루엔자, vCJD, MERS
- 새로운 지리적 영역 또는 인구집단으로 확산되는 기존의 감염. 예: 미국의 West Nile 바이러스, 서아프리카의 Ebola, 중앙 및 남아메리카의 Zika 바이러스
- 기후 변화를 겪고 있는 지역에 나타나는, (그 지역에서) 이전에는 보고된 적이 없는 감염. 예: chikungunya 및 dengue
- 숙주 면역의 변화, 항균제 선택 및 저항성, 또는 전국적 예방접종 캠페인 같은 공중보건 조치의 붕괴 등의 결과로 초래된 옛 감염병의 재출현 예: 소아마비, 매독, 디프테리아 및 MDR-TB

감염병은 전파를 허용하는 어떤 상황하에서 더 유행하는 경향이 있으며, 상황이 변함에 따라 점차 물러날 수도 있다. 최근 2013~15년 서아프리카에서 발생한 에볼라바이러스병과 2010년에 발생한 범유행 독감 발생 사례가 여기에 해당된다.

왜 신종감염이 발생하는가?

급속한 세계화, 기후 변화 및 지구 온난화, 농업 관행, 도시화, 항생제 선택 및 인구집단의 건강 상태(면역억제 또는 기근), 이 모두가 질병의 출현을 촉진할 수 있다. 전 세계적으로 모기를 비롯한 곤충 매개체들은 뎅기열(dengue), 치쿤구니야(chikungunya), 지카(Zika) 및 웨스트나일(West Nile) 바이러스 감염 같은 혈액 매개 바이러스 감염의 주요 전달 방식이다. 지구 온난화로 유럽의 더 북쪽에 있는 나라에서 질병을 나르는 모기종의 생존이 가능해졌고, 관습상 열대병으로 여겨지던 뎅기열과 치쿤구니야 같은 병이 프랑스와 이탈리아에서 모기에 의해 전파되고 있다. 과학자들은 영국에서도 2030~50년경에는 남부잉글랜드의 여름 기온이 상승하면서 말라리아를 운반하는 모기가 번식하기에 충분해질 것이라고 예측하고 있다.

여행이 쉬워지고(접근성 증가) 사람들의 이동이 잦아진 것은 감염 확산과 밀접한 관련이 있다. 중세의 흑사병은 선박 여행 증가와 관련이 있었고, 이제 항공 여행의 증가로 인해 새로운 위험이 제기되고 있다. 2013년 유럽연합에서 항공 여행 인구는 8억 4천 2백만 명이었고, 이 중 39%는 유럽연합 바깥 국가로의 비행이었다. 환자가 국외에서 감염되어 집에 돌아온 후에 증상을 나타낼 수 있으며, 이 때문에 최근 다녀온 외국 여행에 관한 정보는 신종감염병을 식별하는 데 중요하다.

신종감염이 치과에 미치는 영향

신종 병원균은 치과 의료에서 두 가지 이유로 중요하다. 첫째, 신종 병원균은 "치과 진료실 내에서 신종감염이 전파될 위험은 없는가?"라는 질문을 하게 만듦으로써, 치과 종사자들로 하여금 (기존) 감염관리 및 예방 규약(protocols)을 점검하게 한다. 둘째, '새로운 감염'의 발생으로 (감염관리 규약에 대한) 대중과 치과 의료 팀의 신뢰가 흔들릴 수 있으므로, 치과 종사자들은 그러한 질병에 대해 스스로 학습함으로써 적절한 위험 평가를 수행할 수 있게 되고, 또한 치과 진료가 안전하다고 자신과 대중을 안심시킬 수 있게 된다.

동물사람공통감염증(Zoonosis)과 신종감염의 진화

조류인플루엔자바이러스, 광견병바이러스, 에볼라바이러스, 중동호흡기바이러스(MERS),

살모넬라 같은 미생물들은 야생동물 또는 가축을 주된 숙주로 삼지만, 가끔씩 사람을 감염시킨다(incidental host). 동물에서 사람으로의 전파는 살아있는 동물과의 직접 접촉, 고기 및 분비물, 벌레 물림에 의한 매개체 전파 등을 포함하여 여러 경로를 통해 일어난다. 이러한 감염은 동물사람공통감염(zoonotic infections)으로 알려져 있으며, 사람 집단에 영향을 미치는 새로운 감염의 진화에 있어서 중요하다. 신종 동물사람공통감염은 조류독감처럼 인류 집단에 심각한 위험을 초래할 수 있다. 이는 조류독감 같은 새로운 감염에 대해서는 (인구 집단 내에) 자연면역이 전혀 없거나 제한적일 수밖에 없기 때문이다.

동물사람공통감염은 소, 돼지 같은 농장 동물에서 발생한다. 소 해면모양 뇌염(bovine spongiform encephalitis; BSE, 광우병)이 한 예로서, 종(species)을 뛰어넘어 사람에서 vCJD를 일으킨 이 병은 결국 주 숙주인 어린 송아지들을 도태시킴으로써 통제되었다. 그러나 서아프리카에서 발생한(2013~15년) 역사상 가장 규모가 컸던 사람 에볼라바이러스병에서처럼, 동물사람공통감염의 원천이 큰박쥐(fruit bat)와 같은 야생 산림 동물인 경우 야생동물의 대량 도태는 선택 사항이 될 수 없다. 에볼라 발생의 초기에는 약물치료와 항에볼라 백신이 실험 개발 단계에 있었으며, 발생 말기가 되어서야 사용이 가능했다. 그런 이유로 에볼라 발생은, 항균제 이전 시대로부터 많이 시도되어 신뢰할 수 있는 것으로 알려진 조치들에 의존하여, 국가별 및 국제적인 협력 캠페인에 의해 마침내 통제될 수 있었다. 취해진 조치에는 공공교육, 의심 사례의 접촉 추적 및 격리, 지역 야간 통행금지, 국경 통제, 매장 관행의 조정, 그리고 가장 중요한, 철저한 감염관리 및 예방 조치가 포함된다.

치과 진료는 직접 접촉, 호흡 및 경피 경로로 전파되는 동물사람공통감염의 사람-대-사람 전파라는 2차 경로를 제공할 가능성이 있다. 치과 의료에 영향을 미친 동물사람공통감염의 두 가지 사례를 살펴보기로 한다.

신종 코로나바이러스 감염

SARS-CoV와 MERS-CoV는 일반적인 감기처럼 코로나바이러스과(family)에 속하는 바이러스가 원인이지만, 심각한 급성 호흡기 질환을 일으킨다. SARS는 2003년에 중국에서 출현하여 813명의 사망 사례와 함께 8,437건의 개연 사례를 초래했다. SARS는 성공적으로 퇴치되었으며, SARS에 대처하면서 PPE를 벗는 올바른 순서(제6장 참조) 같은 유용한 교훈을 얻었다. 10년 후에는 MERS-CoV로 불리는 새로운 코로나바이러스가 중동 지방에서 출현했다.

SARS가 전 세계를 놀라게 한 것은 그 확산 속도였으며, SARS가 중국에서 캐나다로, 전 세계를 돌아 급속히 확산됨에 따라 **슈퍼전파자(super-spreader)**로 불리게 되었다. 이 바이러스는 몸 안의 여러 부위에서 복제되었으며, 호흡기 분비물과 대변을 매개로, 긴밀한 접촉을 통해 확산되었다. 감염성은 질병이 진행됨에 따라 증가하였고, 환자가 매우 아픈 10일경에 최대치에 이르렀다. 이것이 바로 약 1/3의 병례가 HCW에서 발생한 이유이다. MERS 전파도 비슷한 양상을 보인다. 초기 역학 상황은 사람이 낙타 분비물과 고기를 접촉함으로써 일어나는 산발적 동물사람공통감염과 일치하였으며, 환자 치료 중 의료 시설 내에서 감염 확산이 증폭되었다. 향후 전파는 주로 사람에서 사람으로 일어났다.

MERS 돌발 사태는 사례 식별의 지연, 의료 행위 중의 다중 접촉 및 감염관리 규약의 결함과 관련이 있다. 2015년 한국에서 일어난 대규모 발병은 중동에서 온 1명의 의사 — 지표 사례 — 로부터 비롯되었다. 돌발 사태가 끝날 무렵 MERS 발병자는 186명에 이르렀고 그 중 36명이 사망했다. 이 모든 사례는, 지표 사례를 제외하고는 전부, 그 의사(지표 사례)가 치료를 받은 병원과 연관된 단일 사슬 전파였다. 치과 의료계에서 일하는 사람들을 위한 유익한 교훈은 2003년의 SARS 돌발 사태 동안 홍콩에서, 공중보건 조치로서, 치과대학을 몇 개월간 닫기로 결정했던 일이다. 이 조치는 치과 진료 중 에어로졸에 의한 호흡 전파 위험이 높아지고, 그 직접적인 결과로 일어나는 추가적 SARS 노출로부터 일반인, 직원 및 치과 대학생들을 보호하기 위한 것이었다.

변종 크로이츠펠트-야콥병 및 전염성 해면모양뇌증 병원체

BSE(광우병)로 오염된 쇠고기 소비와 관련된 변종 크로이츠펠트-야콥병(vCJD) 사례는 1995년에 처음 진단되었다. vCJD 사례는 2000년 중반 매 4분기당 6명이 사망했던 2000년을 정점으로 사망률이 감소했다. 전 세계적으로 vCJD 사망자 수는 약 229명으로, 그 대부분은 영국(178명: 2016년 4월까지의 수치)에서 나왔다. HIV, 결핵 및 범유행 독감과는 달리 극히 소수의 사람만 vCJD로 죽었고 전 세계로의 급속한 확산도 없었지만, 이 질병은 특히 영국에서 치과 진료 방법에 큰 영향을 미쳤고, 국제적으로 프리온병에 대한 인식을 제고시켰다.

vCJD는 번식을 위한 유전부호를 가진 생명체가 일으키는 것이 아니다. 이 병은 **프리온(prion)**으로 불리는 '불량 단백질' 분자에 의해 유발되며, 전염성 해면모양뇌증(transmissible spongiform encephalopathies; TSE)으로 알려진 질병 그룹에 속한다. CJD 프리온은 중추신경계(CNS)에 국한되어 있지만, vCJD 프리온은 CNS와 말초신경계 및 림프 조직에서 검출된다. 2003~04년 영국에서 4건의 vCJD 사례(수혈로 인한 3건, 혈장 유래 제품으로 인한 1건)가 보고되었다. 각 사례 모두 기증 당시에는 건강해 보였으나 나중에 vCJD로 사망한 기증자들로부터 혈액을 받은 경우였다. 다행히 혈액은 vCJD를 전염시키는 효율적인 매개체는 아닌 것으로 보인다. vCJD 환자의 부검을 통해 삼차신경절과 편도 내에서도 프리온이 확인되었다. 혈관과 말초신경조직으로 이루어진 치수의 vCJD 감염은 동물 연구에서 밝혀졌다.

vCJD의 보균 상태(carrier state)가 가능하다는 것을 뒷받침하는 증거가 있다. 이 데이터는 2000~12년까지 41개 병원에서 외과적으로 제거된 12,000개의 편도와 32,000개의 충수를 검사한 결과에 기반한다. 추론된 값에 의하면, 영국 내에는 2,000명 중 약 1명이 vCJD의 보균자일 수 있다. 또한 영국 내에서 6,350명이 넘는 환자가 외과 기구, 경질막(dura mater) 이식, 인간 유래 성장 호르몬 또는 혈액/혼합혈장 수혈[의원(iatrogenic) 노출]을 통해 vCJD 또는 CJD에 노출되었을 가능성이 있는 것으로 생각된다. 이러한 환자들은 (이들의) 조직, 장기, 혈액 제제, 또는 이들에게 사용된 후 적절히 오염 제거가 되지 않은 기구들이 vCJD 또는 CJD를 전달할 수 있으므로, 작지만 중대한 공중보건 위험을 제기한다(제7장 참조). 이 환자들은 그들이 제기하는 공중보건 위험에 대해 통보받고, 장기간 모니터링된다. 이러한 환자를 식별하기 위해 치과의사는 병력 및 진료동의서에 다음 질문을 포함시킬 것을 권장한다.

공중보건상의 목적으로 당신이 CJD 또는 vCJD의 위험이 증가했다는 통지를 받은 적이 있습니까?

이 환자들 중 얼마나 많은 사람이 발병할지는 알려져 있지 않다. 다른 모든 신종 병원체의 경우에서처럼, 치과 종사자의 지식 기반은 더 많은 것을 이해함에 따라 진화한다. 따라서 사전 예방 차원에서, 위험 환자는 혈액 및 다른 조직 또는 장기를 기증하지 않을 것을 권고받는다. 이들은 제3대구치 발거 또는 뇌신경이나 편도조직에 대한 구강외과 수술과 같은 침습적인 절차에 앞서, 의과 및 치과 의료인에게 자신에 대해 알릴 것을 요청받는다. 침습적인 치료가 필요한 경우, 환자에게 사용된 도구는 '위험 병원체 자문위원회 — 전염성 해면모양뇌병증 실무 그룹(Advisory Committee on Dangerous Pathogens — Transmissible Spongiform Encephalopathy Working Group)이 발행한 최신 지침에 따라 격리 또는 폐기처분해야 할 수 있으므로, 2차 의료(기관)에서 환자를 관리해야 한다.

CJD 또는 vCJD 환자이거나 그럴 위험이 큰 환자에게 일상적인 치과 치료를 거부해서는 안 된다. 이러한 사람들 역시 여느 일반 대중이 치료받는 것처럼 (치과) 치료를 받을 수 있고, 이들에게 사용한 장비는 제7장에 기술된 방법으로 안전하게 오염을 제거할 수 있다. 영국 NHS는 HTM 01-05에서 "감염관리 및 오염 제거의 최적 기준을 유지한다면 치과용 기구로 인한 감염 전파 위험은 매우 낮다."라고 밝혔다. '최적 오염 제거 기준'의 정의가 국가마다 크게 다를 수 있으므로, 이에 대해서는 많은 논란이 있다. 이를 위해 CJD 국제 감시단(CJD International

Surveillance Unit)은 치과 진료 등 vCJD의 2차 전파 경로를 알아내기 위한 자료를 수집하고 있다. 이 책에 요약된 기구 오염 제거에 관한 지침 및 일회용 기구 사용 증가에 관한 상당 부분은 알려지지 않은 vCJD 보균자일 수 있는 환자에게 사용된 기구를 다른 환자에게 안전하게 재사용할 수 있는 수준으로 오염 제거 과정을 개선한다는 명시된 목표를 견지한다. 134℃에서 행하는 일상적인 멸균은 프리온의 완전한 비활성화를 보장하지 않는다. 따라서 멸균 과정 전에 시행하는 프리온 단백질을 제거하고 파괴하는 데 매우 효과적인 기구 세척과 헹굼으로 역점이 옮겨졌다. 제7장에서 기구 오염 제거, 멸균 및 주기적인 검사에 도입된 기준 개선에 대해 더 자세하게 논의한다.

결론은 미래에 어떤 새로운 신종감염이 발생하더라도 전파경로에 관한 정확한 정보를 가지고 있으면 치과 의료 팀은 어려운 도전 상황에서도 유연할 수 있다는 것이다. 어떤 새로운 상황에서도 치과 의료 종사자들은 실로 간단명료한 감염 사슬과 표준 (예방) 조치, 두 개념을 이용하여 치과 감염관리 규약을 수정함으로써 잘 대처해 나갈 수 있다. 치과 의료 종사자들은 역동적인 세상에 살고 있으며, 이 책에 소개된 주제들은 미래의 변화에 보다 잘 대처할 수 있게 해 줄 것이다.

참고문헌 및 웹사이트

Gill ON, Richard-Loendt A, Kelly C et al. (2013) Prevalent abnormal prion protein in human appendixes after bovine spongiform encephalopathy epizootic: large scale survey. *British Medical Journal*, 347, f5675.

Klevens RM, Gorwitz RJ, Collins AS. (2008) Methicillin-resistant Staphylococcus aureus. A primer for dentists. *Journal of the American Dental Association*, 139, 1328-1337.

Medlock JM, Leach SA. (2015) Effect of climate change on vector-borne disease risk in the UK. *Lancet Infectious Diseases*, 15, 721-730.

Oklahoma State Department of Health (2013) Dental Healthcare-Associated Transmission of Hepatitis C. Final Report of Public Health Investigation and Response. Available at: www.ok.gov/health2/documents/Dental%20Healthcare_Final%20Report_2_17_15.pdf (accessed 27 October 2016).

Smales FC, Samaranyake LP. (2003) Maintaining dental education and specialist dental care during an outbreak of a new coronavirus infection. Part 1: A deadly viral epi-demic begins. *British Dental Journal*, 195, 557-561.

제 3 장
직업 건강 및 예방접종
(Occupational Health and Immunization)

직업 건강상의 위해

업무 환경에서 치과 진료 팀원들은 미생물 병원체뿐만 아니라 다양한 유해 물질에 노출된다. 치과 진료 업무를 수행하면서 건강을 유지하려면, 그 첫 단계는 업무상 감염 관련 주요 건강 위해(hazard)의 소재를 파악하는 것이다.

- 날카로운 물건(기구)에 의한 상해(injuries) 및 혈액 매개 바이러스에 대한 노출(제4장 참조)
- 치과 유닛 수관에서 생성된 오염된 에어로졸을 흡입하여 발생하는 호흡기 감염. 예: 재향군인병(Legionnaires' disease), Pontiac fever(제9장 참조)
- 감염 환자의 호흡 에어로졸에 노출되는 것. 예: 결핵(TB), 인플루엔자(제2장 참조)
- 눈과 피부의 감염. 예: 헤르페스생인손(herpetic whitlow), 농가진(impetigo), 결막염(conjunctivitis)(제2장 참조)
- 피부와 호흡기에 해로운 과민 반응. 예: 천연 고무 라텍스(제6장 참조)
- 수은 중독(제10장 참조)

건강 및 안전법에 따라 고용주는 합리적으로 실행 가능한 데까지, 치과 팀 모든 구성원들을 이러한 위험으로부터 보호하기 위한 조치를 이행해야 한다.

안전 문화의 정착

진료실 내 사람과 사람 사이에서 일어나는 감염 전파를 막기 위한 주요 전략 중 하나는 안전 문화를 정착·발전시키는 것이다. 안전한 업무 관행, 감염관리 정책 준수, 상해(injuries) 및 사고 일보 직전(near misses) 상황의 보고 및 효과적인 관리경영은 치과 진료실 안전 문화의 뼈대가 된다. 개인 보호 장비(PPE)(제6장 참조), 안전장치가 결합된 날카로운 기구, 예방접종(immunization) 및 노출 후 예방(postexposure prophylaxis)(제5장 참조)은 모두 감염 전파에 대한 보호 방어 수단이다. 그림 3-1은 이 모든 요소들이 치과 진료실 내 안전 문화를 이루기 위해 어떻게 함께 협력할 수 있는지를 보여 준다.

이러한 접근이 성공하기 위해서는 치과 팀 전체의 개입과 참여가 요구된다. 학생과 연수생까지 포함하여, 치과 팀의 모든 구성원들이 각자 기여해야 할 중요한 몫이 있다. 치과 진료실 안전 문화를 이루기 위해 취할 수 있는 몇 가지 단계가 Box 3-1의 내용이다. (안전 문화) 도입 과정 및 지속적인 교육의 일환으로, 팀 구성원들은 통상, 현재 진료실 감염관리 정책을 읽고 서명할 것을 요청받는다.

아무리 운영을 잘해도 날카로운 기구에 의한 상해 같은 진료실 내 사고는 일어난다. 그렇지만 사고가 다시 발생하는 것을 막기 위해서는 사고 또는 사고 일보 직전 상황이 왜 발생하는지를 이해하는 것이 중요하다. 오류와 사고는 무작위로 일어나는 불운한 일이 아니라 같은 유형이 반복되는(recurrent pattern) 양상을 띠며, 이를 **오류의 덫(error traps)**이라고 부른다. 동일한 상황이라면 직원, 학생을 가리지 않고 유사한 오류나 사고가 발생할 수 있다는 것이다. 교차 감염 예방이 효과적이려면 누구의 잘못이다와 같은 단순한 설명을 넘어, 훨씬 더 어려운, 무엇보다도 왜 오류가 발생했는지에 대한 질문에 답하려는 시도를 해야 한다. 한 가지 이유만 있는 경

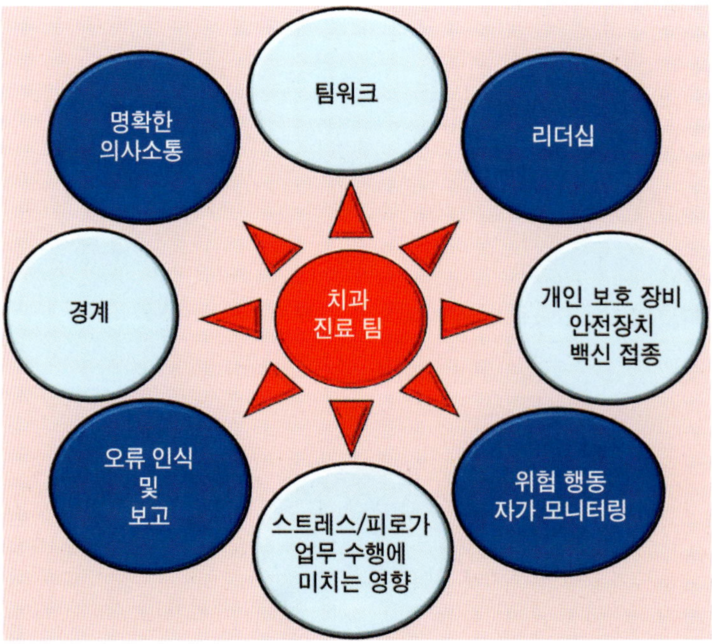

그림 3-1. 안전 문화를 구축하기 위해 치과 팀이 어떻게 협력할 수 있는가?

Box 3-1. 진료실 안전 문화를 이루는 단계

안전 문화는 다음과 같은 행동/요소를 통해 이루어진다.

- 환자와 치과 인력의 안전을 향상시키기 위한 진료실 관리경영
- 안전 계획 수립 및 감염관리 규약(protocol) 개발에 치과 팀 모든 구성원의 참여
- 그룹 규범이 안전 실천의 수용에 미치는 영향
- 정례 및 업무 관련 예방접종, 노출 후 예방, 적절한 개인 보호 장비의 가용성 및 올바른 사용법에 대한 교육 제공
- 새로운 치과 인력 또는 학생을 위한 (안전 문화) 도입 훈련 및 사회화(그룹 활동 참여) 과정

우는 거의 없다. 진료실의 감염관리 운영과 '방어'가 무너지는 것은 두 가지 주요 요인 때문이다.

- 수행(active) 실패
- 잠복(latent) 조건(실패)

수행 실패는 환자를 직접 대하는, 진료의 최전선에 있는 사람들이 저지르는 위험한 행위이다. 그 영향은 대개 즉각적으로 나타나며, 진료실 '방어'에 틈이 생기게 된다. 많은 경우 안전하지 않은 행위는 시간을 거슬러 올라가는 인과적 내력이 있다. 아래 제시된 사례 시나리오는 어떻게 수행의 실패와 잠복해 있던 조건(실패)이 결합하여 심각한, 장기간 영향을 미치게 되는 결과를 합작할 수 있는지를 보여 준다.

잠복 실패는 치과 진료실 안에서 이루어지는 설계, 절차 및 운영에 대한 결정에서 비롯되거나(Box 3-2), 진료실 밖에서 이루어지는 결정, 예를 들어 장비 및 기구 제조업체 또는 정부 기관과 같은 제3자가 취한 결정과 관련될 수 있다. 잠복 또는 지연 실패가 수행 실패 및 기타 국소적인 특정 계기와 결합하여 사고의 기회를 만들게 되기까지 수년 동안은 아무런 일도 일

- **수행 실패의 예**: B형 간염 환자의 외과적 발치 중 봉합바늘이 피 묻은 솜에 덮여, 함께 폐기물 자루 안으로 버려진다. 바늘이 폐기물 자루를 뚫고 나가게 되면서, 청소부가 폐기통을 비울 때 날카로운 물체에 의한 상해(sharps injury)를 입게 된다.

- **일련의 잠복 실패의 예**: 용역업체에서 보낸 임시 청소부가 휴일을 맞은 정규 청소부를 대신하고 있었다. 임시 청소부는 B형 간염 예방접종을 받지 않았다[(영국에서) 예방접종은 업무상 체액이나 위험한 임상 폐기물과 접촉하는 모든 사람들에게 필수 요건임]. 임시 청소부가 B형 간염 예방접종을 받았는지를 용역업체나 치과 진료실의 누구도 확인하지 않았다. 3개월 후 임시 청소부는 B형 간염 진단을 받았다. 임시 청소부는 진료실 업무가 끝난 밤 시간에 일했고, 사고를 보고하지 않았다. 사고기록부(accident book)에 사건의 기록이 없기 때문에 임시 청소부는 어떻게, 어디서 감염되었는지를 증명할 수 없었으며, 받을 수 있었던 보험금 청구를 할 수 없었다.

Box 3-2. 치과 진료실에서 잠복 실패가 발생할 수 있는 환경

- 진료실 및 장비의 설계 결함
- 비효율적인 교육
- 부적절한 감독
- 비효율적인 의사소통
- 역할과 책임이 불확실함

어나지 않는 휴지 상태가 유지될 수 있다. 치과 진료실의 감염관리 정책과 '방어' 기능이 의도대로 작동하면, 안전하지 않은 행동의 결과가 포착되고 그 영향은 제한적이다. 그렇지 않은 경우 사고는 (앞에서 본 예에서와 같이) 비극적이고 장기간 영향을 미치는 결과를 초래할 수 있다. 반복해서 사고를 유발하는 잠복 실패를 방지하려면, 치과 팀은 사후 조치(reactive)보다 사전 대비(proactive)에 힘써야 한다.

치과 진료에서 수행 및 잠복 실패를 드러내는 한 방법으로 근본 원인 분석(root cause analysis)이 있다. '최전선'에서 일하는 직원과 학생들은, 일반적으로, 문제와 해결책을 파악할 수 있는 가장 좋은 위치에 있다. 근본 원인 분석의 목적은 다음을 규명하기 위한 것이다.

- 무슨 일이 일어났는가
- 왜 일어났는가
- 다시 일어나는 것을 막기 위해 할 수 있는 일은 무엇인가

치과 진료 시설 직원들의 건강관리 체계 정립

모든 진료실 업무 종사자들에게는 환자를 돌볼 의무가 있으며, 그 의무에는 전염병으로부터 환자를 보호하는 데 적합한 예방 조치를 취하는 것이 포함된다. 이는, 백신으로 예방이 가능한 질병의 경우, 적절한 예방접종을 통해 성취될 수 있다. 그러나 절대로 예방접종을 안전한 업무 수행을 대신할 수 있는 것으로 여겨서는 안 된다. 예방접종은 개인을 직접 보호하고 간접적으로 가족, 친구, 동료 및 취약한 환자를 보호한다. 인플루엔자와 같이 흔히 있는 전염병은 예방을 통하여 치과 진료실의 효율적인 운영을 기하고, 병가로 인한 혼란을 줄일 수 있다.

예방접종 정책 및 직원 건강 기록

영국에서 치과의사는 고용주로서 "전염병 예방접종"(The Green Book)과 같은 국가 지침에 따른 효과적인 직원 예방접종 정책을 갖추고 있음을 입증해야 한다. 일반 진료 시설에서는

직원 건강 관리와 진료 시설 내 사고 및 사고 일보 직전(near misses) 상황의 보고 및 기록을 담당할 사람을 지명하는 것이 좋다. 진료 시설은, B형 간염 항체 검사 결과와 업무 관련 예방접종 스케줄 등을 포함하여, 건강 확인 기록을 기밀로 간직해야 한다. 최신 기록을 유지하고 치과 팀 모든 구성원의 추가 예방접종이 제때 이루어질 수 있도록 도와주는 주의 환기(alerting) 시스템을 갖추는 것이 좋다. 취업 전 건강 증명(health clearance), 예방접종 상태 평가 및 국가 계획에 따른 예방접종에 대한 적격성 여부는 일반적으로 직업 건강 서비스 제공자가 관리한다. 또한 이 서비스 제공자는 직원이 작업에서 제외될 필요가 있는 상황에 대해 조언하고, 날카로운 물건 및 툅에 의한 사고를 평가할 수 있다.

사고 보고 불이행(태만)

최근 자료에 의하면 영국 치과의사의 35%는, 법적 조항에도 불구하고, 날카로운 기구에 의한 상해를 신고하지 않는 것으로 보인다. 날카로운 기구 사고 및 툅 사고의 미보고는 의료계에서 흔히 있는 일이다. 치과 진료 시설의 직업 건강 책임자가 상해가 보고되지 않는 이유를 이해하고, 자신의 진료 시설 내에 존재하는 상해 보고를 막는 장벽에 대해 적극적으로 대처하는 것이 도움이 된다.

사고(accidents), 사건(incidences) 또는 사고 일보 직전(near misses) 상황을 보고하지 않는 것은 다음과 같은 사항 때문일 경우가 많다.

- 태만(부주의) 혐의를 받는 데 대한 두려움
- 사고를 잘 낸다는 딱지가 붙는 데 대한 두려움
- 동료 간 평판에 손상을 입는 것
- 환자에 대한 성실과 진료 시설에 대한 충성 간의 갈등
- 후속 치료에 대한 두려움. 예: 노출 후 예방 치료(postexposure prophylaxis)
- 일에서 배제되는 것에 대한 두려움
- 사고 보고의 목적에 대한 이해 부족

어느 현명한 사람(시인 Alexander Pope)이 "인간은 잘못을 저지르고, 신은 용서한다."라고 말했다. 위험성이 높고, 사고가 재난으로 이어질 수 있는 항공이나 원자력 분야의 산업은 산업 안전 분야에서 선구적이다. 해당 산업들의 훌륭한 안전 기록은 사고에 대하여 비난하지 않는 접근 방식에 기반하며, 처벌이 아니라 예방을 확고하게 강조한다. 두 산업 모두, 이것이 직원의 사고 및 사고 일보 직전 사건의 보고를 장려하는 가장 좋은 방법임을 알았다.

03

치과 의료를 위한 예방접종 요건

영국에서는 모든 임상 및 비임상 보건의료 종사자, 연수생 및 학생들에게, 정례 예방접종으로, 파상풍(tetanus), 디프테리아(diphtheria), 소아마비(polio) 그리고 홍역·볼거리(유행귀밑샘염)·풍진(measles, mumps, rubella; MMR)에 대한 최신 면역상태를 유지할 것을 권고한다. 환자와 긴밀한 접촉을 하는 모든 치과 의료 종사자와 학생들은 결핵 예방을 위한 BCG 예방접종이 추가로 필요하다. BCG 백신이 의료 환경 내 비임상 직원에게도 관례대로 권장되는 것은 아니다. 수두 백신은 치과 팀의 모든 취약한(면역이 없는) 구성원들에게 권장된다. 접수 직원을 포함하여, 직접 환자 치료에 관여하지는 않아도 환자와 긴밀하거나 정기적인 접촉이 있는 직원이 해당된다. 혈액 또는 혈액이 섞인 체액에 노출되거나, 날카로운 기구에 의한 상해의 위험이 있거나, 또는 환자가 의도적으로 물거나 상해를 입힐 수 있는, 치과 진료에 종사하는 모든 직원—청소 직원 및 접수 직원 포함—과 학생은 B형 간염 예방접종을 받아야 한다(표 3-1). 계절 인플루엔자에 대한 연간 예방접종은 환자 치료에 직접 참여하는 치과 팀의 모든 구성원과 학생들에게 강력히 권장된다. 비임상 직원에게는 인플루엔자 예방접종이 일상적으로 권장되지는 않는다.

가임기 여성 보호

치과 진료 시설에서 일하는 가임기 여성은 임신 중 태아에게 손상을 입힐 수 있는 업무 관련 감염[예: 풍진(rubella), 수두(varicella) 및 매독(syphilis)]으로부터 스스로를 보호해야 한다.

MMR 백신

홍역·볼거리(유행귀밑샘염)·풍진(measles, mumps, rubella; MMR) 백신은 의료 종사자를 위한 업무 관련 백신으로서 권장된다. 21세기 첫 10년간 영국에서는, 부모들 사이에 MMR 백신에 대한 불신이 일어나 백신을 맞지 않는 사태가 발생했다. 이 오해는, MMR 백신 접종과 어린이의 자폐증 위험 증가 사이의 입증되지 않은 관련성(나중에 신빙성을 잃게 된 주장)을 둘러싼, MMR 백신에 대한 적대적인 평판으로 인해 부추겨졌다. 낮은 백신 접종률로 인해 볼거리와 홍역이 부활하면서 영국 전역에서 감염이 발생했고, 이후 유럽 대륙으로 확산되었다. 이 무리면역(herd immunity)의 하락으로 1980~1995년 사이에 태어난 한 무리의 성인 집단이 감염 위험에 처해졌는데, 이들이 MMR 백신을 알게 되었을 무렵에는 접종받기에 이미 너무 나이가 많았고, 자연면역을 발달시키지도 못했다. 혈청검사에서 풍진 및 홍역에 대한 면역이 없는 의료 종사자에게는 MMR 백신을 2회 접종받을 것을 권한다(표 3-1).

표 3-1. 업무 관련 권장 예방접종

병	업무 관련 확산 경로	백신접종 전·후 혈청 검사	백신의 종류	의료 종사자들의 접종계획	직무상 권장되는 예방접종
수두 (대상 포진)	호흡 비말 또는 수포, 오염된 의복과 직접 접촉	사전 검사	수두 약독화 생백신	4~8주 간격으로 2회 투여	직접 또는 정기적으로 환자를 접촉하는 모든 비면역 치과 종사자
결핵	호흡 비말	사전 검사, Mantoux 검사, 감마인터페론 방출 측정	BCG: *Mycobacterium bovis*에서 유래된 살아있는 약독화 생균	1회 접종	환자와 긴밀하게 접촉하는 치과 종사자(백신접종을 하지 않은 투베르쿨린 음성 반응자)
B형 간염	날카로운 기구에 의한 상해와 점막 또는 손상된 피부가 혈액에 노출	예방접종 후	불활성화 백신	3~4회 접종: 5년 후 보강 접종하거나, 날카로운 기구에 의한 상해를 입은 후 예방조치로 접종	혈액이나 혈액이 섞인 체액과 접촉하며, 날카로운 기구에 의한 상해를 입을 수 있는 모든 예방접종 미확인 직원
볼거리, 홍역, 풍진 (MMR)	비말 확산	N/A	약독화 생백신	2회 접종	MMR 2회 접종 기록이 있거나, 홍역과 풍진 항체가 있는 사람 외 모든 치과 종사자
인플루엔자	에어로졸, 비말 및 직접 접촉	N/A	인플루엔자 A subtype 2종과 B형 1종으로 이루어진 3가 백신	1회 접종	환자 진료에 직접 관여하는 모든 치과 종사자

풍진(Rubella)

풍진은 togavirus 한 종류가 일으키는 가벼운 병으로, 비말전파(droplet transmission)로 확산된다. 낮은 열, 권태감, 가벼운 결막염과 같은 전구 증상이 있을 수 있다. 귀, 얼굴 및 목의 홍반(붉은) 발진은 일시적이므로 쉽게 놓칠 수 있다. 잠복기간은 14~21일이며, 환자는 증상이 나타나기 1주일 전부터 발진이 나타난 후 4일까지 감염성이 있다. 임신 중에 감염되면 태아를 잃게 되거나 선천풍진증후군(백내장 및 기타 눈 결함, 난청, 심장이상, 소두증, 뇌, 간, 폐 및 골수의 염증성 병변)이 발생할 수 있다. 임신 초기 8~10주 중에 감염을 받게 되는 경우, 생존한 아기의 90%까지가 손상을 지니고 있으며, 여러 결함이 함께하는 경우가 일반적이다. 그보다 늦은 시기의 임신 중 감염에서는 손상 위험이 줄어들고, 16주 후 감염에서는 난청을 제외한 태아 손상은 드물다.

영국과 그 외 다른 나라에서 사춘기 전 여아와 (풍진에 대한) 면역이 없는 여성은 임신 중 풍진 감염을 예방하기 위해 정례적으로 예방접종을 받았다. 10대 소녀에 대한 선별적 예방접종은 1996년에 중지되었다. 선별적 예방접종은 모든 성인 남·녀와 영·유아에게 투여하는 MMR 백신으로 대체되었고, 이는 장기 목표로서 전 인구로부터 이 병을 근절하기 위함이다. 영국의 풍진 감염 수준은 현재 매우 낮아서, 세계보건기구(WHO)는 제거된 것으로 정의한다. 따라서 영국에서 임신 여성의 풍진 감수성에 대한 정례적 선별 검사는 2016년에 중단되었다. MMR은 유럽연합을 포함하여 100개 국 이상에서 제공된다. 핀란드는 1982년에 MMR 2회 접종계획을 도입하였다. 인구집단의 백신 보호 범위가 지속적으로 높게 유지된 결과, 1994년 핀란드에서 토착 MMR이 박멸되었으며, 현재까지 다시 돌아오지 않았다. 쿠바와 미국에서는 풍진이 제거되었다.

(여러) 생백신을 함께 투여하는 것에 대한 지침이 최근 개정되었으며, 이제는 지침이 특정 백신들의 조합을 기반으로 한다. 두 가지 생백신을 동시에 예방접종하는 것을 피하는 이유는, 생백신에 대한 반응으로 자연인터페론이 생산되는 것과 관련이 있다. 이 반응 기간 동안 두 번째 생백신이 주어지면 인터페론은 두 번째 백신 바이러스의 복제를 막을 수 있으며, 이후 항체 반응과 백신 유효성이 감소될 수 있다. 예를 들어, 같은 날 백신 접종을 해야 하는 긴박한 이유가 없다면, 수두 백신과 MMR은 적어도 4주 간격을 두고 투여되어야 한다. 투베르쿨린 피부검사가 이미 시작된 경우에는, 홍역 예방이 시급한 경우가 아니면, 피부검사가 끝날 때까지 MMR을 지연시켜야 한다.

수두(varicella) 예방접종

수두(chicken pox, varicella)는 수두대상포진바이러스가 일으키며, 고도의 전염성이 있다. 감염은 모든 연령대에서 발생할 수 있지만 어린이에게서 더 흔하다. 그러나 성인의 병이 더 심한 경향을 보인다. 1차 감염은 피부에 가려운 물집이 생기고, 이것이 나중에 딱지가 되고 흉터를 남길 수 있다. 바이러스는 마침내 감각신경절(신경세포) 안에 잠복하게 되지만, 나중에 대상포진(shingles, herpes zoster)으로 다시 활성화되어 아픈 잔물집 모양의 피부 발진을 일으킬 수 있다. 병이 1차 형태이든, 2차 재활성 형태이든, 소포는 바이러스를 포함하고 있으며,

전염성이 있다.

여성이 임신 중 수두에 감염되면 여성과 아기 모두 위험하다. 수두는 심각한 모성 질환을 일으킬 수 있으며, 임신 후반에 감염된 여성의 10~20%는 수두에 의한 폐렴을 앓게 될 수 있는데, 이는 치명적일 수 있다. 임신 첫 20주 중에는 엄마의 수두 감염이 태아에게 손상을 주거나(선천수두증후군), 사산 또는 영·유아기 대상포진을 일으킨다. 다행히 이것은 태아의 약 1~2%에만 영향을 주는 드문 현상이다. 엄마가 주산기(perinatal)에 수두에 걸리면 신생아도 감염될 수 있다. 출산 전 5일에서 출산 후 2일 사이에 엄마가 수두 발진을 일으키면 신생아는 신생아수두에 걸릴 위험이 있으며, 걸리게 되면 이들 중 약 30%가 사망할 수 있다. 높은 사망률은 신생아가 엄마로부터 태반경유(transplacental) 항체를 받지 못한 것과 아기 면역계의 미성숙 상태가 모두 (면역 부재의 원인으로) 작용했기 때문인 것으로 생각된다.

03

수두 예방접종 권장

인구의 약 10%는 수두에 대한 면역이 없다. 수두는 개인 접촉이나 비말에 의해 직접 전염되며, 가족 간 접촉에서는 수두의 2차 감염률이 90%까지 높아질 수 있다. 예방접종은 수두 감염이 있는 직원으로부터 수두를 옮겨 받을 가능성이 있는 대상, 즉 감수성이 있는 의료 종사자와 임산부 또는 면역억제자와 같은 취약한 환자, 모두를 보호한다. 수두 또는 대상포진의 과거 병력이 없는 직원 또는 학생은 면역 여부를 확인하기 위한 혈액검사를 받아야 한다. 혈청 음성이라면 예방접종이 권장된다. 수두 또는 대상포진의 확실한 병력이 있는 사람은 면역이 있는 것으로 간주될 수 있다. 최근 조사에 따르면, 해외에서 태어나고 자란 사람의 수두 병력은 신뢰할 만한 면역의 예측 기준이 되지 못하고, 정례적인 검사를 고려해야 하는 것으로 나타났다. 예방접종은 생약화 백신을 4~8주 간격으로 2회 접종하는 것으로 이루어진다. 임신 중 수두 백신은 금기이며, 만약의 경우를 위해 마지막으로 수두 백신을 투여한 후 1개월 동안은 임신을 피해야 한다. 1995년부터 시작된 미국의 임신 등록 제도는 부주의로 인한 임신 여성의 예방접종이 임신에 미치는 결과를 모니터링하는데, 태아에 대한 백신 관련 위험이 확인된 것은 지금까지 1건도 없었다. 업무 관련 수두 백신은 노인의 대상포진 예방에 사용되는 대상포진 백신과는 다르다. 노인의 대상포진 백신은 연령이 높아질수록 면역계가 약해지는 것을 보상하기 위해 고용량으로 제조된다.

03

매독(Syphilis)

금세기가 시작된 이래, 유럽 전역의 주요 도시에서 시작된 돌발(outbreaks)을 계기로 매독이 다시 등장하였다. 대다수는 남성과 성관계를 가진 남성의 사례이지만, 임신 여성을 포함한 소수의 이성애(heterosexual) 여성들도 감염되었다. 매독은 태반을 통과하여 태아를 감염시킬 수 있다. 2014년 영국에서는 출산 전 익명 혈청검사 결과, 임신 여성의 0.14%가 매독에 양성 반응을 보이는 것으로 나타났다.

통보된 사례의 약 40%에서 구강성교가 전염경로인 것으로 확인되었다. 치과의사는 1차 매독[굳은 궤양(chancre)으로 나타남] 또는 2차 매독(구강궤양 그리고/또는 점막 병변으로 나타남)으로 보이는 의심스러운 병변이 있는 환자를 환자의 의사 또는 지역의 성 건강 클리닉에 의뢰 해야 한다. 매독은 1차 및 2차 병 단계에서 전염성이 가장 높다. 업무 관련 노출면에서, 치과 의료진은 자신의 피부 찰과상이나 베인 상처가 입술이나 구강 점막에 1차 또는 2차 매독이 있는 환자의 매독성 병변과 접촉하면 매독에 감염될 수 있다. 다행히, 콘돔처럼, 외과용 장갑이 감염 전파에 효과적인 장벽을 제공한다. 비록 바늘 찔림 상해로 인한 혈액 매개 전파가 확인된 바 있지만, 혈중 *Treponema pallidum*의 양은 매우 작고, 고위험의 날카로운 기구에 의한 상처로 인한 매독의 전파조차 매우 드물다. 업무 관련 노출 후에는 가용한 항생제 예방법이 있으며, 지역 직업 건강 부서에 신속한 조언을 구해야 한다.

간염 및 결핵 예방을 위한 직업병 예방접종

의료 종사자와 학생에게 정례적인 B형 간염 예방접종을 실시한 이후, 업무와 관련된 B형 간염 감염 환자 수가 급격히 감소했다. 2004년 이래로 영국에서는 날카로운 물건이나 튐에 의한 사고로 인한 업무 관련 HBV 감염 전파 사례는 없었다.

B형 간염에 대한 업무 관련 예방접종을 위해 두 가지 종류의 제품 — 능동면역을 부여하는 백신과 날카로운 물건에 의한 상해 감염 위험이 높은 사람들에게 수동적 및 일시적 면역을 제공하는 B형 간염 면역글로불린(HBIG) — 이 있다. B형 간염의 노출 후 예방은 제4장에서 논의된다.

B형 간염 백신

B형 간염 백신에는 B형 간염 표면항원(HBsAg)이 들어 있으며, 재조합 DNA 기술을 사용하여 효모세포에서 제조된다. 백신에는 비활성화된 바이러스가 들어 있기 때문에 매우 안전하며, 간염을 일으킬 수 없다. 표준 백신접종 방법은 HBsAg에 대한 특이 항체의 생산을 촉진

하는 3회의 예방접종으로 이루어진다. 성인의 약 10~15%가 3회 백신 접종에 반응하지 않거나 빈약하게 반응한다. 백신 접종 실패 또는 빈약한 반응은 40세 이상의 연령, 비만, 흡연 및 면역억제와 관련이 있다. HBV 백신은 급성 B형 간염 환자에게는 쓸모가 없으며, 현재 진행되고 있는 감염의 표지(HBsAg)나 과거 B형 간염 감염의 증거인 항체가 있는 사람에게는 필요 없다.

백신에 대한 항체 반응은 예방접종을 완료한 후 1~4개월 후에 측정하며, 적절한 항체(B형 간염 표면항체(HBsAb) 역가 ≥100 IU/mL) 반응이 일어났음을 확인하고, 역가(titre)를 기록한다. 항체 반응은 개인마다 크게 다르다. 영국에서는 HBsAb 수준이 10 IU/mL 이상인 경우 일반적으로 감염에 대한 보호를 제공하는 것으로 인정한다. HBsAb 수준이 100 IU/mL보다 높으면 좋은 면역 반응을 나타내는 것으로 본다.

최대 항체 역가는 일반적으로 예방접종을 완료한 지 1달 후에 나타나고, 다음 12개월 동안 급속한 감소를 보이며, 그 이후에는 역가가 좀 더 천천히 떨어진다. 면역학적 기억은 순환하는 항체의 농도가 시간이 지남에 따라 감소하더라도 감염에 대한 보호가 유지되도록 한다. 그러나 최근의 증거에 따르면 모든 사람이 이런 방식으로 반응하는 것은 아니며, B형 간염 백신이 제공하는 전체 보호 기간은 아직 완전히 확립되지 않았다. 따라서, 감염의 위험이 계속되는 치과 인력은 예방접종의 기본 과정이 끝난 후 약 5년 무렵에 1회의 추가(보강) 백신을 접종받아야 할 것이다. 이후 항체 수준에 대한 추가 평가의 필요성은 없다. 5년이 되기 전에 노출 후 예방을 위해 보강 백신을 투여하였다면, 5년 무렵의 두 번째 보강 백신은 필요하지 않다.

빈약한 반응자와 무반응자

항체 반응이 10~100 IU/mL 사이인 빈약한 반응자에게는 초기 항체 역가를 향상시킬 수 있는 추가 항원 백신을 제공해야 할 것이다. 이들은 또한, 앞에서 권고한 대로, 5년 무렵에 표준 보강 백신을 받아야 한다.

B형 간염 백신에 반응하지 않는 무반응자

10 IU/mL 미만의 항체가를 가진 의료 종사자는 백신에 대한 무반응자로 분류되며, 이런 사람들은 현재 또는 과거 HBV 감염의 표지자에 대해 검사를 받는다. 백신 무반응자들은 과거 B형 간염에서 완전히 회복하여 바이러스가 제거되었고, B형 간염에 대한 자연면역을 갖게 되었을 수 있다. 그것이 아니면, 이들은 무증상 B형 간염 보균자일 수 있다. 두 그룹 모두 백신에 응답하지 않으므로, 고용 건강 확인 절차를 통과하기 위해서는, 이러한 치과 의료 종

사자 또는 학생이 어느 범주에 속하는지 판단하는 것이 필수적이다. 진정한 무응답자는 일반적으로 예방접종을 반복해서 받게 한다. 그리고 두 번째 접종을 마친 후 1~4개월 후에 다시 검사한다. 그래도 이들이 적절한 항체 반응을 나타내지 못하고 무반응 상태로 남아 있다면, 이들은 노출 가능성이 높은 진료(EPP)를 계속해서 수행할 수 있다. 그러나 무응답자가 예리한 기구에 다치거나 튐 사고가 발생하여 HBV에 노출되었을 위험이 있는 경우, 지역 사고 및 응급 부서/직업 건강 부서에 신속히 연락하여 B형 간염 면역글로불린을 받게 해야 한다.

BCG 백신

결핵은 *Mycobacterium tuberculosis* 감염으로 발생한다. 가장 흔한 형태는 폐결핵으로 영국의 경우 전체 결핵 환자의 약 50%를 차지하지만, 결핵균은 신체의 거의 모든 부위를 침범할 수 있다. 일반적인 증상으로는 열, 설명할 수 없는 피로, 심각한 체중 감소, 야간 발한 및 3주 이상 지속되는 기침이며, 혈액이 비치는 객담 및 림프절 비대(특히 목 림프절)가 수반된다. 유럽에서는 대부분의 사례가 호흡 경로를 통해 일어난다. 결핵이 세균 감염에 따른 불가피한 결과는 아니다. 결핵 감염의 스펙트럼은 다음과 같은 여러 상태의 동적인 변화상을 보인다.

- 살아있는 모든 결핵균을 박멸하는, 효과적인 면역 반응을 일으키는 능력(을 보유)
- 면역 반응이 감염을 봉쇄할 수 있지만, 개체는 계속해서 큰포식세포, 육아종 및 기타 조직에서 간헐적으로 증식하는 간균 무리를 지님
- TB에 대한 효과적인 면역이 결여되어 있고, 결핵균 감염 단계에서 질병(결핵)으로 신속하게 진전됨. 예: 어린이, 만성병이 있는 사람, 면역 억제자 및 HIV에 감염된 사람

결핵의 거의 모든 증례에서, 수년간 지속되는 무증상 감염이 선행되곤 한다. 영국의 결핵 사례의 대다수는 잠복결핵감염(latent TB infection; LTBI)이 '재활성화'된 결과로서, 결핵 발병이 잠행성이고 감지하기가 어려워 진단이 상당히 지연된다. 늦은 진단은 개인적으로는 더 나쁜 결과, 대중에게는, 폐결핵의 경우, 전파 위험과 결부된다. 따라서 향후 질병을 예방하기 위한 잠복 무증상 감염자의 확인과 치료는 결핵 전파를 차단하고, 결핵병의 국가적 및 전 세계적 부담을 줄일 수 있는 결정적인 기회를 제공하는 것이다(제2장 참조).

잠복 TB 감염은 한 가지 혈액검사(감마인터페론 방출 분석; IGRA)로 진단할 수 있으며, 대개 항생제로 치료한다. TB 발병률이 인구 100,000명당 150명인 국가 또는 사하라 사막 이남 아프리카의 높은 발생률 국가에서 영국으로 최근 입국한 16~35세의 사람들은 LTBI 검사 및 치료가 권장된다. HIV 감염, 알코올성 간질환, 영양실조, 당뇨병, 콩팥 투석, 면역억제요법 등 몇

가지 병적 상태가 LTBI와 함께할 수 있으며, 해당되는 사람은 결핵일 가능성이 높다. LTBI가 있는 의료 종사자의 경우 예방화학요법(chemoprophylaxis) 처방에 대한 연령 제한이 없으며, 6개월간의 isoniazid 또는 3개월간의 isoniazid/rifampicin 병용 요법 중 하나를 선택한다.

영국에서는 2005년까지만 해도 12~14세 학생들이 결핵 예방접종을 받았다. 이 프로그램은 이제 감수성이 있는 신생아를 대상으로 하는 위험 기반 면역계획으로 대체되었다. 따라서 대부분의 치과 수련생들은 수련에 들어가기 전에 BCG 백신 접종을 받지 못했을 것이다.

BCG백신의 효과를 조사한 전 세계의 연구 결과들은 큰 편차가 존재함을 보고하고 있으며, 영국 학생들에서는 BCG 백신 효과의 편차가 무보호에서 60~80%에까지 이른다. 최근 자료들은 BCG 백신 접종이 어린이를 *M. tuberculosis* 감염뿐 아니라 감염에서 병으로 진행되는 것으로부터도 보호함을 시사하고 있다. 폐질환에 대한 BCG 효능은 지리적으로 편차를 보이며, 폐질환은 성인에서 더 흔하다. BCG 백신은 이미 감염되었거나 환경 미코박테리아에 민감화된 사람들은 보호하지는 않는 것으로 보인다. 백신 보호는 시간이 지남에 따라 약해질 수 있지만, 일반적으로 약 10~15년간은 유효한 것으로 여겨진다.

보건의료 종사자는 일반인보다 결핵이 있는 사람과 접촉할 가능성이 크다. BCG 예방접종은 환자와 긴밀한 접촉을 하고, Mantoux 투베르쿨린 피부검사(또는 감마인터페론 검사)가 음성이며, 이전에 예방접종을 받지 않은 모든 임상 치과 의료 종사자와 학생들에게 권장된다.

건강 검사 및 혈액 매개 바이러스에 의한 감염 결과

의료 종사자는 직접 환자와 임상적인 접촉을 하는 사람으로 정의된다. 처음으로 의료 서비스 현장에 들어오는 모든 치과 의료 종사자와 치과대학생, 치료사(therapist) 및 위생사 교육생, 그리고 결근 기간 후 다시 합류하는 치과 의료 종사자는 법정 표준 사전교육 등록 또는 고용 전 건강 확인 검진을 완료해야 한다. 개개인은 직무 기술서에 명시된 임상 절차 또는 직업 건강 서비스 교육 커리큘럼에 따라 개별적 위험 평가를 받는다. EPP를 수행하는 사람들은 추가적인 선별 건강 검사가 필요하다. 이 권고 사항의 목적은 혈액 매개 바이러스(BBV)에 감염된 의료 종사자의 활동을 제한하는 것이 아니라, 그들의 감염 상태로 인해 그들이 담당하는 환자에게 위험을 초래할 수 있는 EPP 수행을 제한하려는 것이다.

노출 가능성이 높은 절차 – 'bleed-back'

노출 가능성이 높은 절차(exposure-prone procedure; EPP) 또는 환자의 개방 조직 내로 인지되지 않고 흘러드는 역출혈(bleed-back)은 UKAP에 의해 다음과 같이 정의된다.

EPP는 절차 중 술자의 손이나 손가락이 항상, 완전히 보이는 것은 아닌 환자의 개방된 체강, 상처 또는 좁은 해부학적 공간 내에서 이루어지는, 술자의 장갑 낀 손이 날카로운 기구, 바늘 끝 또는 날카로운 조직과 접촉할 수 있는 절차들을 포함한다.

노출 가능성이 높은 절차(EPP)라는 용어는 다양한 수준의 역출혈(bleed-back) 위험이 있을 수 있는 광범위한 치과 및 수술 절차들을 포괄한다. EPP는 손의 가시성(visibility)과 절차 중에 유의해야 할 경피 손상이 일어날 가능성에 따라 세 가지, 위험 정도에 기반한 범주로 나뉜다. 1차 진료에서 수행되는 일반적인 치과 치료는, 비EPP로 분류되어 역출혈 위험은 무시할 수 있을 정도이거나, 역출혈 위험이 증가하는 EPP 범주 1 및 2로 분류될 수 있다. 특정 악안면 수술 절차는 범주 3으로 명시된다(각 범주의 예제는 표 3-2 참조). 또한 UKAP 지침은 "그 외 병원 입원 전에 수행되는 외상 의료와 같은 상황 역시, 환자의 개방된 조직이 술자의 피에 노출될 수 있기 때문에, EPP 수행이 제한된 HCW는 피해야 한다."고 규정하고 있다.

표 3-2. 노출 가능성이 높은 절차(exposure-prone procedures; EPPs)와 비EPPs의 분류

카테고리	정의	관련 위험성	절차의 예
1	술자의 손과 손가락이 대체로 눈에 보이고, 대부분의 시간 동안 신체 외부에 있으며, 날카로운 기구 그리고/또는 조직으로 장갑 낀 술자의 손이 손상을 입을 가능성은 미미한 절차	낮음	국소마취주사 고속 핸드피스 마무리 버로 치아 또는 수복물 연마
2	손끝이 항상 보이는 것은 아니지만 날카로운 기구 그리고/또는 조직으로 술자의 장갑 낀 손이 다치는 일은 일어날 것 같지 않은 절차	중급	발치 근관치료
3	절차의 상당 부분 또는 어떤 중요한 단계에서 손끝이 보이지 않고, 그동안 날카로운 기구 그리고/또는 조직으로 술자의 장갑 낀 손이 손상을 입을 수 있는 뚜렷한 위험이 있는 절차	제일 높음	절골술
비EPP	항상 술자의 손과 손가락이 보이고 환자의 몸 밖에 머물러 있는 절차이며, 날카로운 기구 그리고/또는 조직으로 술자의 장갑 낀 손이 다칠 수 있는 내부 검사 또는 절차를 포함하지 않음	일상적인 감염 예방 및 관리 절차가 항상 준수된다면, 노출 가능성은 없는 것으로 간주됨	외부로 드러난 농양 절개, 인상 채취

- PHE에 근거함. 노출 경향이 있는 일반 치과 절차(EPP) 분류. 혈액 매개 바이러스에 감염된 의료 종사자를 위한 영국 자문 패널(United Kingdom Advisory Panel; UKAP)의 조언.
- EPP 및 비EPP 증례의 전체 목록을 UKAP에서 제공.

건강 증명

표준 건강 증명(Standard health clearance)

의료 종사자 임명 시 다음 사안에 대한 선별 심사는 심각한 전염병과 관련된 전문직의 책임을 의료 종사자에게 상기시키는 맥락에서 시행되는, 현재 NHS 및 사설 치과 의료계의 정책이다.

- TB 면역(투베르쿨린 피부검사 또는 감마인터페론 검사 증거 그리고/또는 직업 건강 전문가가 확인한 BCG 흉터)
- B형 간염 예방접종과 함께 면역 후 반응 테스트 제공
- C형 간염과 HIV에 대한 검사 제공

03

환자를 보게 될 새내기 치과 직원이나 학생은 결핵 검진이나 건강검진을 마칠 때까지, 또는 지난 12개월 이내에 그러한 검사가 이루어졌다는 증빙 자료가 제공될 때까지 일을 시작해서는 안 된다. 채용 시 HIV 양성 반응인 것을 스스로 아는 새내기 의료 종사자의 결핵 감염 위험은 직업 건강검진의 일부로서 평가되어야 한다. 이는 이들의 결핵 노출 위험을 줄이기 위해 임상 업무를 수정해야 할 수도 있기 때문이다. B형 간염 백신 접종이 금기사항이거나, 예방접종을 거부하거나, 백신에 반응하지 않는 무반응자인 치과 진료 인력 및 학생은 감염성이 없음(즉, B형 간염 표면항원이 음성)이 증명되지 않는 한, EPP 수행이 제한되어야 한다. 주기적인 재검사가 고려되어야 할 수도 있다.

추가 건강검진

EPP를 수행하는 모든 치과 의료 종사자(예: 치과의사, 치료사 및 위생사)는 직책 인준을 받기 전에 고용 전 추가 건강검진을 마쳐야 한다. 치과의사, 치과 치료사(dental therapist) 및 위생사 교육을 희망하는 모든 학생들은 교육과정에 입학하기 전에 추가 건강 확인을 받아야 한다. 전염성이 있다고 판명되면 이들은, 성공적으로 치료되고 적절히 모니터링될 때까지, EPP를 수행할 자격이 없다. 영국으로 전학하는 외국 유학생은 EPP를 수행하기 전에 치과대학 신입생과 동일한 검사 절차를 따라야 한다.

HBV나 HIV 양성으로 밝혀졌지만 항바이러스제에 의해 바이러스가 억제되었음을 근거로 EPP 허가를 받은 학생은 viral beakthrough*가 일어났을 때 장기적으로 경력에 미칠 영향을 인식하고 있어야 한다. 해외에서 이루어진 검사는 영국 내에서 반복해야 하며, 영국의 결과만

* **역주** – Viral beakthrough: C형 간염 또는 HIV 같은 바이러스가 항바이러스제로 치료하는 동안 약물 내성 형태로 변이할 수 있는 능력.

인정된다. EPP 수행 허가에 필요한 실험실 검사 결과는 확인된 유효 샘플(IVS)—직업 건강 관리 부서에서 채취하여 실험실로 직접 보낸 샘플—에서 나온 결과이어야 한다(위험도가 낮은 것으로 알려진 다른 사람의 혈액과 바꿔치기하는 사람을 배제하기 위함).

EPP를 수행하는 치과 의료 종사자 또는 학생/연수생은 반드시 다음 조건을 갖추어야 한다.

- B형 간염 표면항원 음성, 또는 양성이라고 해도 e항원 음성이며 바이러스 부하가 200 IU/mL 미만(자연적인 억제 또는 항바이러스 요법 완료 후 12개월 경과)이거나 항바이러스 요법을 계속하면서(치료 전 바이러스 부하가 200~20,000 IU/mL이었던 경우) 바이러스 부하 200 IU/mL 미만을 유지
- C형 간염 항체 음성(또는 자연적인 제거의 결과이거나 항바이러스 요법을 마치고 6개월 경과 후 HCV RNA 음성)
- HIV 전염성이 없음[항체 음성이거나, 효과적인 항바이러스 조합 요법을 받고 있으면서 혈장 바이러스 부하가 200 copies/mL 미만 또는 최우수 조절자(elite controller)인 경우]

이러한 바이러스 역가는 감염을 일으키는 데 필요한 바이러스의 역치(threshold) 수준과 항바이러스 치료의 혁신을 함께 반영한다. EPP 수행 허가를 받으려면, HBsAg 양성 및 HBeAg 음성인 직원과 학생은 다음의 조치를 준수해야 한다.

- 계속 바이러스 치료를 받으면서 매 3개월마다 혈장 바이러스 부하를 모니터링해야 한다. 자연적인 억제나 항바이러스 요법을 마치고 12개월 후 바이러스 부하가 200 IU/mL 미만인 경우에는 1년에 한 번 모니터링한다.
- 본인의 치료 담당 의사와 직업 건강 상담 의사의 공동 관리하에 있어야 한다.
- 혈액 매개 감염 HCW의 UKAP 직업 건강 모니터링 등록부(UKAP-OHR)에 등록한다.

BBV가 흔한 지역에서 시행된 해외 선택 과목 프로젝트에 참여한 학생이 부주의로 위험성이 높은 환경에서 노출되었을 수 있을 경우, 귀국 후 직업 건강 부서를 통해 재검사를 받아야 할 수 있다. BBV 감염을 성공적으로 치료하고 HIV 및 HBV에 대해 적절한 모니터링을 받는 치과 대학생은 당연히 EPP를 수행할 자격이 있다.

HIV에 감염된 의료 종사자

HIV가 1981년에 처음 진단된 이래, 선진국에서 HIV 양성인 치과의사가 환자를 감염시킨 것으로 의혹을 받는 문서화된 사례는 단 1건이다. 문제의 사례는 널리 알려진 1990년 미국 플로리다의 Dr. Acer 사건이다. 이 치과의사는 자신의 환자 6명을 감염시켰다. 4백만 달러의 비용이 든 광범위한 조사가 있긴 했지만, HIV가 전염된 방식은 끝내 밝혀지지 않았다. 영국

및 다른 지역에서는 나중에 HIV 양성으로 판명된 치과의사에게 전에 치료를 받았던 환자를 대상으로 후행(look-back) 통지하는 활동이 몇 번 있었다. 이 활동 중 한 번도, 치과 치료의 결과로, 임상의에서 환자에게 HIV가 전염된 일이 알려진 적은 없었다.

그 사이 몇 년간 감염관리 규약은 크게 향상되고 강화되었고, 따라서 공공의 보호가 증대되었다. HIV를 지니고 사는 환자의 감염성과 그리고 그러한 환자를 치료하는 데 수반되는 위험은 효과적인—바이러스 부하를 감지할 수 없는 수준으로 떨어뜨릴 수 있는—병용 항레트로바이러스 치료(cART)의 도입으로 급격히 감소했다. 1991년 미국 질병통제예방센터(CDC)는 HIV 양성 의료 종사자가 감염관리를 위한 표준예방조치를 준수하고 안전장비와 바늘을 사용한다면(제5장 참조) 의무적인 검사 및 업무 절차의 제한을 권고하지 않는다고 발표했다. 이러한 규정의 완화로 인한 새로운 사례의 발생은 1건도 없었다. 영국에서는 2014년 이후 HIV 양성 의료 종사자가 다음 지침을 준수하는 한, EPP를 요하는 환자를 치료할 수 있다.

- 효과적인 cART를 받고 있으며 혈장 바이러스 부하가 200 copies/mL 미만[또는 바이러스 부하가 200 copies/mL 미만인 우수 조절자(elite controller)]
- 3개월마다 혈장 바이러스 부하 모니터
- 치료 담당 의사와 직업 건강 상담 의사의 공동 관리
- UKAP-OHR에 등록

환자에 대한 치료 의무

현재 GDC에 등록된 치과의사나 치과 의료 종사자로서 자신이 혈액 매개 바이러스에 노출되었을 가능성이 있을 것으로 믿는 사람은 법적, 전문적 및 윤리적인 의무에 따라 즉시 BBV 검사 및 진료 제한에 관한 국가 지침에 관해 신임할 수 있는 조언을 구하고, 그에 따라야 한다. 그렇게 하지 않으면 직장건강안전법과 건강에 해로운 물질 관리 규정 및 GDC* 등록 조건에 따른 환자 보살핌의 의무를 위반하게 될 수 있다. 그러한 위반은 개별 상황에 따라 '진료 적합성(a fitness to practice)'의 문제가 될 수 있다.

반차별법

수년 동안 새로운 감염이 잇따라 출현하면서, 1차 치과 의료계의 일부 구성원들이 BBV 감염으로 초래되는 결과에 대한 두려움 때문에 감염 환자의 치료를 꺼리고, 환자를 병원에 속한

*** 역주** – GDC: General Dental Council

치과 부서로 미루기를 했다. HIV, HBV, HCV 및 기타 혈액 매개 바이러스에 감염된 환자는 치과 치료를 받을 권리가 있다. 그러나 예외적인 상황에서는 정부기관이 질병의 확산을 막기 위한 예방 조치를 도입한다. 예를 들어, 2013~15년의 에볼라 돌발 기간 동안 서아프리카의 에볼라 환자를 치료하기 위해 자원했던 의료 종사자들이 귀환한 후, 이들이 에볼라 잠복기(배양 기간) 동안 1차 치과 의료의 대기 가능한(elective) 치과 진료를 받지 못하도록 제한했다.

환자의 권리는 GDC의 **치과 의료인이 지켜야 할 기준(Standards for Dental Professional)** 안에서 보호된다. "기준 1.6 당신(치과 의료인)은 환자의 인종, 성적 취향, 성, 장애 또는 건강을 이유로 환자를 차별하지 않는 등, 차별 없이 환자를 공정하게 치료해야 한다." 영국의 평등법(Equality Act 2010)은 법에 의해 보호되는 특성—나이, 장애, 성별 재지정, 임신 또는 출산, 인종, 종교 또는 신념, 성별 및 성적 취향—중 하나를 이유로 의료 제공자가 범하는 차별 또는 불공정한 처우로부터 환자를 보호하기 위한 법적 틀을 제공한다.

참고문헌 및 웹사이트

Bailey E, Tickle M, Campbell S. (2014) Patient safety in primary care dentistry: where are we now? *British Dental Journal*, 217, 339-344.

Public Health England (2013) Immunization Against Infectious Disease-'The Green Book', 3rd edn. Available at: www.gov.uk/government/collections/immunization-against-infectious-disease-the-green-book (accessed 27 October 2016).

Public Health England (2014) The Management of HIV Infected Healthcare Workers Who Perform Exposure Prone Procedures: Updated Guidance. Available at: www.gov.uk/government/uploads/system/uploads/attachment_data/file/333018/Management_of_HIV_infected_Healthcare_Workers_guidance_January_2014.pdf (accessed 27 October 2016).

Public Health England (2016) General Dentistry Exposure Prone Procedure (EPP) Categorization. Advice from the United Kingdom Advisory Panel for Healthcare Workers Infected with Bloodborne Viruses (UKAP). Available at: www.gov.uk/government/publications/general-dentistry-exposure-prone-procedure-categorisation (accessed 27 October 2016).

Rangaka MX, Cavalcante SC, Marais BJ et al. (2015) Controlling the seedbeds of tuberculosis: diagnosis and treatment of tuberculosis infection. *Lancet*, 386, 2344-2453.

Woode OM, Wellington E, Rice B et al. (2014) Eye of the Needle. United Kingdom Surveillance of Significant Occupational Exposures to Bloodborne Viruses in Healthcare Workers. Available at: www.gov.uk/government/publications/bloodborne-viruses-eye-of-the-needle (accessed 27 October 2016).

제 4 장

날카로운 물건으로부터 안전한 치과 진료 업무

(Sharp Safe Working in the Dental Surgery)

날카로운 기구로부터의 보호가 왜 중요한가

날카로운 기구에 의한 상해나 눈 또는 피부 상처에 튄 이물질로 BBV 감염이 전파될 수 있다.

날카로운 기구에 의한 상해(sharps injury: 이하 '날카로운 기구 상해')란 치과용 버(bur), 주사바늘, 봉합바늘 같은 날카로운 기구에 의해 피부가 상처를 입거나 찔리는 것을 말한다. 경피적(percutaneous) 상해(사람에게 물린 것도 포함)는 대개 피부에 가벼운 상처를 만들지만, C형 간염(HCV), B형 간염(HBV) 및 사람면역결핍바이러스(HIV) 같은 blood-borne virus(혈액 매개 바이러스; BBV)가 상처를 통해 전파될 수 있기 때문에 임상적으로는 중요하다. 눈, 구강 점막 또는 상처 난 피부(찰과상, 베인 상처, 습진 등)에 튄 BBV는 조직 내로 들어가서 감염을 일으킬 수 있다. 그러나 이 경로에 의한 (감염) 전파의 위험은 날카로운 기구 상해에 비해 훨씬 작다. 손상되지 않은 피부는 BBV 감염에 대한 장벽이며, 흡입이나 대변-입 경로를 통해서는 (BBV) 감염이 일어나지 않는다.

치과 진료실에서 BBV 감염이 가장 잘 일어나는 경로는 감염 환자로부터 진료자로 전달되는 경로이다. 치과 환자가 무증상 보균자(asymptomatic carrier)인 경우에는 환자의 감염성이 병력으로 꼭 확인되는 것은 아니다. 이런 사람들은 종종 자신의 상태를 전혀 모른다.

가끔 BBV에 감염된 의료 종사자가 환자를 감염시키거나, 아주 드물게, 감염된 도구 또는 주변 환경 표면을 통해 환자에서 환자로 전염이 일어나는 경우가 있다. HBV 돌발 감염에 대한 후행(look-back) 조사에 따르면, 감염 전파는 감염원인 사람이 그의 혈류 내 높은 바이러스 부하로 인해 전염성이 높고, 동시에 표준 감염 예방 조치가 지켜지지 않았을 때 잘 일어났다.

이런 시나리오가 가능함을 극적으로 보여 주는 사례가 B형 간염이 있는 HBe 항원 양성 치과의사를 중심으로 일어난 B형 간염 돌발 사건이다. 이 치과의사는 자신이 진료한 환자의 6.9%를 감염시켰는데, 환자들은 그가 진료 중 장갑 착용을 생략한 경우에만 감염되었다(Hadler et al., 1981). 다행스럽게도 B형 간염 백신 접종의 도입과 표준 감염 예방 조치(SICPs)의 준수로 지난 30년 동안 보건의료 종사자(HBW)의 HBV 감염이 극적으로 감소했다.

서유럽 전역에서 BBV 감염 유병률은, 비교적 낮기는 하지만, 매년 증가하고 있다. 미국에서는 320만 명이 만성 HCV에, 120만 명이 만성 HBV에 감염되어 있다. 영국에서는 약 214,000명이 만성 HCV에 감염되어 있으며 100,000명을 조금 넘는 사람들이 HIV에 감염되어 있다. 이 통계의 실제적 의미는 대다수의 치과 진료실이 다소간의 혈청 양성 BBV 감염 환자를 보게 될 것이라는 뜻이다.

한 번의 경피 손상, 특히 눈에 띄게 혈액으로 오염된 수술용 칼, 주사(hollow-bore)바늘, 흡입용 주사기 등의 기구로 깊게 찔리는 손상을 입은 경우, 혈청(양성) 전환 확률은 다음과 같다.

- HBV는 3번 중 1번
- HCV는 30번 중 1번
- HIV는 300번 중 1번
- HIV는 1,000번 중 1번[점막이나 피부(mucocutaneous)에 튀었을 때]

이 수치를 다른 방식으로 본다면, 치과 환경에서는 HIV에 비해 B형 간염은 100배, C형 간염은 10배 더 잘 전파될 수 있다는 것이다.

실제 혈청 전환(감염)이 일어날 위험은 다음 사항에 달려 있다.

- 지역 주민의 감염 유병률
- 환자의 감염성 정도(즉, 질병 단계 또는 현재 받고 있는 항바이러스 치료)
- 치과 진료 또는 업무에서 날카로운 기구 상해 또는 튐(splash)이 일어날 가능성

전반적으로 영국에서는 BBV 감염 유병률이 낮기 때문에 치과 직원이나 학생이 직무상 BBV를 얻게 될 위험성은 작다.

영국에서는 1997년부터 보건의료직 종사자가 직업적으로 날카로운 기구 상해를 입는 데 따른 실제 HBV, HCV 및 HIV 혈청 전환율을 측정하기 위해 '바늘의 눈(Eye of the Needle)'이라는 지속적인 국가적 감시 조사를 시행해 오고 있다. 업무상 입게 된 심각한 노출을 보고한 보건의료직 종사자의 1/2은 HCV에, 1/3은 HIV에, 1/10은 HBV에 노출되었다. 조사 첫 8년 동안 직업적으로 걸린 HIV 감염은 5건(0.48%)이었고, HCV 혈청 전환이 일어난 보건의료 종사자는 11명(1.8%)이었으며, 그 중 한 명은 치과의사였다. 대조적으로, 2004~2013년에는

날카로운 기구 업무 안전의 개선과 HBV 예방접종 및 날카로운 기구 상해 관리 시행 덕분에 영국의 의료 종사자는 직업적으로는 아무도 HIV나 HBV에 걸리지 않았으며, 9명만이 HCV 혈청 전환이 일어났다. 우려되는 것은 치과 진료 팀 구성원들과 관련된 사건의 거의 50%는 예방이 가능했었다는 것이다—노출의 39%가 치과 진료 후, 기구 처리 전에 발생했다. 다른 어떤 의료 분야보다 치과에서 예방 가능한 상해가 더 자주 일어났다. 치과에서 예방 가능한 상해의 대부분은 동료 직원들이 브래킷 테이블을 청소하고, 바늘을 처리하며, 손으로 기구를 세척하는 동안 일어났다. 주사바늘보다는 날카로운 손기구에 의한 사고가 더 자주 일어났다. 이 장의 후반부에는 영국 및 유럽연합 회원국에서 모든 의료 인력과 학생들이 입는 날카로운 기구 상해를 줄이기 위해 도입한 새로운 규정을 검토하고, 예방 가능한 손상을 줄이기 위한 그 외 다른 실질적인 해결책을 설명한다.

비록 BBV 혈청 전환율은 낮지만, 중대하고 때로는 생명을 위협하는 BBV 감염의 추이는 치과에서 일하는 누구도 지금 자신의 업무 방식에 만족할 수만은 없게 한다. BBV는 성관계로 전염될 수 있으며, 따라서 출산 전 태아에게 전파될 수 있기 때문에, BBV 감염의 결과는 자신의 건강 및 업무 능력뿐만 아니라 배우자에게도 영향을 미친다(BBV 전파 경로는 제2장 참조). HCV 또는 HBV 양성 혈청반응을 보이는 직원이 고의로 임상 진료 규정을 어긴 것으로 인해 발생하는 교차감염 위험은 당해 치과 진료시설(병·의원)의 명성을 위태롭게 할 수 있으며, 동료들에게 상당한 재정적인 영향을 미칠 수 있다(제3장 참조). 일상적으로는, 모든 혈액 및 혈액에 오염된 체액(예: 타액)은 감염성인 것으로 간주하고 표준 감염관리 조치(SICPs)를 적용해야 한다.

언제 날카로운 물건에 의한 부상이 일어나나?

날카로운 기구 상해의 절반은 예방할 수 있다.

치과의사에게 일어나는 날카로운 기구 상해에 대해 조사한 설문 결과에 의하면, 미국과 스코틀랜드 치과의사들은 평균적으로 1년에 1.7~3.5회의 상해를 입는다. 그러나, 많게는 치과의사의 1/3이 날카로운 기구 상해 보고를 꺼린다는 것을 생각하면, 이 수치는 과소평가된 것일 수 있다. 스코틀랜드의 연구에서는 치과의사의 상해 중 30%는 심각한 노출[즉, (감염) 근원 환자가 HIV, HBV, HCV 혈청 양성]에 해당되었다. 보고된 상해 중 일부는 힘이 개재되었거나, 바늘을 구부리거나, 날카로운 기구가 치과의사와 간호사 사이에 전달될 때 일어났지만,

구강 내에서 일어나는 주사침에 찔리거나 날카로운 기구로 입는 상해의 대부분은 일상적인 치료 과정에서 갑작스런, 예기치 않은 환자의 움직임, 입 다묾 또는 좋지 않은 시야에서 비롯된다. 이런 일들은 구강이라는 좁고 한정된 영역 내에서의 업무에서 본질적으로 발생한다. 교육, 행동 변화 및 공학기술적 혁신으로 어느 정도 줄일 수는 있겠지만, 완전히 제거될 수는 없다.

예방 가능한 날카로운 기구 상해

브래킷 테이블에 절대로 뚜껑 씌우지 않은 바늘을 남겨 두지 않는다.

대부분의 바늘 찔림에 의한 상해는 입 밖에서, 바늘 뚜껑을 다시 씌우거나, 바늘을 분리 또는 처리(폐기)하면서 일어난다. 이런 바늘 찔림 상해는 안전한 진료의 실천으로 '회피할 수 있는' 일로 간주된다. 설계에 안전장치를 통합시킨 — 밀어서 여닫을 수 있는 일체형 덮개(retractable sheath) 등 — '안전한' 날카로운 기구를 사용하는 것 같은 예방 조치는 구외 상해를 크게 줄이는 것으로 나타났다. 전기 수술칼, 접착제 및 클립을 사용하는, '날카로운 기구 없는 수술 기술'은 봉합바늘 및 수술칼에 비해 보다 안전한 대안으로서 지지받고 있다.

치료가 끝나 치과기구를 치우고 손으로 세척하는 일은, 예방 조치가 취해지지 않는 한, 날카로운 기구에 의한 상해를 입을 다수의 기회를 내포한다. 치과 간호사는 이러한 활동 중에 가장 큰 위험을 겪는다. 상해는 일반적으로 (쓰는 손보다) 덜 쓰는(non-dominant) 손이 입으며, 구외(extraoral) 상해의 40%는 치과용 버(bur)와 탐침의 끝부분 때문이다. 다행히도 이러한 도구는 대개 (속이 비어 있는) 주사바늘에 비해 혈액 오염이 크지 않아 감염 전파 위험이 작다. 날카로운 기구 상해가 감염을 초래하지는 않더라도, 상해로 인해 피해자가 상당한 고통을 겪게 되고, 아파서 결근할 수도 있으며(sickness absence), 자신감 및 자존심 상실을 회복하기 위한 상담이 필요할 수도 있다.

고용주는 '건강 및 안전 (의료에서 사용되는 날카로운 기구) 규칙'[Health and Safety(Sharp Instruments in Healthcare) Regulations] 2013(Box 4-1)['건강사회복지법이 승인한 실천 규범과 건강에 유해한 물질 통제 규칙'(Health and Social Care Act Approved Code of Practice and Control of Substances Hazardous to Health Regulations)(제1장 참조)을 포함하는 영국 및 북아일랜드의 기존 법규를 기반으로 함]에 의해, 날카로운 기구 상해 및 BBV 노출로부터 직원을 보호해야 한다.

Box 4-1. 건강 및 안전 (의료에서 사용되는 날카로운 기구) 규정 2013에서 발췌한 고용주와 직원을 위한 중요한 임무 및 의무 개요

의료용의 날카로운 기구로 인해 입게 되는 상해로부터 직원을 보호하기 위해 본 규정은 보건의료 관련 고용주 및 계약자에게 다음과 같은 특정 의무를 부과함:

- 위험 평가 실시
- 날카로운 기구의 불필요한 사용을 피하고, 이것이 불가능하면 보호장치가 있는 안전한 기구를 사용
- 주사바늘 뚜껑 다시 씌우기 금지[위험 평가를 근거로 치과에서는 씌우기 금지를 면제받지만, 만일 뚜껑을 다시 씌우려면 사용자는 안전장치를 제공해야 한다. 예: 안전한 날카로운 기구(safety sharps)]
- 안전한 날카로운 기구 통을 사용 지점 가까이에 두어 안전한 처리(폐기) 보장
- 직원에게 날카로운 기구의 안전한 사용 및 처리에 대한 적절한 정보와 교육 제공
- 날카로운 기구 상해 사고가 일어났을 때 무엇을 해야 하는지에 대해서, 그리고 필요시 노출 후 검사, 예방접종 및 노출 후 예방 조치를 위한 현장 준비에 대해서 직원에게 교육 및 지침 제공
- 날카로운 기구 사건의 기록 및 조사
- 상해를 입은 직원에게 의학적인 조언을 제공하고, 필요시에는 검사, 예방접종, 노출 후 예방 및 상담 제공

직원의 의무:

- 업무를 수행하는 동안 날카로운 기구 상해를 입은 직원은 실행 가능한 범위 내에서 가능한 한 빨리 고용주에게 알려야 한다.
- 보건의료 종사자는 날카로운 기구에 의한 상해를 피해야 할 자신의 책임을 인지하고 있어야 한다.

출처: European Council Directive 2010/32/EU.

04

날카로운 기구 상해를 피하는 방법

바늘과 수술칼의 안전한 처리는 임상가의 책임이다.

날카로운 기구의 안전한 취급

날카로운 기구와 날카로운 임상 폐기물의 취급 및 폐기와 관련된 상해는 용인된 모범 실천 사례를 따름으로써 최소화시킬 수 있다.

모범 사례 가이드: 날카로운 기구로부터 안전한 치과 치료

- 날카로운 도구를 사용하면서 혀와 뺨을 당겨야 할 경우 손가락이 아닌 기구(거울/뺨 견인기)를 이용한다. 이렇게 하면 가시성이 높아지는 장점이 더해진다.

- 국소마취 주사바늘을 구부리지 않는다(이 행위는 뚜껑을 다시 씌울 수 없게 만들어 상해로 이어질 가능성을 더욱 더 키운다)(그림 4-1).
- 가능하면 바늘 뚜껑을 다시 씌우지 않으며, 개폐식 덮개(retractable sheath) 또는 다른 일체형 안전장치가 있는 안전바늘을 사용하는 경우에만 뚜껑을 다시 씌운다. 이런 안전바늘이 없으면, 바늘을 가려 주는 블록이나 가드를 사용한다(그림 4-2).
- 절대로, 보호되지 않는 손으로 바늘 뚜껑을 다시 씌우지 않는다.
- 치과 치료 중 손에서 손으로 날카로운 기구를 전달하는 일을 피한다. 1개의 날카로운 기구를 1명 이상의 사람이 동시에 잡지 않아야 한다. (날카로운 기구를 전달하려면) 트레이 또는 브래킷 테이블의 중립 구역에 날카로운 기구를 놓아, 다른 사람이 안전하게 집어들 수 있게 한다. 그리고 상대방에게 날카로운 기구를 중립 구역에 놓는다고 알린다.

안전한 날카로운 물건의 사용

치과는 쓰고 버리는 플라스틱 주사기가 아닌, 재사용이 가능한, 금속 주사기를 꾸준히 활용하고 있다는 점이 독특하다. 금속 주사기는 바늘이 혈액으로 오염된 시점에 뚜껑을 다시 씌우고 바늘을 분리하는 일이 행해지기 때문에, 잠재적으로 위험한 기구이다. 주사기와 기타 날카로운 기구들의 최근 디자인 혁신은 임상 절차 및 그 이후, 간호사와 청소부에게 영향을 미치는, 날카로운 기구의 세척 및 폐기와 연관된 상해를 최소화하는 것을 목표로 한다.

일체형 개폐식 덮개가 있는 안전바늘은 주사하려면 덮개를 뒤로 밀어 바늘을 노출시키고 주사 후에는 덮개를 앞으로 밀어 바늘을 가려, 주사기를 사용하는 사이사이와 바늘 분리 및 처리 중에 취급자를 보호한다(그림 4-2 참조). 어떤 주사기와 바늘은 단일 장치로서, 전체를 한번에 폐기 처분할 수 있어서 취급이 최소화된다.

세워 놓는 바늘 보호대 및 뚜껑 씌우기 블록은 바늘 뚜껑을 씌우는 손을 보호하기 위해 고안되었지만, 일체형 안전장치만큼 효과적이지는 않다(그림 4-2 참조). 영국과 유럽의 법 개정에 따라 2013년 이래 안전한 날카로운 기구를 사용할 수 있는 곳에서는 이 기구가 최상의 선택이 아니지만, 그렇지 않은 곳에서는 여전히 표준으로 활용될 수 있다.

스코틀랜드의 보건 당국에서 바늘 찔림 상해를 검토한 결과에 의하면 안전장치가 사용되었다면 상해의 56%는 '아마도' 또는 '분명히' 예방되었을 것이다(Young 외, 2007). 런던의 치과대학에서는, 안전주사기 사용에 대한 기초 교육 과정을 거친 후, 치과 대학생이 입는 피할 수 있는 바늘 찔림 상해 건수가 11.8건/100만 업무 시간/1년에서 0건으로 떨어졌다(Zakrzewska 외, 2001).

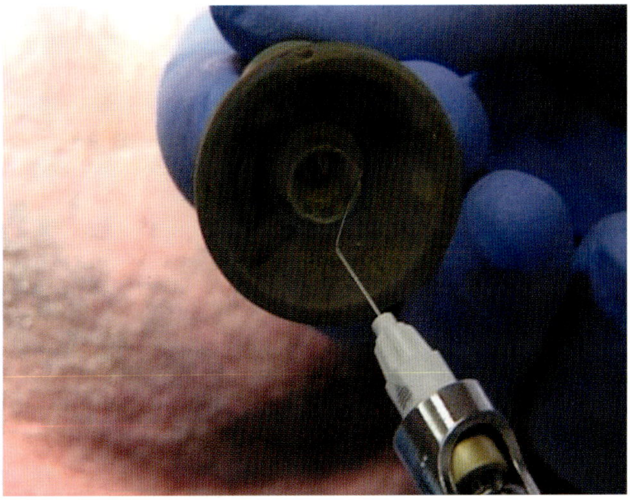

그림 4-1. 구부러진 바늘은 바늘 가드로 제거하기가 어렵다는 것을 보여 주는 사진.

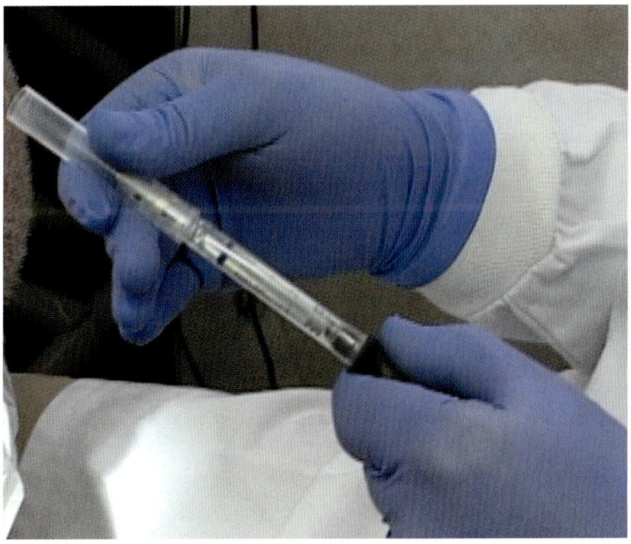

그림 4-2. 일체형 개폐식 덮개(integral retractable sheath)가 안전한 위치에 있는 상태의 안전바늘. 국소마취를 하려면 덮개를 밀어서 바늘을 노출시킨다.

날카로운 물건의 안전한 폐기

모범 사례 가이드: 날카로운 기구와 바늘의 안전한 폐기

- 일회용 날카로운 기구는 사용 직후 사용자가 (직접) 폐기해야 한다.
- 다른 사람이 처리할 브래킷 테이블에 절대로 날카로운 물건을 남겨 두지 않는다. 이럴 때 사고가 발생하기 쉽기 때문이다.
- 칼날을 분리해 낼 필요가 없는 쓰고 버리는 안전 수술칼을 사용한다(그림 4-3).

04

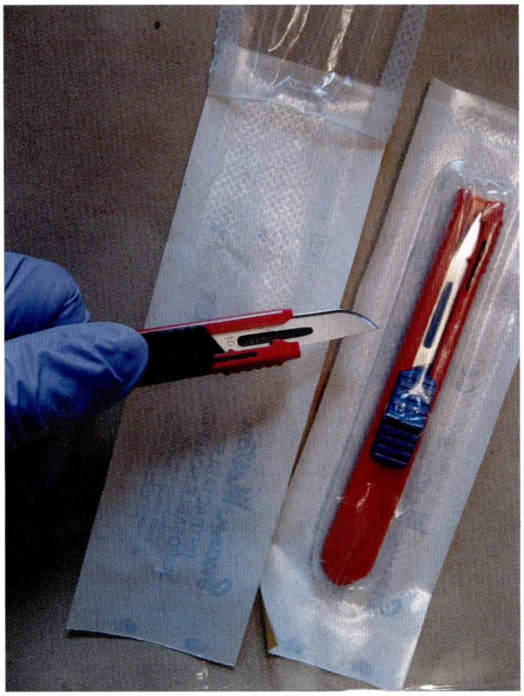

그림 4-3. 쓰고 버리는 수납식 메스 블레이드가 일체형 커버 내 안전 위치에 있는 모습(오른쪽)과 사용을 위해 개방 위치에 놓은 모습(왼쪽).

- 피부나 의복에 걸릴 수 있으므로, 치료를 마친 후에는 버(bur)를 핸드피스에 끼어 있는 채로 남겨 두지 않는다. 임상의는 사용 후 즉시 버를 제거해야 하며, 그래야 간호사가 상해 위험 없이 핸드피스를 연결장치에서 분리하여 세척할 수 있다.
- 쓰고 버리는 날카로운 기구는 사용을 끝낸 후 바로 단단한, 노란색 뚜껑이 달린, 구멍이 뚫리지 않는 통에 넣는다.
- 쓰고 버리는 주사기와 바늘을 사용할 때는 한 단위로 (해체하지 않고) 날카로운 기구 통에 바로 폐기한다.

모범 사례 가이드: 날카로운 기구 수거통의 조립 및 사용

- 사용 전에 날카로운 기구 수거통이 올바르게 조립되었고, 뚜껑이 단단히 고정되었는지 확인한다.
- 수거통을 사용 지점과 가까운 편리한 위치에 배치한다. 벽에 부착하거나, 기울거나 뒤집히지 않을 견고한 바닥판에 고정한다.
- 마루바닥, 불안정한 표면, 또는 어깨 높이 이상의 위치에 날카로운 기구 수거통을 놓지

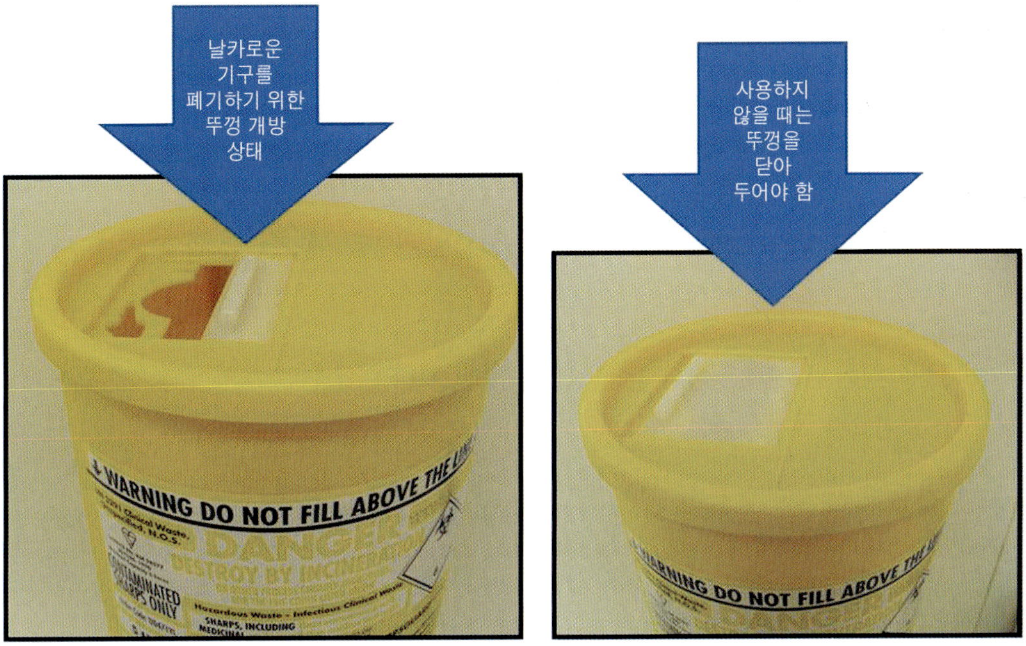

그림 4-4. 개방 및 폐쇄 상태에 있는 날카로운 기구 수거통 입구.

않는다.

- 사용하지 않을 때는 날카로운 기구 수거통의 뚜껑을 닫아 둔다(그림 4-4).
- 3/4까지 채워지면 봉인하고 폐기한다(버릴 공간을 더 만들기 위해 내용물을 누르면 안 된다!).
- 절대로 날카로운 기구 수거통에서 무엇이든 꺼내려고 하면 안 된다.

날카로운 기구에 의한 상해 및 팀 관리

'건강사회복지법에 의해 승인된 실천 규범 2015'(Health and Social Care Act Approved Code of Practice 2015)에 따라 모든 의료 종사자는 날카로운 기구 상해에 관하여 24시간 관리 제도를 즉시 이용할 수 있어야 한다. 직업 상해 평가는 지역 직업 건강 부서에서 제공하거나, 또는 이 서비스를 이용할 수 없는 경우, 가장 가까운 사고 및 응급 부서에서 제공한다. 불필요한 지연을 피하기 위해 진료 시설의 모든 직원들이 적절한 담당자의 전화번호와 이름을 알고 있게 해야 한다.

COSHH 규정에 따라 고용주는 모든 직원이 날카로운 기구나 팁에 의한 사고 발생 후 취해야 할 조치를 알고 있는지 확인해야 한다. 여기에는 즉각적인 응급처치, 보고 절차 및 추가

경피적인 날카로운 기구 상해: 압력을 가함으로써 찔린 부위의 출혈을 유도한다(빨면 안 된다).
- 비누와 흐르는 물로 상처 부위를 몇 분 동안 충분히 씻는다.
- 조직 내로 바이러스를 침투시킬 수 있으므로 문질러 닦지 않는다.
- 방수 반창고로 덮는다.

눈에 튐: 흐르는 물 또는 눈 세척 용액으로 눈을 철저히 씻어 낸다(눈을 씻기 전에 콘택트렌즈를 제거한다).

구강점막의 튐 노출: 물로 힘차게 헹구고 뱉어 낸다.

↓

- 사건을 **즉시** 보고한다.
- 환자의 병력을 재확인하고 BBV와 관련된 위험한 행동이나 처신에 대해 물어본다.
- 검사를 위해 제공자(근원)의 혈액 샘플 채취 준비를 한다.

↓

- 긴급 상해 위험 평가, 정보 및 상담을 위해 즉시 (지역 직업 건강 부서/사고 및 응급 부서에) 연락한다.
- 위험 평가에 따라 노출 후 예방 관리를 시행한다.

↓

사고 보고서 양식을 완성한다.

그림 4-5. 경피적인 사고 또는 튐 사고 이후의 즉각적인 응급 처치 및 추가 관리.

관리가 포함된다(그림 4-5). 절차는 감염 근원(source) 환자를 식별할 수 있는지 여부에 따라 달라진다. 근원을 알 수 없는 날카로운 기구로 인한 사건 발생의 예로, 여러 환자의 진료에서 사용된 기구들을 모아 손으로 세척하는 동안 발생하는 상해가 있다. 어느 경우에서나 상해를 입은 의료 종사자는 바로 작업을 중단하고, 즉시 사건을 보고해야 한다.

BBV 노출에 대한 직업 건강 위험 평가

근원(donor) 환자를 알고 있다면 이 환자에게 통보하여 병력 및 BBV와 관련된 위험한 행동이나 처신을 검토할 수 있도록 진료실에 대기해 줄 것을 요청하고, 담당자는 환자의 담당 의사와 함께 환자의 혈액 샘플 채취 및 검사를 위한 준비를 한다. 환자의 협력을 보장받기 위해서는 감염관리 책임자/등록 의료 제공자/관리자가(노출된 사람이 아닌 사람이 바람직함) 사건에 대해, 그리고 왜 추가 질의 및 혈액검사가 필요한지를 설명하는 것이 중요하다. 환자가 과정 전반에 걸쳐 엄격한 기밀이 유지된다는 것을 확신하도록 해야 한다. 환자는 검사 전에 설명

(양성 검사 결과의 직업적 및 개인적 영향)을 듣고 HIV, HBV 및 HCV 검사를 위한 혈액 샘플 채취에 사전 동의해야 한다(informed consent). 어떤 경우에는 HTLV-1 검사 같은 추가 혈청 검사가 필요할 수도 있다. 그러나 치과 병원 시설 밖에서는 당일 혈액 샘플을 채취하는 것이 어려울 수 있다. 그러한 경우 담당 직원은 직업 건강 당국에 연락하여 조언을 구하는 일을 지체해서는 안 된다. 당일 혈액 샘플을 채취하는 것이 어렵다면, 위험 평가는 사용 가능한 정보, 즉 근원 환자의 병력, 상해의 유형, 기구에 혈액이 묻어 있었는지의 여부 및 지역사회의 배경 감염률 등에 기초하게 된다. Box 4-2에 요약된 질문에 대한 근원 환자의 반응을 사고 기록부에 기록해야 한다.

Box 4-2. BBV 노출에 대한 환자 위험 요소의 기본 평가*

- 환자가 HCV, HBV 또는 HIV에 감염된 적이 있는지?
- 환자가 HIV를 갖고 있다면, 항레트로바이러스 약을 투여받고 있는지? 바이러스 상태는 파악하고 확인했는지?
- 무방비 남성 간 성관계(MSM)를 가지는지?
- 레크리에이션 약물(recreational drugs: 마약), 경기력(performance) 또는 이미지(image) 향상 약물을 사용할 때 주사(주입) 장비를 공유하는지?
- 유병률이 높은(>2%) 국가(예: 아프리카, 중동, 동아시아 및 동남아시아 등) 내에서, 또는 그 국가에서 왔거나 위험 그룹(예: MSM, 성매매업 종사자)에 속하는 사람과 무방비 성행위를 했는지?
- 1991년 이전의 영국 또는 BBV 감염률이 높은 국가에서 수혈을 받은 적이 있는지?
- 위 어느 하나에 해당되는 사람과 무방비 성관계를 가졌는지?

* 직업 건강 당국은 면밀한 위험 평가 및 과거 성 경험에 대해 조언을 해 줄 것이다.

어떻게 노출 상해 사건을 평가하고 이후에 관리할 것인지는 노출된 사람(recipient)의 면역 상태에 따라, 그리고 노출이 심각한 것인지(BBV 전염 가능성)의 여부에 따라 달라진다. 각 반응은 HIV 예방(약물) 그리고/또는 추가 B형 간염 예방접종이나 면역글로불린(Box 4-3) 투여 결정에 필요한 정보를 제공할 것이다. 심각한 노출 후에는, 감염 전파가 일어나지 않았음을 확인하기 위해 HCW로부터 기저(현재) 및 6개월(후) 혈액 샘플을 채취한다. 혈액 샘플은 향후 2년간 보관한다.

C형 간염 노출 관리

현재로서는 C형 간염에 효과적인 예방법이나 백신은 없다. 대다수의 날카로운 기구 노출에는 HCV 만성 보균자인 환자가 연루되었을 가능성이 큰데, 이는 HCV 감염자의 최대 85%가

04

Box 4-3. BBV 노출 위험을 평가하기 위해 필요한 정보

B형 간염에 대한 의료 종사자의 면역 상태

백신 접종 후 간염, HBs 항체 역가:

- 좋은 반응자-항HBs(항체) 수준이 100 IU/mL 이상
- 빈약한 반응자-항HBs 수준이 10 IU/mL 이상 100 IU/mL 미만
- 무반응자-항HBs 수준이 10 IU/mL 미만

B형 간염 예방접종 혹은 추가 접종 날짜

상해 평가: BBV 전파 위험을 증가시키는 요인

- 경피적 바늘 찔림 상해 > 피부점막 손상(피부 상처, 찰과상, 베임, 습진 등) 또는 눈을 포함하는 점막의 노출[튐(splash)]
- 상해를 입힌 기구에 묻어 있는 눈에 보이는 피
- 높은 바이러스 부하를 가지고 있는 근원 혈액(source blood)

HIV 전염과 연관된 위험

- 깊은 관통상
- 동맥이나 정맥을 직접 찌른 바늘
- 흡입 주사기의 LA 카트리지 안에 보이는 혈액
- 다량의 혈액에 노출
- 현재 cART를 받고 있는 HIV 양성 환자, 치료되지 않은 HIV 양성 환자 또는 AIDS로 진단된 환자의 검출 가능한 바이러스 부하

무증상이기 때문이다. HCV RNA 양성인 환자만이 HCV를 전염시킬 위험이 있다.

알려진 HCV 양성 감염 근원에 노출된 보건의료 종사자의 C형 간염 검사 프로토콜은 다음과 같다.

- HCV에 대한 초기 기저 항체검사(의료 종사자가 기존 HCV 보균자인지 확인)
- 6주와 12주에 게놈 1 검출을 위한 혈청/EDTA를 얻음
- 12주 및 24주에 항HCV 항체를 찾기 위한 혈청을 얻음
- 항체가 양성이면 HCV RNA 검출 확인 검사(중합효소연쇄반응) 수행
- 노출된 사람이 항바이러스 치료를 받게 되면 유전형(genotyping), 바이러스 부하량 및 간 기능 검사(LFT)를 수행

혈액의 근원이 알려지지 않은 경우, 노출된 사람(recipient)의 항체 수치를 6개월—바이러스 증식이 일어나고 항체가 형성되기에 충분한 시간—후에 다시 검사한다. 이 검사 결과는 항바이러스 요법을 시작할지 여부를 결정하는 데 필요한 정보를 제공하게 될 것이다. 일반적

으로 검사 결과를 기다리는 동안 침습성 치과 절차의 수행을 중단하지 않아도 된다. 역학조사에 따르면, 표준 예방 조치를 따를 경우 의료 종사자가 침습적인 절차 중에 환자에게 감염을 전파할 위험은 적다.

HIV와 B형 간염에 대한 노출 후 예방(postexposure prophylaxis)

연구 결과에 따르면, 날카로운 기구에 의한 상해로 인해 바이러스에 노출되어도, 바이러스 복제를 억제함으로써 HIV 또는 HBV 감염을 피할 수 있는 '기회의 창(window of opportunity)'을 기대할 수 있다. HIV가 일단 점막 장벽을 넘으면 지역 림프절 내에서 발견되기까지 최대 48~72 시간이 걸리고, 혈액에서 검출되는 것은 최대 5일까지 걸릴 수 있다. 동물연구에서, HIV를 접종한 후 복합 항레트로바이러스 요법(cART)을 일찍 시작하면 모든 조직에서 HIV 바이러스의 전파 및 복제를 감소시키는 것으로 나타났다. HBV 바이러스의 복제는 HBV 백신 또는 항 HBV 면역글로불린으로 B형 간염에 대한 방어 면역반응을 자극함으로써 억제할 수 있다.

HIV의 노출 후 예방(postexposure prophylaxis; PEP)은 의사가 사례별로 시행하는 위험 평가를 토대로 직원이 바라는 바를 감안하여 처방된다. 근원 사례가 HIV 음성이거나, 위험 평가(risk assessment)에서 HIV 감염 위험이 있을 것 같지 않은 것으로 나타나면, 일반적으로 PEP는 제공되지 않는다. 영국에서는 감염 근원 환자(source patient)가 효과적인 cART를 받고 있으며, 혈장 HIV 바이러스 부하가 검출되지 않는 것이 확인되고 이것이 6개월 이상 지속되었다면, 더 이상 HIV PEP는 권장되지 않는다. 감염 근원 환자의 마지막 바이러스 부하 검사 날짜와 결과는 최소 최근 6개월 동안 감염 근원 환자의 진료소에 확인해야 하며, PEP 평가에 기록한다. 감염 근원 환자의 바이러스 부하에 대해, 혹은 cART에 충실한지에 대해, 의심의 여지가 있다면 만약을 위하여 직업적 노출 후에 PEP를 제공해야 한다. 그러나 보건의료 종사자는 원한다면 (바로) HIV PEP를 요청할 수 있다. 손상되지 않은 피부와 접촉하는 HIV 양성 근원 혈액은 전염 위험이 되지 않는다는 점에 유의할 필요가 있다. 일부 국가에서는 모든 직업적 경피 노출 상해 및 점막의 혈액 노출 후에는, 근원의 HIV 상태가 양성이거나 알려지지 않았을 때, HIV PEP가 제공된다.

HIV PEP로 최적의 효율을 얻기 위해서는 노출 후 가능한 한 빨리(예: 1~2 시간 이내) 시작해야 하지만, 최대 72시간 후까지 제공할 수 있다. 대표적인 HIV PEP 요법은 항바이러스 약물의 조합으로 이루어진다. 예를 들어, raltegravir/Truvada®의 조합을 28일 동안 복용한다. 가장 적절한 요법에 대한 지침은 정기적으로 갱신되며, 국가별로 차이가 있을 수 있다. cART 약물의 조합은 감염 근원 환자의 항레트로바이러스 약물 내성 또는 노출된 사람의 약물 상호

Box 4-4. BBV 노출 후 예방요법

- B형 간염 백신은 노출 직후에 투여하면 감염 예방에 매우 효과적이다.
- 이상적으로, 면역 접종은 48시간 이내에 시작해야 하며, 노출 후 최대 일주일까지 고려해야 한다.
- 이 백신은 급성 B형 간염 환자에게는 효과가 없으며, 감염의 표지자[HBsAg(현재) 또는 anti-HB(과거)]를 가진 (것으로 알려진) 사람은 필요 없다. 그러나 검사 결과를 기다리면서 예방접종을 지연시켜서는 안 된다.

B형 간염 특이 면역글로불린(HBIG)

- B형 간염 백신에 **더하여** HBIG를 투여하는 것은 고위험 상황이나 B형 간염 예방접종에 무반응인 것으로 알려진 사람에게만 권장된다.
- 우발적인 접종이나 B형 간염에 감염된 혈액에 의한 오염 이후에 **즉각적인 그러나 일시적인 보호**를 제공한다. 백신에 의해 유도되는 장기 능동면역의 발달에는 영향을 미치지 않는다.
- HBIG는 가능한 한 빨리 제공해야 한다. 이상적으로, HBIG는 B형 간염 백신의 첫 번째 접종과 동시에 그러나 다른 부위에 맞는다.
- HBIG는 바이러스 증식이 이 단계에서 완전히 억제되지는 않을지라도, 심각한 질병 및 만성 보균자 상태로 나아가는 것을 예방할 수 있기 때문에, 노출 후 최대 일주일까지 투여를 고려해야 한다.
- 6개월째에 혈청전환 질병 증상을 모니터링한다.

작용을 고려하여 더 적합하게 만들 수도 있다. 치료의 전체 과정은 28일 동안 지속되지만 환자가 혈액검사에서 HIV 음성인 것으로 밝혀지면 조기에 중단될 수 있다. 후속 HIV 검사는 12주째에 권장되며, 독감 유사 질환 및 피부 발진과 같은 혈청전환병 증상이 나타나는지 모니터링한다. Box 4-4에 B형 간염 감염을 예방하기 위한 노출 후 요법이 요약되어 있다.

치과대학생이나 치과 팀 구성원이 B형 간염이나 C형 간염에 감염되면, 국가 지침에 따라 이들은 노출 가능성이 높은 치과 치료를 제공할 수 없기 때문에, 전문 직업 상담사의 조언을 구해야 한다. HIV 혈청 양성 학생 및 치과 직원은 이제는 영국 및 기타 여러 국가에서 EPP를 계속 수행할 수 있다(제3장 참조).

날카로운 기구에 의한 상해 기록

아무리 사소하더라도, 날카로운 기구 상해와 중요한 튐(splashes) 사고는 모두 사고 일지에 기록되어야 한다. 사건에 대한 완전한 설명, 관련자(환자와 직원 모두), 어떻게 대처했는지에 대한 것이 포함되어야 한다. 데이터 보호 규정에 따라 기밀이 유지되고, 정보가 안전하게 보관되며(예: 잠글 수 있는 방화 파일 캐비닛), 3년 이상 유지되어야 한다. 따라서 사고는 연대순 기록 관리를 위한 식별 방식의 별도 양식에 기록되어야 한다. 사고 기록은 후일 보험 또는 수당 청구에 필요할 수 있으며, 특정 직업상 노출에 대한 동시대적 증거를 제공할 수 있다.

영국에서는 치과 진료 팀 구성원이 직장에서 발생한 HIV 감염, 또는 B형 간염이나 C형 간염을 앓고 있는 경우, 고용주는 '상해, 질병 및 위험한 사건 발생 보고 규정 2013'[Reporting of Injuries, Diseases and Dangerous Occurrences Regulations (RIDDOR) 2013]에 따라, 건강 및 안전 행정부(Health and Safety Executive)에 신고해야 한다. BBV에 오염된 것으로 알려진 날카로운 기구로 인한 사건은 '위험한 사건'으로 보고된다.

임상 관리 및 사고 위험 평가

날카로운 기구 상해를 예방하고 위험 평가를 수행하기 위한 임상 절차의 검토는 임상 관리(clinical governance)의 중요한 요소이며, 건강 및 안전 (의료에서 사용되는 날카로운 기구) 규정[Health and Safety (Sharp Instruments in Healthcare) Regulations] 및 COSHH 규정의 요구 사항이다. 그러므로 사고와 위기일발 사건을 '낭비'하지 않도록 하여, 직원 교육에 사용한다. 치과의사가 팀원들이 뭔가 잘못될 수 있다거나 이미 그렇게 됐음을 알리는 일에 자신을 가지도록 하는 환경을 조성하는 것이 중요하다. 사고로 이어지는 상황을 파악하고 분석하여 미래 사고의 재발을 방지하기 위한 적절한 조치를 취해야 한다.

04

참고문헌 및 웹사이트

Expert Advisory Group on AIDS (EAGA). EAGA Guidance on HIV Post-Exposure Prophylaxis. Available at: www.gov.uk/government/publications/eaga-guidance-on- hiv-post-exposure-prophylaxis (accessed 28 October 2016).

Hadler SC, Sorley DL, Acree KH et al. (1981) An outbreak of hepatitis B in a dental practice. *Annals of Internal Medicine*, 95, 133-138.

Health & Safety Executive (2013) Health and Safety (Sharp Instruments in Healthcare) Regulations. Guidance for Employers and Employees. Available at: www.hse.gov.uk/pubns/hsis7.pdf (accessed 28 October 2016).

Woode OM, Wellington E, Rice B *et al.* (2014) Bloodborne Viruses: Eye of the Needle. Available at: www.gov.uk/government/publications/bloodborne-viruses-eye-of-the-needle (accessed 28 October 2016).

Young TN, Arens FJ, Kennedy GE, Laurie JW, Rutherford GW. (2007) Antiretroviral post-exposure prophylaxis (PEP) for occupational HIV exposure. *Cochrane Database of Systematic Reviews*, 1, CD002835.

Zakrzewska JM, Greenwood I, Jackson J. (2001) Introducing safety syringes into a UK dental school-a controlled study. *British Dental Journal*, 190, 88-92.

제 5 장
손위생
(Hand Hygiene)

감염원으로서의 손

손 표면의 미생물 서식(colonization)

사람의 몸 표면은 그 전체가 미생물의 서식지이다. 허리 아래쪽의 피부, 특히 따뜻하고 축축한 회음 및 샅고랑 부위에서는 거의 수백만에 달하는 서식 세균이 발견된다. 손, 몸통, 겨드랑의 피부에는 그보다 적은 수의 세균이 서식한다. 피부염이나 여드름 같은 만성 피부 이상이 있을 때는 피부 서식 세균이 급격히 증가한다. 대부분의 사람들은 몸에서 하루에 약 백만 개의 피부 비늘(squames)이 떨어진다. 떨어진 피부 비늘에는 포도알균(staphylococci) 및 창자알균(enterococci)같이, 주로 건조-내성(desiccation-resistant) 세균종 미생물들이 붙어 있다. 떨어진 세균들은 옷, 유니폼, 마스크 및 주변 환경에 쌓인다.

토박이 및 떠돌이 세균

손의 피부에는 토박이(resident) 및 떠돌이(transient), 두 가지 주된 유형으로 나뉘는 미생물들이 다양한 시간 동안 생존하고 서식한다. 손에서 볼 수 있는 토박이 세균 무리는 주로 그람양성의 병독력이 낮은 미생물로서, 손 접촉으로는 거의 전파되지 않고, 손위생으로 쉽게 제거되지도 않는다. 손의 떠돌이 세균 무리는 병원내(nosocomial)감염의 중요한 원인인 그람음성세균이 주된 구성원이며, 손위생으로 제거할 수 있다.

토박이 미생물은, 그 이름이 말해 주듯이, 피부의 표면 및 얕은 층 안에서 살면서 감염을 일으키지 않고 피부에 지속적으로 잔류하는 미생물 무리를 형성한다. (함께하는) 대부분의 시간 동안 숙주와 세균의 관계는 공생(symbiotic)관계이다. 그러나 봉합 같은 외과적 개입으로 인해 피부가 손상되면, 토박이종(예: *Staphylococcus epidermidis*)은 기회감염 병원체

(opportunistic pathogens)가 되어 상처 또는 심부 감염을 일으킬 수 있다. 떠돌이 미생물은 환경 및 병원성 세균, 곰팡이, 바이러스 모두를 일컬으며, 이들은 짧은 기간, 보통 몇 시간 내지 며칠만 피부에 서식한다.

악수를 하거나 환자의 얼굴을 만지는 것 같은 짧은 사적인 접촉으로도 수백~수천의 세균이 치과 의료 종사자의 손으로 옮겨진다. 환자 치료 중에는 당연히, 환자의 기도와 입에서 나온 미생물들이 점차 치료자의 피부에 서식하기 시작하면서, 세균 전이가 더 높은 속도로 일어날 수 있다. 피부의 초기 오염 후 빠르게 증식하는 세균은, 손의 오염된 부분에 닿은 소매가 이전에 오염되지 않았던 손과 손목 부분을 스쳐 지나가면서 그 부분으로 옮겨지게 된다. 세균 증식은 손을 씻을 때까지 계속, 시간에 비례하여, 진행된다. 따라서 무심코 자신의 입과 눈을 만져서, 자신의 손 위에서 자라고 있는 환자의 병원성 미생물을 입과 눈으로 옮겨 접종시키기 쉽다.

손에 의한 직접 접촉은 MRSA, 인플루엔자바이러스, 단순포진(cold sores) 및 대상포진바이러스(제2장 참조)를 비롯한 여러 미생물들의 주요 확산 경로이다. 손위생의 주요 목적은 더러움, 혈액 및 체액을 물리적으로 제거하는 것뿐만 아니라 환자, 주변 환경 또는 오염된 장비와 접촉하여 얻게 되는 떠돌이 미생물 무리를 제거하는 것이다.

손, 병원에서 얻는 감염의 근원

손은 감염 사슬에서 연결고리가 된다.

의료 종사자와 환자의 손은 MRSA와 *Clostridium difficile* 같은 다약제 내성 세균 확산의 수단이 된다. 병원에 머무는 동안 환자의 약 5~10%가 의료 관련 감염(healthcare-associated infection; HCAI)에 걸린다. 치명적인 결과를 초래할 수 있는 것은 이러한 감염의 일부이지만, 모든 감염이 환자 치료 및 병원 체류 비용을 증가시키고, 환자, 가족 및 친구들에게 불필요한 고통과 불편을 끼치게 된다. 미국에서는 매년 2백만 명의 환자가 병원에서 감염을 얻어 중병을 앓게 되고, 약 8만 명이 사망한다. 이 HCAI 중 60만은 HCW가 환자 접촉 전·후마다 (매번) 손을 씻지 않기 때문에 발생하는 것으로 추산된다. 영국에서는 한 의료 관련 감염마다 3,000~8,000파운드의 비용을 지출한다. 이러한 원치 않는 '사건의 연속(chain of events)'은 지금이라도, 간단하고 편리한 손위생의 효과적인 사용으로 끊을 수 있다. 지난 30년 이상 수집된 자료에서 얻은 결과들은 손위생이 감염미생물의 교차전파를 줄이는 유일의, 가장 중요한 방법이라는 강력한 증거를 제공한다(Loveday et al., 2014).

언제 손을 씻어야 하나

세계보건기구(WHO)는 '손위생이 필요한 다섯 시기'라는 개념을 적극적으로 홍보하고 있다. 다섯 시기는 손으로 미생물을 전파시킬 위험과, 전염을 방지하기 위한 효과적인 손위생 기회에 관한 과학적인 증거에 근거한다. 이 접근 방법은 보건의료 종사자에게 다음과 같은 경우에 자신의 손을 깨끗이 씻기를 권장한다.

1. 환자와 접촉하기 전
2. 청결/무균 절차 시행 전
3. 체액 노출/위험이 있은 후. 예: 타액, 혈액 또는 그 외 다른 체액
4. 환자와 접촉한 후
5. 환자의 주변과 접촉한 후

WHO의 간단하면서 효과적인 이 개념은 전 세계적으로 손위생 실천을 촉진하기 위한 국가적 캠페인ㅡ교육훈련 및 피드백이 수반되는 감사(audit) 활동ㅡ의 틀 및 국가 정책의 기본으로 채택되었다.

환자 치료 중 생각 없이, 장갑 낀 손으로, 진료실 내 물건들을 만져서 오염시키기는 매우 쉽다. 손과 환경의 오염으로 인해 특별히 더 큰 오염 위험에 처해진 물건으로는 컴퓨터 키보드와 마우스, 펜 및 환자 기록이 있다. 병원 연구에서 거의 모든 환자의 임상 기록들이 MRSA를 비롯한 병원성 세균에 오염되어 있는 것으로 나타났다. 접수 직원을 비롯한 의료인 외 다른 사람들도 환자와 아주 가까운 곳에 놓여 있는 기록이나 물체의 표면을 만진 후에는 손을 씻도록 권장한다(그림 5-1).

손위생과 팀워크

손위생을 촉진하려는 WHO 캠페인에 초기 추진력을 부여한 것은 Pittet 등(2000)이 스위스 제네바 소재 병원에서 실시한 추적연구(longitudinal study)에서 얻은 매우 고무적인 결과였다. 이 연구에서 병원 전체 손위생 캠페인의 핵심 요소로서 도입했던 것은 알코올/클로르헥시딘 글루코네이트 0.5% 손 닦기 용액이었다. 병원 직원들의 협력으로, 이들의 캠페인은 44%에 달하는 인상적인 HCAI 감소 및 MRSA 환자 서식률 50% 감소를 달성했다. 이들의 발견은 많은 최근 연구 결과들에 의해 확인되고 있다. 이들의 연구로부터 중요한 교훈을 얻게 되었으며, 이는 치과 의료에도 직접 적용된다. 장기적인 성공(이 연구는 6년에 걸쳐 수행되었음)에는 캠페인에 공개적인 지지를 표명하는 상위 고참 인사들의 적극적인 참여가 필요했다. 포스터 및

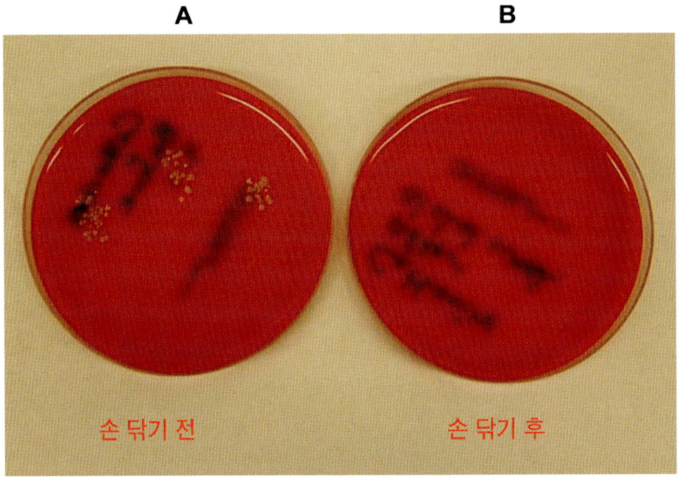

그림 5-1. 미생물학적 손 샘플링. 알코올 기제로 손 닦기 전(A)과 후(B).

기타 홍보 자료는 캠페인의 주요 메시지를 부각시켰다. 병원 직원들은 손위생 조치의 준수 여부를 평가하는 지역 감사 활동으로부터 정기적으로 의견을 청취하였으며, 이는 직원들의 동기를 자극했다. 마찬가지로, 팀 리더인 치과의사와 감염관리 지도자는 긍정적인 역할 모델로서 치과 팀의 다른 구성원들의 행동에 영향을 줄 수 있다. 치과의사 또는 치과대학의 교수가 감염관리 조치를 적극적으로 준수하는 것이 목격되면, 직원들은 더욱 이를 따르고 (감염) 예방 규약(protocols)을 더 잘 받아들이게 될 것이다.

올바른 손위생제품 선택

'손위생'이라는 용어에는 비누와 물 또는 손소독제로 손을 씻는 전통적 손 씻기와 더불어, 흐르는 물을 필요로 하지 않는 소독제 및 알코올계 손 닦기 액(alcohol-based hand rubs; ABHR)으로 손을 문질러 닦는 새로운 기술이 포함된다. 손 닦기 액은 사용 후 헹궈 내지 않기 때문에 '잔류제품(leave-on product)'이라고도 한다. ABHR은 젤(gels), 린스(rinses) 및 거품(foams) 제형이 있다.

모든 피부 세척제가 유기물질 제거나 미생물을 죽이는 데 똑같이 효과적이지는 않다(표 5-1). 그러므로 손위생에 가장 적합한 제제의 선택은 손을 언제, 왜 씻어야 하는지에 따라 달라질 것이다. 손위생은 손 씻기(사회생활에서의 손위생), ABHR을 사용하는 손 소독(위생적 손위생), 외과수술용 문질러 닦기(외과수술적 손위생)의 세 가지 상황에서 실행된다(표 5-2). 토박이 세균이 깊은 피부 모낭과 피지선 내에 생존하므로 손을 완전히 멸균하는 것은 불가능하지만, 손을 효과적으로 씻으면 극히 적은 수의 세균만 남게 된다(표 5-1 참조).

표 5-1. 일반적인 손위생제품의 특성 비교

손 세정제의 종류	동작	유기물질에 의한 억제	*C. difficile*에 대한 활성	제한 사항	손위생의 유형
클로르헥시딘(Chlorhexidine)과 트리클로산(Triclosan)	빠름 피부와 결합: 최대 6시간 활성 상태 유지	억제 안 됨	있음	일부 사람들에서 클로르헥시딘이 자극성/알레르기성 피부염을 일으킬 수 있음*	위생적 외과수술적
아이오도퍼(Iodophors)	빠름	억제됨	있음	유기물질에 의해 억제됨, 일부 사람들에게는 피부 자극을 일으킬 수 있음 피부 얼룩	외과수술적
알코올계 손 닦기 액 및 젤	매우 빠름 단시간	억제됨	없음	유기물질에 의해 억제됨. 예: 혈액	위생적 외과수술적

* 클로르헥시딘은 알레르기 환자에게 아나필락시스를 유발할 수 있다.

표 5-2. 손위생의 세 가지 유형

유형	제품	걸리는 시간(전체 절차)	목적
손 씻기	비누와 물	40~60초	더러움, 체액 및 떠돌이 미생물 제거
손 소독	알코올계 손 닦기 액	20~30초	떠돌이 미생물의 살균 및 제거와 토박이 세균 무리의 감소
외과수술용 닦기	수용액상 항미생물 소독제 알코올계 손 닦기 액	2분	떠돌이 미생물의 살균과 제거 및 토박이 미생물의 상당한 감소

알코올계 손 닦기 액

WHO는 손 소독에 알코올계 손 닦기 액을 권장한다.

알코올계 손 닦기 액은 보건의료계 운동가들이 손 닦기의 적극적 실천을 고무하고, 손 씻기에 대한 부정적 인식 및 실제적인 장벽을 극복하기 위해 최초로 장려한 것이다. 설문 조사에서, 보건의료 인력들은 일반적인 세제와 비누는 피부에 손상을 입히는 것으로 보고 피하는 것으로 나타났다. 불편한 곳에 위치한 세수대(손 씻는 곳), 많은 업무량, 피로 및 시간 제약 또한 손을 씻지 않는 이유로 언급되었다. 대다수의 (알코올계) 손 닦기 액들은 피부를 보호하기 위한 연화제를 함유하고 있는 이점이 있으며, 값싸고, 업무 중 바로(chairside에서) 손위생을 수행할 수

05

있게 해 준다. 주머니나 벨트에 넣을 수 있는 개인용 분배기에 넣어 사용하는 손 닦기 액도 있는데, 왕진할 때처럼 손 씻는 곳의 접근이 제한적인 장소에서 이상적이다.

알코올계 손 닦기 소독제 제품은 다양한 성분 및 비율로 제공된다. 주 활성 성분은 65~75% 범위의 알코올 용액으로, 저농도 또는 고농도의 바이구아니드(biguanides), 사차암모늄화합물(quaternary ammonium compounds) 또는 과산화물(peroxides) 같은 세제, 소독제 및 계면활성제 중 하나를 함유하는 형태가 대표적이다. 에탄올을 주성분으로 하는 제품은 미생물 단백질의 변성을 증대시키기 위해 중량의 10~40%까지 물로 희석시킨다. 에탄올 또는 이소프로필 알코올 형태의 알코올은 MRSA 및 반코마이신 내성 장구균(enterococci)을 포함하는 광범위한 그람양성균 및 그람음성균에 대해 신속한 작용을 나타낸다. 알코올의 반응성 하이드록실[hydroxyl(−OH)] 그룹은 단백질과 쉽게 수소결합(hydrogen bonds)을 형성하므로 (단백질이) 구조와 기능을 잃게 되고, 단백질과 함께 그 외 거대 분자들이 침전하게 만든다. 또한 알코올은 세균세포막을 용해하여 세포의 내용물을 방출시켜, 세균의 불활성화를 유도한다. 알코올계 손 닦기 액으로 15초 정도만 힘차게 문질러도 그람음성세균(Gram−negative bacteria; GNB)의 전파를 막는 데 효과가 있으며 GNB의 98%를 죽이는 것으로 나타났다(그림 5−2). 그러나 대부분의 제조업체와 WHO는 30초간 손을 닦는 것이 좋다고 권장한다. 알코올이 손에서 완전히 증발할 수 있는 시간을 주는 것이 미생물 살균에는 필수적이다. 알코올의 신속한 작용 속도 및 여러 비특이적 독성 효과 때문에, 미생물이 알코올에 대한 저항성을 가지는 것은 거의 불가능하다. 알코올은 증발하기 때문에, 미생물 저항성 발달에 기여할 수 있을 만한 살균제 잔류물이 피부에 남지 않는 반면, 손 닦기 액 내 세제 성분에 대해서는 우려가 제기되고 있다. 그람음성세균은 보건의료에서 사용되는 다양한 세제에 대해 내성을 나타내는데, 이때 항생제 내성이 동시에 선택될 가능성이 있기 때문이다.

알코올계 손 닦기 액의 한계

눈으로 보기에 깨끗한 손에만 알코올계 손 닦기 액을 사용한다.

손 닦기 액의 안전한 사용을 위해서는 알아 두어야 할 손 닦기 액의 한계가 있다. ABHR은 바쁜 시간에도 손위생을 자주 할 수 있도록 하기 위해 특별히 고안된 것이다. 이러한 ABHR의 극도의 사용 편의성은 (씻는 일을 쉽게 여기게 만들어) 오히려, 특히 작업량이 많거나 하루 근무가 끝날 무렵에는, 손 오염을 명목상으로만, 대강 제거하게 만들 수 있다. 혈액이나 오물과 같은 유기물질로 손이 눈에 띄게 더러워졌을 때는 ABHR이 적합하지 않다. 중요한 것은 *C.*

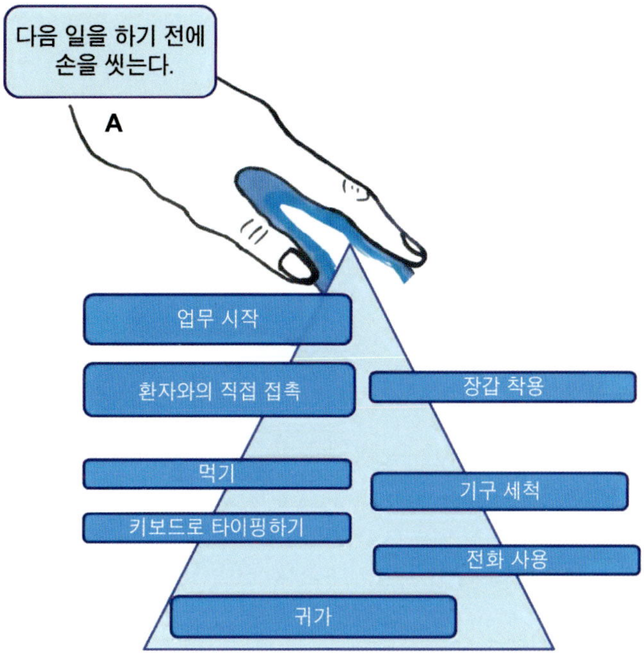

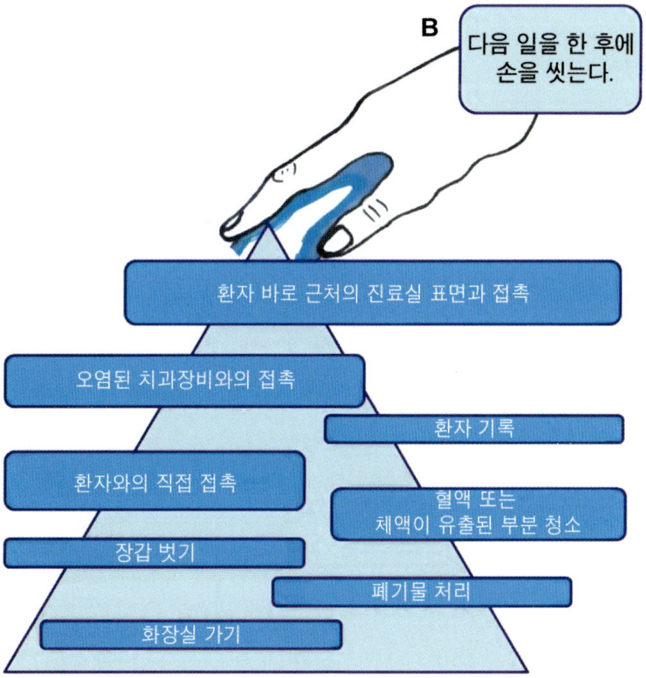

그림 5-2. 손을 씻어야 할 때의 요약. 열거된 행동을 하기 전은 그림 A, 후는 그림 B. (삽화: Georgia Sweet.)

*difficile*과 같은 아포(spore) 형성 세균과 급성 위장염을 유발하는 norovirus(흔히 'winter vomiting bug'로 알려짐)에는 ABHR이 효과가 없다는 것이다. 역설적이게도 최근 ABHR에 대한 과도한 의존 그리고, 그와 동시에, 비누와 소독제로 손을 씻는 전통적인 손 씻기가 줄어든 것이, 영국에서 관찰된 *C. difficile* 설사 감염 발생 빈도 증가에 기여했을 수 있다. 대조적으로, 다른 미생물(예: rhinoviruses)에 대해서는 ABHR이 비누와 물보다 효과적이다.

피부에 결합하여 최대 6시간 동안 활성 상태를 유지할 수 있는 chlorhexidine이나 Triclosan과는 달리 ABHR의 활성 시간은 짧다. 알코올 성분은 빨리 증발하므로, 종종 사용자가 손의 모든 부위에 용액을 펴 바르기 전에 증발하여, 어떤 부위는 알코올의 살균 작용에 노출되지 않는다. 겔(gel) 및 거품(foam) 제제는 증발 속도를 늦추고 활성 접촉 시간을 증가시켜 세균을 죽이는 효과를 강화시킴으로써 이 문제를 극복한다. 손 닦기 액과 겔에 첨가된 피부연화제는 손에 쌓여 미끌미끌한 느낌을 주게 되며, 어떤 사람들은 이를 불쾌하게 느낀다. 과도한 피부연화제는 또한, 손에서 진료실의 표면으로 옮겨져, 표면을 오염시킨다. 이러한 문제를 피하려면, 하루 동안 일정 시간 간격으로, 비누와 물로 손을 씻어야 한다.

05

손 닦기 액의 전신적 효과

최근 자료들은 Triclosan과 알코올계 닦기 액 모두, 장기간 반복 사용으로 인한 전신적인 노출이 일어남을 보여 주고 있다. Triclosan과 triclocarban은 신생 및 사춘기 동물의 갑상샘과 생식기관에 변화를 일으킬 수 있다. 사람을 대상으로 한 연구에서는 알코올을 함유한 손 닦기 액이나 외과수술용 손 닦기 액 사용 후에 혈중 알코올이 감지되었다. 사람의 피부를 통한 알코올 흡수는 알코올 음료 흡입의 더 일반적인 경로인, 구강 경로를 통한 흡수보다 효율적이지 않다. 밝혀진 데이터에 의하면, 적당한 손 닦기 액 사용(시간당 7.5~40회의 ABHR 적용) 시 관찰된 가장 높았던 노출량은 알코올 1,500mg으로, 알코올 함유 음료의 10%에 해당한다. 전반적으로, 통상적인 치과 진료 근무일에는 노출 정도가 낮다. 항상 그렇듯이 보건의료에 사용되는 제품에는 위험 대비 이익(risk versus benefit)의 균형이 있으며, 감염 예방 및 관리에서 (위험에 대비한) 효과적인 손위생의 가치(이익)는 아무리 강조해도 지나치지 않다. 미국에서는 FDA(Food and Drug Administration)가 닦기 액 및 씻기 액에 사용되는 살균 성분을 평가하는 동물 및 인간의 약물동력학(pharmacokinetic) 연구를 적극적으로 모니터링하여 잠재적인 안전 문제를 확인하고, 보건의료의 용도에 적용할 수 있는 안전 한계의 결정을 돕는다.

알코올계 손 닦기 액 보관

알코올계 손 닦기 액은 인화성이며, 또 인화점이 낮아 정전기에 의해 점화될 수 있다. 특히 ABHR을 대량으로 저장할 때는 화기 근처에서 (ABHR이) 튀거나, 직접 열이나 직사광선에 쬐지 않도록 주의해야 한다. 다행스럽게도, 직접적으로 ABHR 연소에 기인하는 화재의 수는 적다. 모든 소독제의 경우와 마찬가지로, (ABHR 역시) 건강에 유해한 물질 관리(Control of Substances Hazardous to Health; COSHH) 규정에 따른 안전성 평가가 필요하다. 되도록이면, 호기심 때문에 마실 위험이 있는 아이들의 손에는 닿지 않는 곳에 ABHR을 보관한다. (알코올 금단 증상 등으로) 절박한 환자가 ABHR을 몰래 들이키는 것 역시, (손 닦기 액) 표식과 환자를 위한 정보 자료에서 (술이라 생각하고 마실 수 있는) '알코올'이라는 용어의 사용을 피하면 막을 수 있다! 영국에서는 성인 노숙자들이 병원에서 입수한 ABHR을 마셔 급성 알코올 중독으로 사망하는 일이 보고되고 있다.

손위생 기술

반지 및 시계 빼기

미생물학적 연구에 따르면 반지 아래 피부에는 황색포도알균(*Staphylococcus aureus*) 및 그람음성세균종(Gram-negative species)들이 아주 많이 번식한다. 그리고 동일 세균종이 몇 달 동안 반지 아래 부위에 존속한다는 것이 알려졌으며, 이는 GNB 보균 위험을 3배 증가시킬 수 있다. 은(silver)은 세균의 증식을 억제하므로, 은반지 아래에서는 금과 백금 반지에 비해 적은 수의 세균이 발견된다. 반지와 시계는, 이를 착용한 사람이 귀중한 장신구가 손상을 입거나 보석이 떨어져 나가는 것을 원치 않아서 효과적으로 손을 씻기를 회피하기 때문에, 효과적인 피부 세척의 방해 요인이 될 수 있다. 따라서 치료 절차가 시작되기 전에 시계와 반지(단순한 결혼 밴드는 제외)는 제거하는 것이 좋다. 더욱이 장갑은 손에 반지를 끼고 있을 때 찢어지기 쉽다. 인조손톱과 갈라진 매니큐어(nail polish)도 세균과 칸디다(*Candida*)균을 품고 있으며, 병동에 있는 환자들 사이에 발생하는 세균 및 곰팡이 감염의 근원으로 연루되어 왔다. 인공손톱은 자연손톱보다 GNB의 서식이 더 잦으며, 알코올계 손 닦기 액도 인조손톱에서 GNB를 제거하는 데는 덜 효과적이었다. 그러므로 손톱을 짧고 깨끗하게 유지하며, 매니큐어와 인공손톱은 하지 않는 것이 좋다.

표준 손위생 기술

표준 손 씻기 기술은 모든 유형의 손위생에 적합하며, 다목적이다. 이 기술은 손에 비누, 항균 손 씻기 수용액 및 ABHR을 사용하는 데 적용할 수 있다.

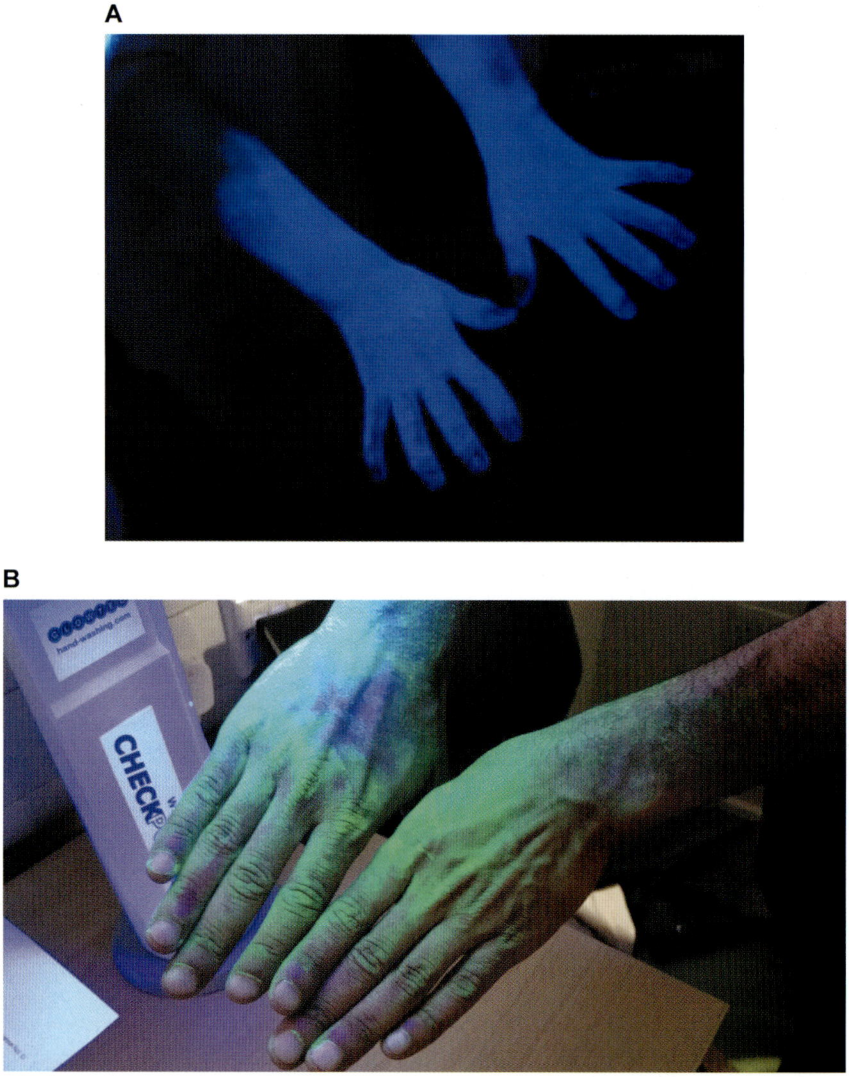

그림 5-3. A, 올바른 손 닦기 액 펴 바르기. UV 하에서 청색 형광을 발하는 알코올계 손 닦기 액이 세척 전 손과 손목 전체, 모든 부분에 발려졌다. B, 녹색 형광 손 닦기 액이 손의 모든 부위에 발리지 않고 전형적으로 손등 쪽을 빠뜨린 양상을 보여 준다. 미생물은 손 닦기 액이 피부에 닿은 곳에서만 죽는다.

치료 절차가 개시되는 시점에서는 비누와 물로 손을 씻은 다음에 손 닦기 액으로 씻어야 한다. 효과적인 치아 닦기와 마찬가지로, 손 씻기/닦기에는 과학이 있다. 표준화된 방법을 사용하면 손과 손목의 모든 표면이 살균제에 노출되고, 체계적으로 철저히 닦인다(그림 5-3). 손 동작의 순서는 심하게 오염된 손끝과 잘 빠뜨리는 영역들—손샅(finger and thumb web), 각피(cuticles), 손목, 손등(그림 5-4)—에 집중할 수 있도록 체계적으로 정해졌다. 항균비누에 사용되는 살균제 중 어느 것도 아포 형성 세균을 죽이는 데 특별히 효과적이지

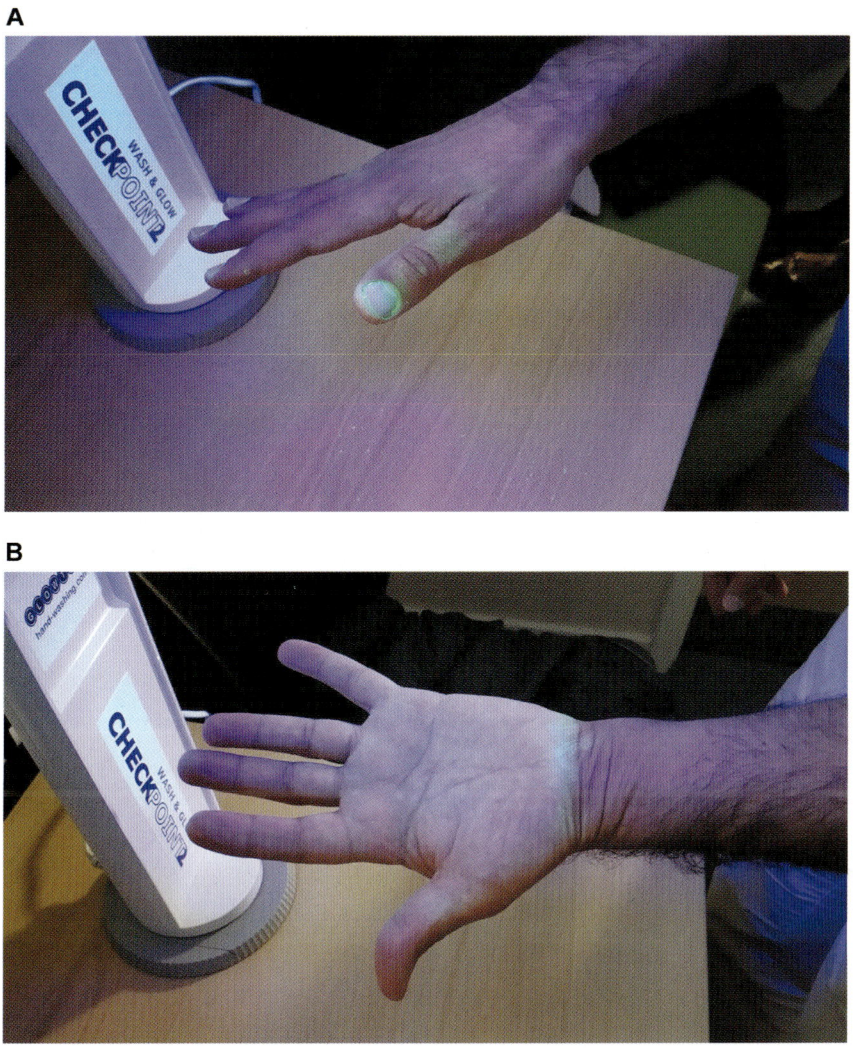

그림 5-4. 손을 닦을 때 잘 빠뜨리는 부분. 녹색 형광 UV에 반응하는 알코올계 손 닦기 액으로 손을 닦은 후 손과 손목을 자외선으로 검사하였다. 빠뜨린 손의 영역은 자외선 아래에서 여전히 빛난다. A, 엄지, 엄지 손샅(thumb web) 및 각피(cuticles). B, 손목.

않다. 이제는 손에서 아포를 제거하려면 흐르는 물에서 시행하는 힘찬 문질러 닦기 및 헹굼이라는 물리적 수단이 필요하다는 것이 인정되고 있다. 마지막 단계는 철저히 손을 말리는 것이다. 이것은 피부를 온전하게 유지하고 나아가 미생물의 전파를 방지하는 데 도움이 된다. 이는 미생물이 습기가 많은 손과 손상된 피부에서 잘 번식하기 때문이다. 습기가 많은 손은 잘 말린 손보다 현저히 더 많은 수의 미생물을 단단한 표면과 천으로 옮기게 된다. 이 책의 동반 웹사이트에서 제공되는 동영상으로 손위생의 실연을 볼 수 있다.

표준 기술(그림 5-5)을 ABHR과 함께 사용할 때는 손과 손목의 모든 표면을 완전히 덮을

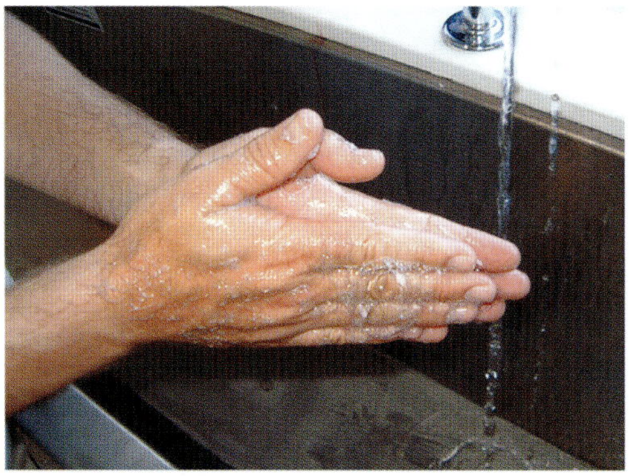

1단계

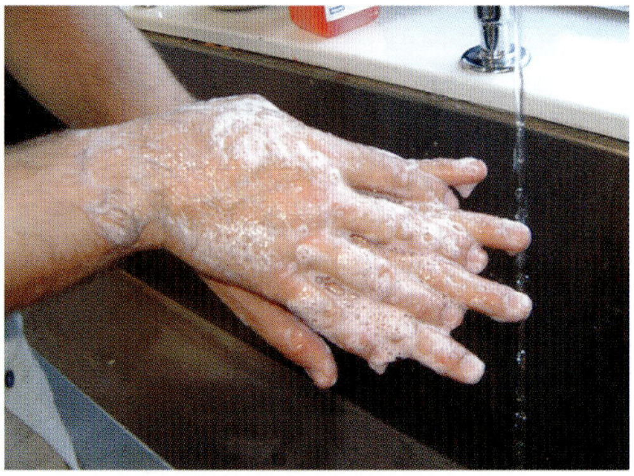

2단계

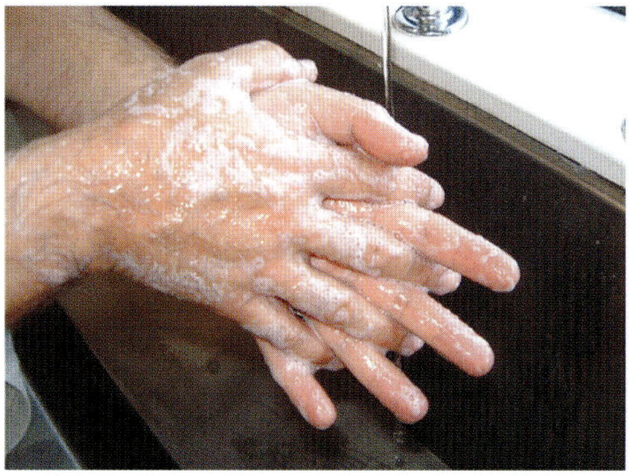

3단계

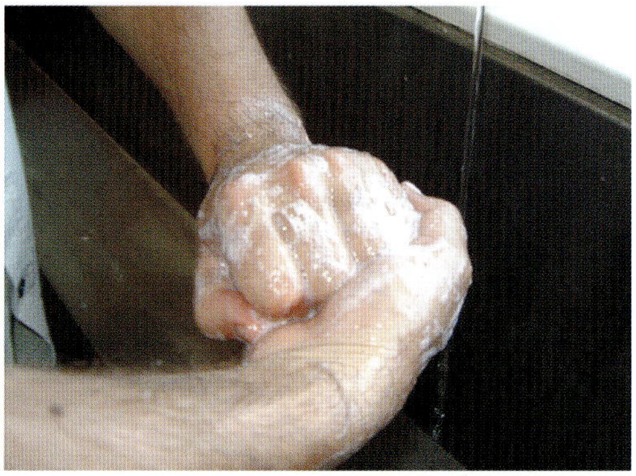

4단계

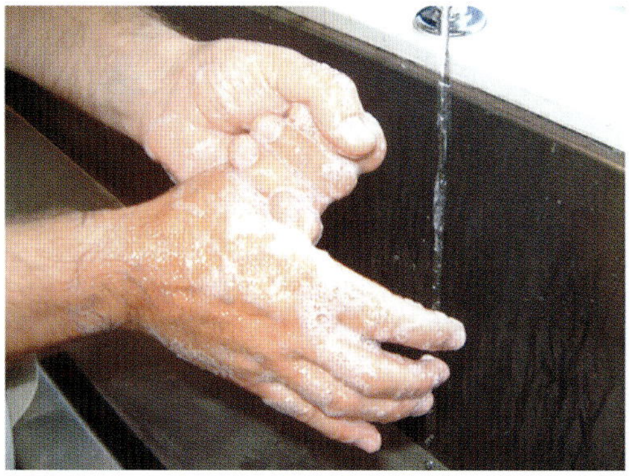

5단계

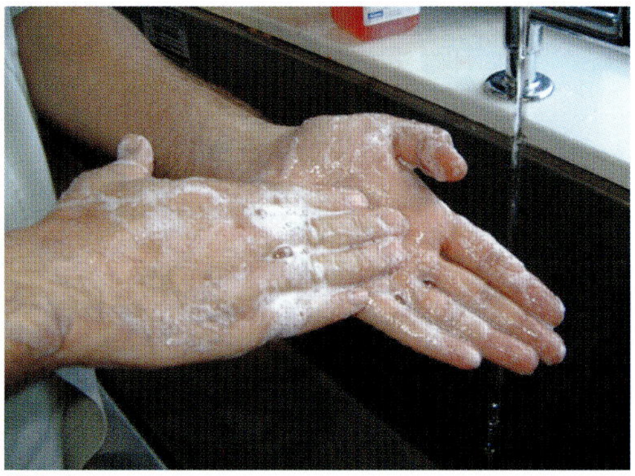

6단계

그림 5-5. 표준 손위생 기술. 비누와 물(그림에 제시됨) 또는 알코올계 손 닦기 액을 적용할 때 사용할 수 있다. 처음에 물로 손을 적시는 예와 마지막에 손을 건조시키는 예는 생략했다. (출처: Paul Morris, Queen's University, Belfast 제공.)

수 있는 충분한 양의 닦기 액을 사용하는 것이 중요하다. WHO는 손바닥을 컵처럼 오므려 만든 손우물에 약 3.5mL의 닦기 액—2~3회 분량의 분배 용액에 해당—을 채운 다음, 30초 동안 손과 손목을 활발히 닦을 것을 권하고 있다.

손위생을 위한 모범 사례 가이드

- 진료실 내에 손을 씻는 절차를 나타내는 포스터를 전시해야 한다.
- 베인 지 24시간 이내의 상처와 찰과상은 방수 드레싱으로 덮어야 한다. 24시간이 지나면 작은 상처는 신체의 자연방어로 '봉'해진다.
- 손톱은 짧고 청결하며 매니큐어, 인공손톱 및 네일 아트가 없어야 한다.
- 손목시계와 장신구는 빼고, 긴팔 옷은 말아 올린다. 임상 절차 중에는 반지(평범한 결혼 반지는 예외)를 착용해서는 안 된다. 결혼반지를 낀 채로 손을 씻을 때는 반지를 움직여서 세척제가 반지 아래 피부까지 닿을 수 있게 해야 하는데, 손위생 전에 제거하는 것이 바람직하다.
- 피부가 건조하지 않도록 하루 동안 일정 간격으로 핸드크림을 바른다. 그러나 공동으로 쓰는 크림통은 오염될 수 있으므로 피해야 한다.

손위생 기술: 손 씻기

액체 비누 또는 항균 손 닦기 액으로 손을 씻는다.

- 세척 절차는 약 40~60초가 걸린다.
- 먼저 미지근한 흐르는 물 아래에서 손을 씻은 다음, 손을 컵 모양으로 만들어 액체 비누 또는 손 씻기 소독제 용액을 받는다. 손을 완전히 덮을 만큼 충분한 비누/소독제를 사용한다.
- 손과 손목의 모든 표면에서 거품이 일도록 손을 힘차게 문지른다.
- 손바닥, 손등, 손샅(finger and thumb webs), 손가락과 엄지손가락 끝, 특히 손톱 부위를 닦는다(그림 5-4 참조).
- 흐르는 물에서 손을 철저히 헹군다.
- 부드러운 흡수성 일회용 종이 타월로 손을 완전히 말린다. 공기 및 제트 손 건조기는 임상 영역에서 사용하기에 적합하지 않다.

알코올계 손 닦기 액을 이용한 손위생 기술

- 손을 컵 모양으로 오므려 만든 손우물에 알코올계 용액을 채운다(대개, 분배기에서 2~3회 분배받은 양).
- 용액을 손과 손목의 모든 부분에 균등하게 펴 바른다.
- 20~30초 동안 표준 방법에 따라 손을 힘차게 문지른다. 손가락과 엄지의 끝부분, 손샅

및 손톱 밑에 특히 유의한다.

- 용액이 완전히 증발되고 손이 마를 때까지 계속한다.

외과수술적 손위생

외과수술(예: 구강외과 소수술, 치주 및 임플란트 수술)의 경우 방부(antisepsis) 또는 외과수술적(surgical) 손 닦기로 불리는, 보다 광범위한 손과 팔의 소독이 필요하다. 이것은, 피부를 멸균하는 것은 가능하지 않지만, 토박이 세균 수를 최소로 줄이기 위한 것이다. 먼저 외과수술용 손 닦기 액으로 판매되는 항균 소독제 손 세정제로 손, 손톱 및 아래팔을 2분간 씻은 다음 철저히 헹구고 피부를 건조시킨다. 비록 'scrub'이라는 용어는 그대로 유지되고 있지만, 피부와 손톱에 사용하는 네일브러시(nailbrushes)와 네일피크(nail picks)는 세균 수를 줄이지는 못하며, 불필요하다.

ABHR을 사용한다면, 순한 중성 비누와 물로 손, 손톱, 아래팔을 미리 세척한 후, 알코올계 손 닦기 젤을 5mL씩 연이어 두 번 적용한다. 앞에서 설명한 표준 방법에 따라 용액으로 손과 아래팔을 2분 동안 강하고 힘차게 문지른다. 비교 실험에 의하면 알코올계 손 닦기 액을 이용한 2단계 기술은 항균 소독제 손 씻기 수용액을 사용한 일반적인 손 닦기만큼 효과적이다. 두 가지 방법 중 하나를 사용하면 손의 세균 수는 6시간의 수술 과정 동안 충분히 낮게 유지된다.

손위생용 소모품 및 시설

- 세수대와 그 주위는 보기에 깨끗하고 어질러져 있지 않아야 한다.
- 세수대는 쉽게 접근할 수 있어야 하며, 손 씻기 전용으로 사용해야 한다. 세수대는 수도꼭지의 *Pseudomonas* 세균종 오염을 방지하기 위해 과잉수 방출구(overflows)나 마개가 없어야 한다(제9장 참조).
- 수도꼭지(tap)는 손 오염의 위험을 줄이기 위해 센서형 혹은 팔꿈치 또는 발로 작동되는 레버형 수도꼭지가 바람직하며, 손이 뜨거운 물에 데이는 것을 피하고 레지오넬라에 의한 수도꼭지의 오염을 방지하기 위해 열 혼합 밸브를 장착해야 한다(제9장 참조).
- 오염된 에어로졸의 생성을 줄이고 수도꼭지의 간접 오염을 방지하려면 물의 분사가 플러그 구멍으로 바로 흘러 들어가게 해서는 안 된다(제8장 참조).
- 각각의 벽걸이식 분배기(dispensers)에 든 액체 비누, 수용액 세제 및 ABHR 중에서 선택할 수 있게 해야 한다. ABHR 분배기는 씻어 제거하는(wash-off) 제품과의 혼동을 피하

기 위해 다른 분배기들과 떨어뜨려 두어야 한다.

- 손위생 용액은 재충전할 수 있는 카트리지/병보다는 쓰고 버리는 카트리지/병으로 분배해야 한다. 다시 채워 쓰는 분배기는 '보충(topping up)' 과정에서 미생물로 오염되기 쉬우므로 피해야 한다. 분배기 노즐을 깨끗하게 유지한다.
- 고형 비누(soap bars)는 그람음성세균이나 *Pseudomonas* 세균종이 쉽게 서식하고, 교차감염의 근원이 되므로, 임상 환경에서 사용하기에 적합하지 않다.
- 벽걸이식 용기에 든 쓰고 버리는 종이타월을 사용해야 한다. 재사용이 가능한 수건은 미생물로 쉽게 오염되기 때문에 임상 환경에 적합하지 않다. 사용한 타월은 발로 작동되는 쓰레기통에 버려, 손으로 쓰레기통 뚜껑을 들어 올리지 않도록 한다.
- 네일브러시는 치과 진료에서의 손위생을 위해서는 지정되지 않았다. 수술 전에 손톱을 닦아야 한다면, 매번 멸균된 브러시를 사용해야 한다.
- 환자가 치료 영역을 들고 날 때 손을 알코올계 손 닦기 액/젤로 깨끗이 닦도록 장려해야 한다. 이는 손이 감염 사슬의 일부가 될 수 있기 때문이다. 이것은 기침이나 재채기를 하는 환자에게 특히 적절하고 중요하다. 그러므로 환자 대기실 그리고/또는 진료실 입구 벽에 장착하는 손 닦기 액 분배기(그림 5-6) 설치를 고려해 보라.

05

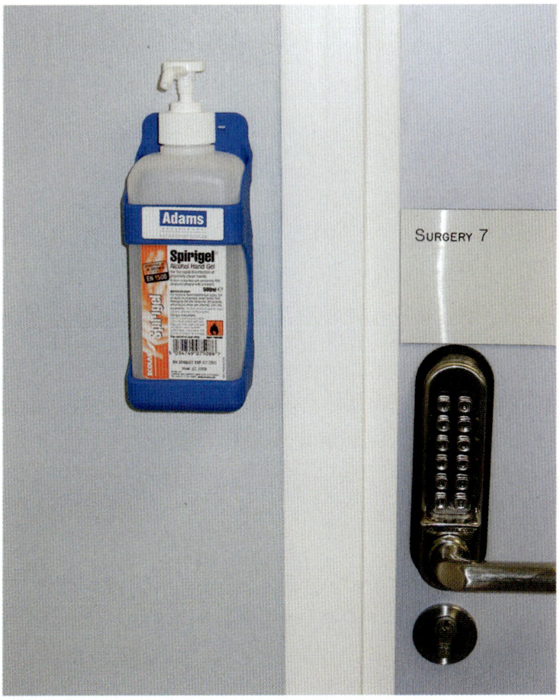

그림 5-6. 환자와 직원이 사용하기 위한 수술실 입구의 벽걸이식 알코올계 손 닦기 액.

손 관리와 피부염 예방

케라틴이 풍부한 온전한 피부층은 감염에 대한 자연적 장벽을 형성한다. 따라서 집이나 정원에서 일을 할 때, 튼튼한 장갑을 껴 손을 (상처로부터) 보호하는 것은 필수적이다. 피지선에서 나오는 피지(sebum)는 피부의 온전함을 유지하는 데 도움을 준다. 피부 pH는 약산성이므로 알칼리성 비누와 소독제를 일상적으로 사용하면 손의 pH가 바뀌고, 건조해져 마모가 일어나며, 이로 인해 어떤 사람은 자극성 피부염이 생기기도 한다. 알코올은 본질적으로 (피부를) 건조하게 한다. 70% 중량의 알코올을 함유한 제품은 피부 탈수가 제일 작아 사용자들에게 가장 인기가 있다. 탈수 효과를 보완하기 위해 제조업체가 피부연화제를 추가하기 때문에 알코올을 함유한 제품이 비누나 소독제 세척액보다 손의 찰과상, 건조 및 자극이 적다.

피부염 같은 피부이상이 있거나, 장갑이나 소독제 등의 특정 제품에 대해 피부 과민이 있는 치과 팀원이나 학생은 치료와 관리에 대해 전문적인 피부과 조언을 구해야 한다. 항균성 세제 용액에 대한 알레르기 사례는 늘 보고되고 있다. 이런 세제는 반복 사용 시 피부가 건조해지고 찰과상이 생기는 반면, 알코올은 알레르기가 잘 일어나지 않는다. 그러나 어떠한 피부 제품에 대해서처럼, 알코올계 손 닦기 액에 대한 과민성이 나타나는 사람들이 소수 있다. 알레르기반응과 접촉피부염의 사례는 일반적으로 (알코올이 아닌) 다른 첨가물에 대한 반응 때문이다. 이런 보건의료 종사자는 대체 제품으로 바꾸고, 해당 지역의 직업 건강 담당 의사 또는 일반 개원의에게 조언을 구해야 할 것이다.

피부연화제 핸드크림의 보호 효과

피부연화제(emollient) 핸드크림을 하루 동안 여러 번 바르면 피부 문제를 예방하는 데 도움이 된다. 여러 사람이 공유하는 공용 핸드크림 용기는 금세 오염되기 때문에, 용기를 개별 공급하거나 팔꿈치로 작동하는 펌프식 분배기가 권장된다(그림 5-7). 석유계(petroleum) 핸드크림은 라텍스에 나쁘게 작용하여, 라텍스 장갑의 투과성이 커지고 미생물이 침투할 수 있으므로, 권장하지 않는다. 또한 핸드크림은, 피부가 건조하고 잘 벗겨져 토박이 세균이 지나치게 떨어져 나오는 것을 방지하여, 교차감염을 감소시킨다는 것이 입증되었다.

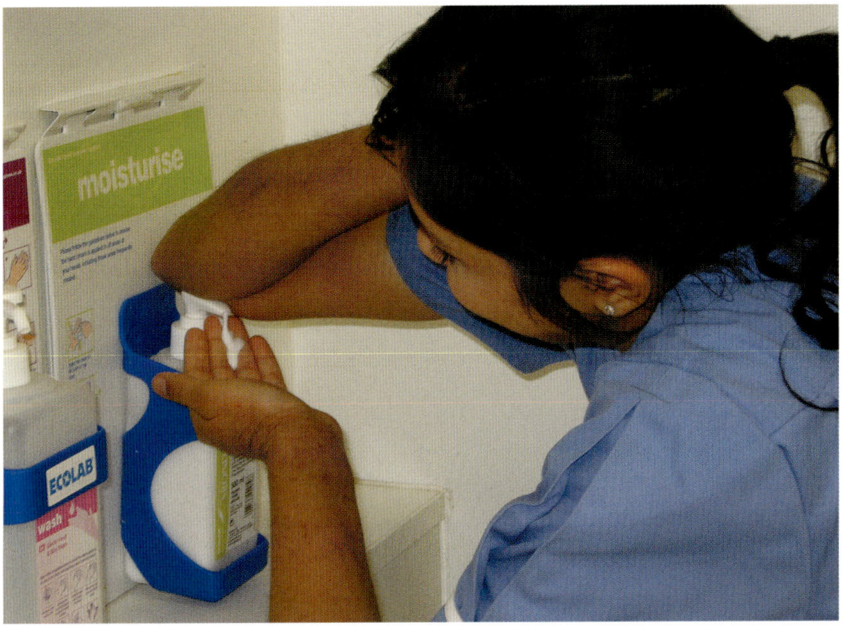

그림 5-7. 벽걸이형 팔꿈치 작동식 피부연화 핸드크림 분배기.

참고문헌 및 웹사이트

Health Protection Scotland (2015) National Infection Prevention and Control Manual. Available at: www.hps.scot.nhs.uk/haiic/ic/guidelinedetail.aspx?id=49785# (accessed 30 October 2016).

Loveday HP, Wilson JA, Pratta RJ et al. (2014) Epic 3: national evidence-based guide-lines for preventing healthcare-associated infections in NHS hospitals in England. *Journal of Hospital Infection*, 86(Suppl. 1), S1-S70.

Pittet D, Hugonnet S, Mourouga P et al. (2000) Effectiveness of a hospital-wide programme to improve compliance with hand hygiene. *Lancet*, 356, 1307-12.

World Health Organization (2009) WHO Guidelines on Hand Hygiene in Healthcare. Available at: www.who.int/gpsc/5may/tools/9789241597906/en/ (accessed 30 October 2016).

제 6 장

교차감염 예방을 위한 개인 보호

(Personal Protection for Prevention of Cross-infection)

치과 종사자가 개인 보호 장비를 착용하는 이유

하루를 근무하는 동안 치과 종사자의 옷과 유니폼은 교차감염의 근원이 될 수 있는 임상 환경 내 미생물 병원체[nosocomial pathogens(병원내 병원체)]로 점점 더 많이 오염된다. 의복에서 발견되는 미생물의 2/3는 병원내(nosocomial) 미생물이고, 죽은 피부세포에 붙어서 함께 떨어져 나온 치과 종사자 자신의 피부 미생물 무리가 나머지 1/3을 차지한다. 신체에서 미생물이 특히 많이 서식하는 부위는 튐(splatter)에 노출되어 있는 아래팔(forearm), 가슴 위쪽 및 얼굴 그리고 손에 자주 닿는 부위인 허리 아래, 소매 및 주머니이다. 치과 진료를 하는 동안, 치과 팀이 착용한 인식표와 끈, 장신구 같은 물품들, 심지어는 호주머니에 넣어 둔 휴대전화까지도 오염된다. 플라스틱 앞치마 또는 가운을 착용하면 이것들이 물리적 장벽이 되어 작업복 자체의 오염을 크게 줄여 준다. 치과 종사자는 또한, 신체의 취약한 부분, 예를 들어 눈, 코, 입, 폐의 점막뿐만 아니라 손상받거나 찢긴 피부를 오염으로부터 보호해야 한다. 감염관리 정책이 치과 팀에게 플라스틱 앞치마, 불침투성 가운, 고글, 마스크 및 쓰고 버리는 장갑과 같은 개인 보호 장비(personal protective equipment; PPE)를 착용하게 하는 것은 바로 이 때문이다. 대부분의 PPE는 일회용이므로, PPE를 위험한 감염성 폐기물로 처리하게 되면 PPE에 튀거나 묻은 체액과 병원체가 함께 처리되므로 교차감염 위험이 제거된다.

영국에서 1974년 제정된 직장건강안전법과 이후 법률들은 고용주가 직원들에게 안전한 근무 환경을 제공하고, PPE를 제공하고, 직원들이 PPE를 적절하게 사용할 수 있도록 훈련시켜야 하는 돌봄의 의무(duty of care)를 부여하였다. 직원과 학생들은 PPE를 착용함으로써 스스로 자신의 안전을 지켜야 한다. 환자들 역시 HCW가 PPE를 착용할 것을 기대하며, PPE 착용은 (HCW를) 이타적이고 전문적으로 보이게 한다. 가장 적절한 PPE의 선정은 관련 위해

표 6-1. 위험 관리의 계층. PPE는 이 계층에서 바닥 서열임을 주목한다.

개인 보호를 위한 감염 제어 절차의 계층 구조	예시
위해 제거	일회용 기구
위해 격리	안전바늘
업무 실천 관리	손위생
업무 행동 관리	사용자가 날카로운 물건을 처리
경영상의 관리	감염 제어 정책
개인 보호 장비	마스크, 장갑, 앞치마

요인과 (감염의) 근원으로부터 미생물이 전파될 가능성 및 경로에 대한 위험평가에 근거해야 한다. 각 진료시설의 감염관리 정책은 다음을 반영해야 한다.

- 업무 유형 및 시간
- 혈액 및 그 외 체액에 대한 노출 가능성. 예: 호흡기 분비물, 타액, 구토물
- 온전치 않은 피부 또는 점막의 오염 가능성

개인 보호 장비는 올바르게 선택, 착용, 제거 및 폐기하는 경우에만 효과적으로 역할을 할 것이다. 위험 관리 측면에서, 그리고 법에 따르면, PPE는 '마지막(으로 해 보는) 수단(method of last resort)'으로 간주된다(표 6-1). 이는 PPE가 실패하는 일이 없는(foolproof) 확실한 것이 아니며, 위험을 제거하기보다는 줄이는 것이기 때문이다.

유럽법에서는 PPE가 의료기기로 분류된다. 따라서 (유럽 보건의료계에서는) 유럽 CE 마크가 있는 제품만을 착용해야 한다. CE 마크는 제품이 현재 유럽법에 따른 특정 성능 표준을 충족함을 나타낸다.

장갑의 역할

장갑은 일회용이며 모든 일상적인 치과 치료를 위해 착용해야 한다.

올바르게 사용한다면, 장갑을 끼는 것은 다음의 효과를 가진다.

- 혈액, 타액 및 미생물에 의한 오염으로부터 손을 보호한다.
- 교차감염의 위험을 줄인다.
- 독성 및 자극성 화학물질로부터 손을 보호한다.

- 날카로운 기구에 의한 상해를 방지하지는 못하지만, 찔렸을 때 장갑의 닦아 내는 효과로 (장갑 안) HCW의 손에 묻는 (환자의) 피의 양이 줄고, 따라서 경피적인(percutaneous) 상해가 있을 경우 접종되는 양을 줄여, HIV 및 기타 혈액 감염 바이러스의 전파 위험을 낮출 수 있다.

일상적인 치과 및 외과 진료, 환자 치료, 쓰레기 처리 또는 유출물 청소에는 장갑을 착용해야 한다. 침습성 외과 수술을 위해서는 멸균 장갑을 착용한다. (그러나) 업무를 끝내고 나서 (바로) 벗지 않으면 장갑은 '제2의 피부'로서 감염의 근원 역할을 하게 된다. 미생물의 획득 및 증식 동태는 맨손과 장갑을 낀 손에서 서로 비슷하다. 그러나 유의해야 할 점은, 장갑이 손 오염에 대한 완전한 보호를 제공하지는 않으므로, 장갑이 착용자에게 주는 안도감(sense of security)은 잘못된 것일 수 있다는 것이다.

모범 사례 가이드: 치과 의원에서 장갑 안전하게 사용하기

06

- 장갑을 착용하기 전·후에 손을 씻어야 한다. 절대로 장갑을 손 씻기의 대안으로 생각하면 안 된다.
- 매 환자마다 장갑을 교체하면 환자 간 교차 전파(cross-transmission)와 진료실 내 단단한 표면의 오염을 방지할 수 있다. 장갑 낀 손으로 환자 기록, 펜, 컴퓨터 키보드, 문이나 서랍의 손잡이 또는 얼굴을 만지면 안 된다(제8장 참조).
- 일회용(single-use), 쓰고 버리는(disposable) 장갑을 절대로 재사용하지 않는다. 장갑 재사용이 MRSA 및 그람음성막대균의 전염과 연관됨을 증명하는 임상적 증거가 있다.
- 절대로 일회용 장갑을 씻거나 소독하지 않는다. 이는 (장갑의) 장벽으로서의 특성을 감소시키며 '일회용'의 '대용'이 될 수는 없다. 일회용 품목의 재사용은 '의료기기 규정'(제8장 참조)에 위배됨을 유의한다.
- 장갑 착용은 최소한으로 한다. 장갑은 치료를 시작하기 직전에 착용해야 하며, 활동이 완료되는 즉시 벗어야 한다.
- 장갑을 위험한 감염 폐기물로서 폐기한다.
- 매우 긴 절차가 진행되는 경우, 중간에 장갑을 교체한다. 장기간 사용하면 라텍스의 수화(hydration)로 인해 장갑의 약 9~12%가 구멍이 뚫리거나(perforations) 물·공기 등이 스며들 수(porous) 있다. 간염 바이러스는 장갑의 작은 구멍을 통해서도 전파되었다.
- 오랜 (치료) 절차 중에 장갑을 교체하면 과도한 발한을 줄일 수 있고, 따라서 피부 감염이나 염증이 감소한다.

• 장갑을 착용했기 때문에 손이 반드시 깨끗한 것은 아니다. 장갑을 벗을 때 환자의 미생물이 장갑의 외부 표면에서 치과의사의 손으로 전달될 수 있으므로, 이를 손위생으로 제거해야 한다.

업무에 적합한 장갑 고르기

천연고무 라텍스(natural rubber latex; NRL) 장갑과 나이트릴(nitrile) 장갑은 손의 기민성(manual dexterity)을 떨어뜨리지 않으면서 미생물이 침투하지 못하는, 보건의료계에서 사용되는 장갑의 가장 일반적인 유형이다(표 6-2). 나이트릴 장갑은 치과대학생, 치과 팀 및 환자에서 발생하는 라텍스 알레르기 위험을 관리하기 위한 방편의 하나로서, 치과계에서 그 사용이 매우 보편화되었다. 그러나 드문 경우이긴 하지만, 나이트릴 장갑을 착용한 경우에도 알레르기반응이 관찰된다.

06

표 6-2. 임상용 장갑의 특성

장갑 종류	특성	알레르기
천연고무 라텍스	BBV가 투과할 수 없음, 밀착성이 뛰어남, (손의) 기민성을 떨어뜨리지 않으며 잘 찢어지지 않음, 수용성 화학물질에 대한 내성	NRL 혹은 촉진제에 대한 알레르기가 있는 경우에는 적합하지 않음
나이트릴(acrylonitrile)	BBV가 투과할 수 없음, 밀착성이 뛰어남, (손의) 기민성을 떨어뜨리지 않으며 잘 찢어지지 않음(스트레스 조건에서 가장 낮은 실패율), 용제 및 유성 화학물질에 대한 내성	나이트릴 혹은 촉진제에 대한 알레르기가 있는 경우에는 적합하지 않음
폴리클로로프렌(polychloroprene: neoprene)	BBV가 투과할 수 없음	NRL에 대한 알레르기가 있을 때 적합
비닐	유럽 표준으로 만들면 BBV가 투과할 수 없고 NRL과 비슷한 속성을 갖는다. 그렇지 않다면 비닐은 BBV가 투과할 수 있으며, 굳고, 유연하지 않으며, 사용 중에 찢어질 수 있다	NRL/nitrile에 대한 알레르기가 있을 때 적합
공중합체(다중 중합체인 합성 styrene-ethylene-butadine-styrene), 예: Tactylon®	NRL과 비슷한 탄력성과 강도	NRL 단백질 및 화학물질을 함유하고 있지 않아 NRL에 예민한 사람들에게 적합
폴리에틸렌	투과성이고, 밀착성이 나쁘며, 잘 찢어지고 터지며, 임상적 용도로는 적합하지 않음	적합하지 않음

BBV: 혈액 매개 바이러스, NRL: 천연고무 라텍스

NRL 장갑에 대한 알레르기 관리

1980년대 중반부터 그 이후, 보건의료 업무에서의 일상적인 장갑 착용에 비례하여, HCW들 중 라텍스 민감성 유병률은 6~18%까지 꾸준히 상승했다. 라텍스 민감성은 치과대학생과 병원 직원들 사이에서 특히 흔하며, 심지어 수년 동안 NRL 장갑을 잘 착용한 후에도 발생할 수 있다. 민감성은 공기 중의 라텍스 항원(aeroantigens) 흡입 또는 손상된 피부를 통한 흡수로 유발된다. NRL은 식물 제품이지만, 강도를 높이고 탄력성 및 유연성을 부여하기 위해 장갑 제조 과정에서 다른 화학물질이 첨가된다. 제조 공정의 결과로서 다양한 양의 NRL 및 화학 잔류물이 장갑 내에 여전히 존재할 수 있다. 라텍스 장갑을 사용하는 경우 민감화 위험을 최소화하려면 추출 가능 단백질 및 화학 촉진제 함량이 낮은(라텍스 단백질 50㎍/g 미만, 잔류 촉진제 0.1% 미만) 상품을 선택한다.

민감 반응은 다음과 같이 분류된다.

- **지연과민**(Ⅳ형): 접촉피부염, 비염 및 결막염을 초래한다. 이 유형은 NRL 또는 촉진제에 대한 가장 일반적인 과민반응이다. 반응은 노출 후 6~48시간 사이에 일어난다.
- **즉시과민**(Ⅰ형): 천식, 두드러기, 후두 부종 및 아나필락시스쇼크/허탈(collapse). 반응은 노출 후 15~30분에 일어난다(그림 6-1).

과민반응에 대처하기 위한 치료 및 회피 전략은 일찍 시작하는 것이 가장 효과적이다. 무엇보다도 자신과 환자의 즉시과민 및 지연과민 반응의 증상을 인지할 수 있어야 한다. 라텍스 민감성이 의심되는 경우, 해당 학생, 교직원 또는 환자는 전문가의 조언을 받게 해야 한다. NRL

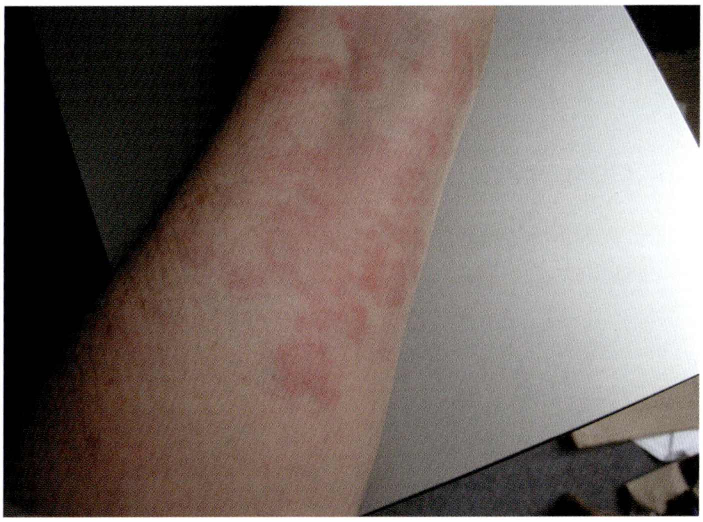

그림 6-1. 치과의사의 아래팔 피부에 나타난 두드러기 반응.

06

에 대한 제 I 형 반응을 경험한 사람은 Medic-Alert 팔찌를 착용할 것을 강력히 권유한다.

NRL 장갑과 유사한 물리적 특성, 즉 손의 기민성을 떨어뜨리지 않고, 잘 찢어지지 않으며, 혈액 매개 바이러스에 불투과성인 NRL 장갑의 대안이 표 6-2에 있다. 영국의 건강안전법에 따르면 NRL 장갑에 민감한 직원에게는 고용주가 적절한 대안을 제공해야 한다. 이러한 의학적-법적 요건에 부응하기 위해 대부분의 치과대학과 치과진료실(의원)은 예방 및 안전 조치로서 라텍스가 없는 장갑 및 진료실 환경을 선택하기로 결정했다.

라텍스를 줄인 또는 라텍스가 없는 환경 만들기

알레르기반응을 일으킬 위험은 라텍스 장갑뿐만 아니라 러버댐, 주사기 및 약병 마개, 예방(prophylaxis) 컵, 치과 교정용 탄력밴드 등, 다른 라텍스 함유 기구에도 존재한다. 민감한 사람들이 있는 진료시설은 진료환경 내 공중 알레르기 항원(aeroallergens)의 생성 때문에 치과 팀 전체가 비-라텍스 장갑으로 바꿔야 할 수도 있다. 환자와 직접 접촉하지 않는, 감수성이 있는 사무직원도 라텍스 에어로졸이 기류를 타고 이동하여 사무실 구역과 대기실에 스며듦에 따라 민감해질 수 있다. 라텍스 단백질로 인한 환경오염은 환기를 잘 시키고, 환기 필터를 정기적으로 교환하고, 라텍스 알레르기 항원으로 오염된 표면을 광범위하게 진공 청소하고 깨끗이 하면 줄일 수 있다. 치과 응급 세트의 장비에도 라텍스가 함유되어 있지 않아야 한다.

06

환자의 라텍스 알레르기 관리

환자가 언제나 자신이 라텍스 알레르기가 있음을 알고 있는 것은 아닐 수 있다. 아토피(건초열, 천식 및 습진 같은 알레르기반응의 소질)가 있는 사람은 NRL에 과민반응을 일으킬 위험이 높다.

모범 사례 가이드: 라텍스 알레르기 관리

- 병력란에 라텍스 알레르기에 대한 질문이 포함되어 있다(예: 가사용 장갑과 접촉한 후나 풍선을 분 후의 과민반응 여부 또는 NRL과 공유하는 항원이 있는 바나나, 아보카도 및 키위 과일에 대한 음식 알레르기 여부).
- 알레르기가 있는 것을 아는 경우, 치과 기록에 명확하게 표시한다.
- 라텍스가 들어 있지 않은 장갑, 러버댐 및 장비를 사용한다.
- 이 환자들에게는 진료 약속을 할 때 직원에게, 치료 전에는 치과의사에게, (본인이 알레르기가 있음을) 알릴 것을 명심시킨다.

마스크 사용 시기

호흡 보호 장비

호흡 보호 장비(RPE)는 일반적으로 비말(droplet: 작은 방울)/공기매개 경로를 통해 전달되는 생물체에 대비하기 위하여, 또는 '에어로졸이 생성되는 절차'에서처럼 공기매개 입자가 인공적으로 생성될 때 필요하다(표 6-3). 치과 임상에서는 외과용(surgical) 마스크와 호흡기(respirator) 마스크, 이 두 가지 유형이 RPE로서 사용된다. 이들 마스크 중 어느 것도 (착용자를) 가스(기체)로부터 보호하지 않는다는 점에 유의해야 한다. RPE는 다른 PPE와 마찬가지로 한 가지 수단에만 의존해서는 안 된다. 치과에서 마주치는 호흡기 병원체 및 공기매개 병원체를 효과적으로 예방할 수 있으려면 RPE와 함께 러버댐, 고속 흡입, 적절한 진료실 환기 및 호흡 경로를 통해 확산되는 인플루엔자, 수두대상포진, 홍역 등의 감염에 대한 직업적 예방접종을 포함하는 안전한 업무 실천이 요구된다.

수술용 마스크

발수성(fluid-repellent) 외과 마스크는 코, 입 및 상기도를 분무(spray), 튐(splatter) 및 비말(droplet)로부터 보호하는 물리적 장벽 역할을 한다. 일부 외과용 마스크는 미립자 여과 특성을 갖고 있다고 주장하지만, 에어로졸에 대한 적절한 호흡 보호에 요구되는 여과 효능은 없다(표 6-3 참조). 치과의 일상적인 용도에는 외과용 마스크를 사용하도록 한다.

표 6-3. 치과에서의 호흡기관 보호

입자의 출처	크기 (직경: 마이크론 단위)	전파 경로	보호
튐/분무	>100	점막과의 간접 접촉: 눈, 코, 입, 얼굴의 피부	눈 보호 수술용 마스크
비말	5~100	흡입: 폐포 바로 위 수준까지 기도를 침투	눈 보호 수술용 마스크
에어로졸. 예: 에어로졸 발생 절차로부터 생긴 것 비말 핵	<5	흡입: 폐포 수준까지 호흡 계통을 침투	눈 보호 호흡기(respirator) 마스크 외과용 마스크는 제한적인 보호를 제공: 병원체 노출에 근거한 위험 평가 사용*

* 호흡기(respirator) 마스크는 체액이 포함되는 에어로졸 생성 절차에서 권장되지만, 치과에서의 사용은 높은 단가 때문에 제한되어 왔다.

마스크는 형태(예: 틀에 넣어 만든 것과 그렇지 않은 것)와 착용 방법(예: 묶는 것과 귀에 거는 것)에 있어서 다양한 제품들이 있다. 마스크는 쓰고 버리는 것으로서(disposable), 한 번만 사용하게 되어 있다(single use only). 올바르게 착용하였을 때 마스크는 코와 입을 막아야 한다. 마스크에 금속 코 밴드(nose band)가 장착되어 있으면, 이를 콧등의 윤곽에 맞춘다. 끈이 충분히 조여지지 않으면 마스크가 옆으로 새게 되어 효과가 없어진다. 그럼에도 불구하고, 대부분의 마스크는 안면 밀폐가 별로 좋지 않아서, 공기가 폐로 흡입되기 전에 여과가 효과적으로 이루어지지 않는다. 따라서 마스크는 에어로졸 경로로 퍼지는 호흡 병원체로부터 착용자를 최소한 또는 부분적으로밖에는 보호하지 못한다.

모범 사례 가이드: 외과용 마스크 사용 방법

- 마스크는 모든 치과 절차에서 착용이 권장된다.
- 마스크는 꼭 맞아야(밀착되어야) 하고, 코와 입을 덮어야 한다(그림 6-2).
- 마스크의 외부 여과면을 만지지 않도록 한다. 오염되어 있을 수 있다.
- 끈/귀에 거는 고리만 손에 쥐도록 한다. 끈/귀에 거는 고리는 '깨끗한' 것으로 간주되며 맨손으로 만질 수 있다.
- 마스크는 일회용 품목이다. 매 환자마다 교체되어야 하며 재사용하지 않는다.
- 마스크는 사용 후 즉시, 위해한 임상 감염 폐기물로서 폐기해야 한다.
- 외과용 마스크 또는 호흡기 마스크를 아래로 당겨 목 주위에 걸거나 팔꿈치에 착용하지 않도록 한다. 이는 교차오염을 초래한다.

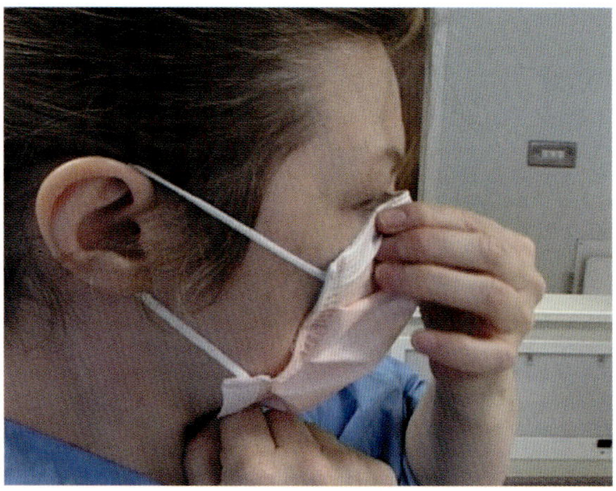

그림 6-2. 얼굴 윤곽에 맞추어진 마스크.

- 마스크를 제거한 후에는 본인의 얼굴과 진료실 환경의 오염을 방지하기 위해 손을 씻어야 한다.

호흡기 마스크(Respirator mask)

호흡기 마스크는 공기매개 입자에 의해 전파되는 호흡기 감염(respiratory infection) 환자 치료 시 사용된다.

실제로 공기매개 경로로 전염될 수 있는 아주 적은 수의 병원체[예: 인플루엔자 바이러스, 중증 급성 호흡증후군(SARS), 결핵균(*Mycobacterium tuberculosis*)]에 대해서는 FFP3 호흡기 마스크가 권장된다. 비말(작은 방울) 그리고/또는 공기매개(에어로졸) 경로로 전파될 수 있는 미생물에 감염된 것으로 알려졌거나 의심되는 환자에서 와동 삭제(drilling)같이 에어로졸이 발생하는 절차를 수행할 때는 FFP3 호흡기 마스크를 착용해야 한다. 적합한 눈 보호장치는 항상 착용해야 한다. 중요한 것은, 고속 핸드피스를 사용해야 하는 절차에서 에어로졸이 발생하면, 보통 직접 또는 간접 접촉을 통해서만 전파될 수 있는 미생물이 에어로졸에 편승하여, 에어로졸 위해가 발생할 수 있다는 점에 주목할 필요가 있다.

호흡기 마스크는 수술용 표준 안면 마스크에 비해 호흡 보호 수준이 높다. 이 마스크는 흡입 공기에서 5㎛보다 작은 공기 중 입자를 걸러 내도록 고안되었다. 이 작은 입자들은 폐의 가장 깊은 부분인 폐포 내로 흡입되고, 입자로부터 미생물이 방출되어 감염을 일으킬 수 있다. (영국에서는) 최신 유럽 표준 EN149에 부합하는, CE 마크가 부착된, 호흡기 마스크만 착용해야 한다. 다양한 여과 효율의 호흡기 마스크가 판매되고 있다. 영국 이외의 국가에서는 활동결핵 환자를 치료할 때 FFP2로 분류된, 94%의 여과 효율을 가진 호흡기 마스크(미국 N95 마스크와 동등)의 사용을 권한다(그림 6-3). 영국 건강 및 안전 행정부(Health and Safety Executive; HSE)는 보건의료 분야에서 감염성 에어로졸로부터의 보호를 위해 여과 효율이 가장 높은, 유럽 표준에 따라 98%의 여과 효율을 가지며 FFP3로 분류된 마스크를 권장한다(그림 6-4). 예를 들어, 범유행독감, 홍역, 활동성 MDR-결핵, SARS, 에볼라바이러스병, 수두대상포진을 앓고 있는 환자를 치료할 때나, 감염, 특히 인플루엔자, 노로바이러스(norovirus), 마이코플라스마(*Mycoplasma*) 폐렴 및 풍진을 앓고 있는 환자에게 에어로졸이 발생되는 치료를 해야 할 때, 이런 마스크를 사용해야 한다. 대개 이러한 병들 중 하나를 앓고 있을 때는 응급 치과 치료가 필요한 환자만이 치료를 받으러 올 것으로 예견된다. 호흡기 마스크는 사용 전에 착용자가 fit test를 하여 안면 밀폐가 잘되었는지 확인해야 한다.

06

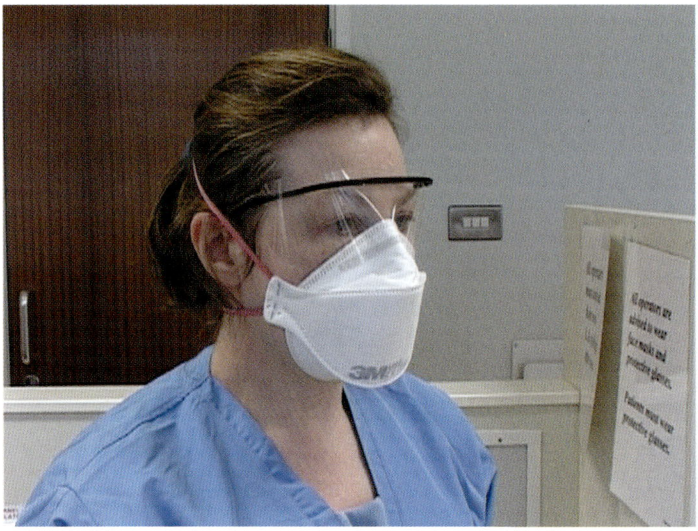

그림 6-3. 쓰고 버리는 안전 고글과 함께 착용한 FFP2 호흡기 마스크. 이 마스크는 영국 이외의 지역에서 사용이 권장된다.

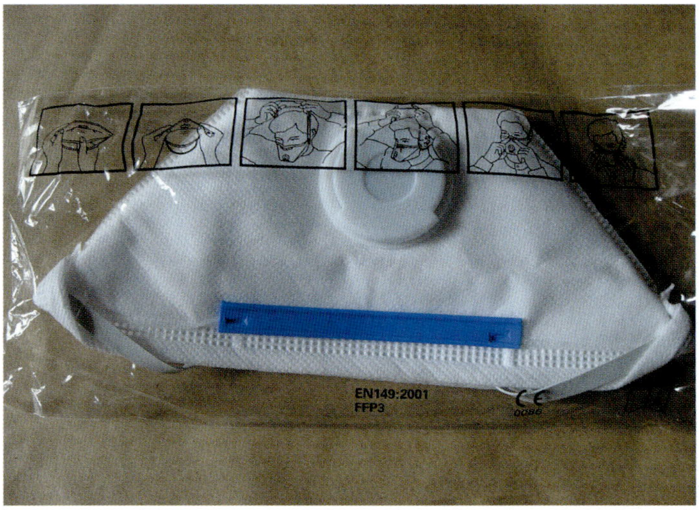

그림 6-4. FFP3 호흡기 마스크. 호흡과 착용을 편안하게 해 주는 밸브와 마스크가 얼굴 윤곽에 더욱 적합하도록 해 주는 파란색 코 띠에 주목하자.

모범 사례 가이드: 호흡기 마스크 조정과 착용

- 제대로 맞춰 착용하면 호흡기가 얼굴에 단단히 밀착하여 누출 위험을 줄인다.
- 안면 밀폐 검사는 안면 보호구 주변의 공기 누출을 최소화하기 위해, 마스크를 착용할 때마다 호흡기 착용자가 수행해야 한다. 이 과정은 제품마다 조금씩 다르며 방법은 제조

업체가 제공한다.

- 수염(긴 턱수염과 짧은 그루터기 수염 모두)은 호흡기(respirator)의 적합과 밀폐를 방해한다.
- 호흡기 마스크를 장착한 후에는 바깥 면을 만지지 않도록 한다. 마스크를 취급한 후에는 항상 손을 씻는다.
- 유해한 감염성 임상 폐기물로서 폐기한다.

호흡 위생

외과용 안면 마스크는 호흡 위생을 위해서도 권장된다. 2003년의 SARS 돌발에서 배운 교훈은 진단 받지 않은 환자가 진료 대기실에서 치료 순서를 기다리는 동안 기침을 하는 것으로 감염이 확산됨을 실증한 것이다. 범유행(pandemic)독감 같은 호흡기병의 돌발 상황 중이나 활동성 결핵 환자를 위해서는, 진료 대기 영역의 기침 에티켓 규약이 필요하게 될 것으로 예상된다. 이 상황에서 환자는 자신으로부터 다른 사람에게로 감염이 전파되는 것을 예방하기 위해 마스크를 착용하도록 정중하게 요청받아야 할 것이다. 환자가 마스크 착용을 원치 않거나 착용할 수 없는 경우에는, 그 대신 기침할 때 티슈로 입/코를 가리고, 사용한 티슈를 즉시 처리한 다음, 알코올계 손 닦기 액으로 손을 닦을 것을 권한다. 이상적으로, 환자는 서로 약 90cm(3피트) 이상 떨어져 앉아야 한다. 감염된 사람으로부터 90cm 미만의 물리적인 근접성은 *Neisseria meningitidis* 및 A 그룹 연쇄알균(streptococcus) 같은 세균의 비말경로에 의한 전파 증가와 결부되어 왔다.

눈 보호구와 낯가리개

임상 치과 팀은 호흡기 분비물, 튐(splatter), 에어로졸 및 아말감 조각 같은 이물질로부터 자신의 눈과 환자의 눈을 보호해야 한다. 감염 가능성이 있는 에어로졸 발생 과정에서는 항상 눈 보호가 필요하다. 안경과 콘택트렌즈는 적절한 눈 보호 수단으로 간주되지 않는다. 이상적으로, 눈 보호 수단[고글(goggles: 큰안경) 또는 낯가리개(visor)/안면 보호구(face shields)]은 편안하고, 충분한 주변 시야를 허용하며, 착용이 안정되고, 여러 각도에서 오는 튐(splashes), 분사(sprays) 및 호흡기 비말로부터 보호해 줄 수 있어야 한다. 많은 고글이 안경을 쓰고도 충분히, 안경 위로 최소한의 간격을 두고 착용할 수 있는 종류이며, 낯가리개를 쓸 수도 있다(그림 6-5). 낯가리개는 확대경[루페(loupes)] 위에 착용하여 루페를 오염으로부터 보호할 수 있다. 고글은 눈 보호 장치로서는 효과적이지만, 얼굴의 다른 부분을 튐이나 분무로부

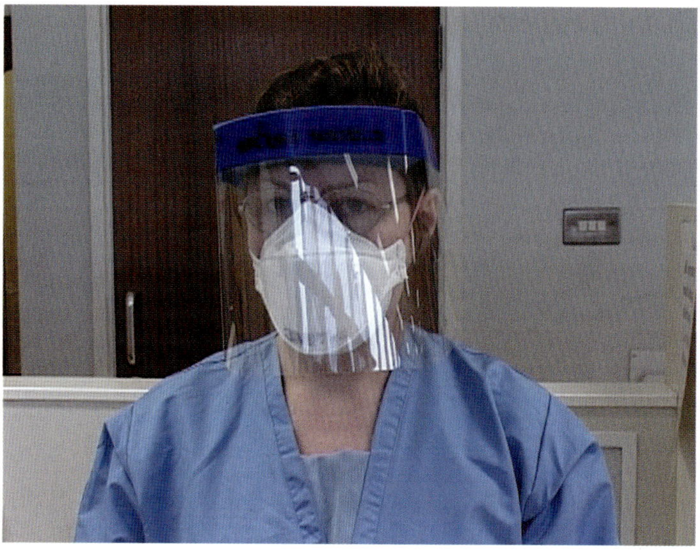

그림 6-5. 보건의료 종사자가 안경을 쓴다면 낯가리개나 고글을 마스크 위에 착용해야 한다. 참고: 낯가리개는 호흡 에어로졸에 대한 보호를 제공하지 않는다. 그렇기 때문에 마스크를 그 아래에 착용한다.

터 보호하지는 않는다. 고글은 착용자를 호흡 비말에 의해 확산되는 호흡기세포융합바이러스(respiratory syncytial virus; RSV)에 의한 직업적 감염으로부터 보호하는 것으로 나타났다. 이것이 손-눈 접촉을 막기 때문인지, 호흡기 비말-눈 접촉을 막기 때문인지는 규명되지 않았다. 환자 접촉 전에 안경과 마스크를 잘 착용하여, 치료 중 더 이상 이 PPE들을 조정할 필요가 없도록 해야 한다. 가능하면, 오염된 손이나 장갑으로 입, 코, 눈 또는 얼굴을 만지는 것을 피한다.

고글은 튐(splashing)이 일어날 수 있을 때 눈을 적절히 보호하며, 얼굴 전면을 보호하는 얼굴 보호 장치는 혈액이나 체액이 튀거나 분사되어 감염을 일으킬 수 있는 물질이 퍼질 위험이 있는 곳에서 착용하는 것이 가장 좋다. 눈 보호 장치는 쓰고 버리는 것이 이상적이기는 하지만, 가능하지 않다면 사용 후 오염을 제거해야 한다.

모범 사례 가이드: 고글 및 안면 보호구

- 모든 유형의 치과 치료 시, 또는 기구의 손세척 시, 측면이 보호되는 고글 또는 안면 보호구(face shields)를 착용해야 한다.
- 일회용의 쓰고 버리는 고글과 낯가리개(visor)가 선호되지만, 재사용이 가능한 고글과 낯가리개는 제조업체의 소독제 사용 표면 세척 지시[예: 알코올계 표면 소독제 일회용 걸레(wipe)]에 따라 오염을 제거해야 한다.

- 고글이 술자의 시력을 떨어뜨리지 않아야 한다. 술자의 시력이 나빠지면 환자 진료가 위태해질 수 있다. 여러 번 사용하여 고글이 긁히거나 흐려지면 교체해야 한다.
- 눈에 혈액이나 다른 체액 또는 화학물질이 들어간 경우, 먼저 콘택트렌즈(착용한 경우)를 빼고, 대량의 눈 세척액 또는 찬물로 눈을 헹군다. 감염 근원(source) 환자가 혈액 매개 바이러스 보균자인 경우, 제4장에서 설명한 날카로운 기구/팁 사건의 관리에 대한 권고를 따른다.

세계보건기구(WHO)는, 환경과 자기 자신의 오염을 최소화하기 위해서는, 다음과 같은 순서로 PPE를 착용하고 벗어야 한다고 권고한다.

모범 사례 가이드: 보호 장비 착용

- 손위생 수행
- 플라스틱 앞치마[또는 발수성(fluid-repellent) 가운] 착용
- 외과용 마스크 (또는 호흡기 마스크) 착용
- 눈 보호 장치 착용
- 장갑 착용

모범 사례 가이드: 보호 장비 벗기

- 장갑 벗기
- 플라스틱 앞치마 또는 가운 벗기
- 눈 보호 장치 벗기
- 마스크 또는 호흡기 마스크 벗기
- 손위생 수행

장갑은 환자의 분비물로 외부 표면이 오염되어 있으므로 제일 먼저 벗어야 하며, 이렇게 함으로써 다른 오염된 PPE들을 벗는 동안 (장갑의 외부 표면이) 자신의 피부, 눈, 또는 입에 닿아 감염이 일어날 가능성을 없앤다. 장갑 벗는 기술은 그림 6-6을 참조한다. 치료를 마친 후 다른 PPE들은 벗지 않더라도, 의원 환경 내 시설 면의 오염을 막기 위해서도, 장갑은 즉시 벗어야 한다. 마스크는 묶는 끈이나 귀 부분만 잡고 벗는다. 일회용 PPE 및 RPE는 즉시 감염성 임상 폐기물 봉투에 넣어 폐기한다. 재사용이 가능한 항목은 오염을 제거해야 한다.

06

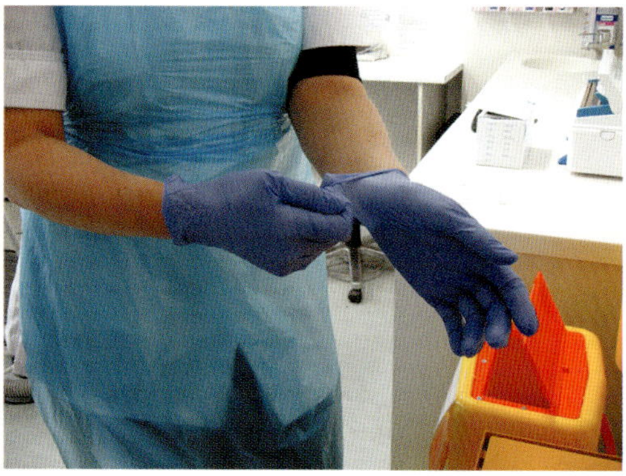

1단계

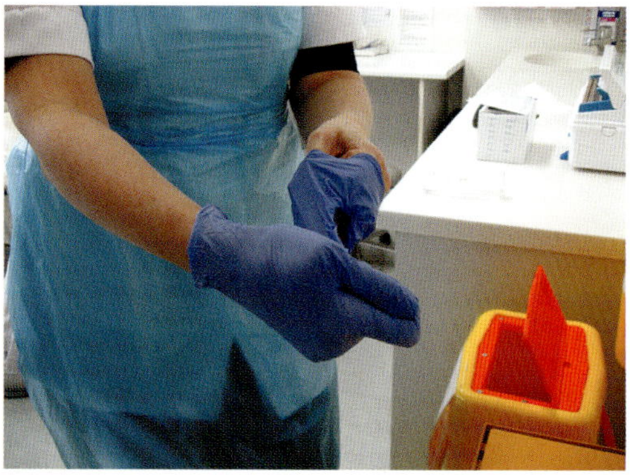

2단계

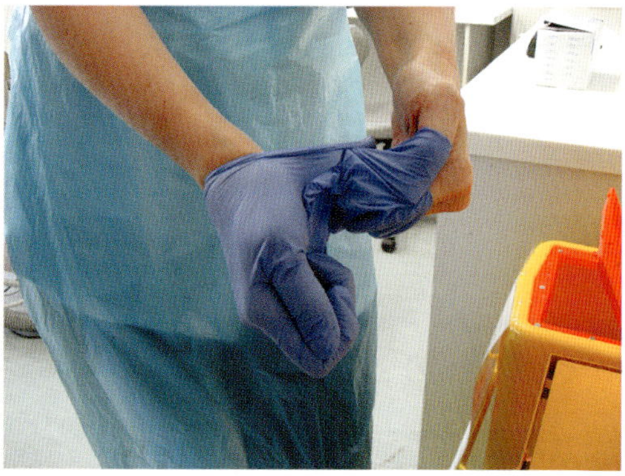

3단계

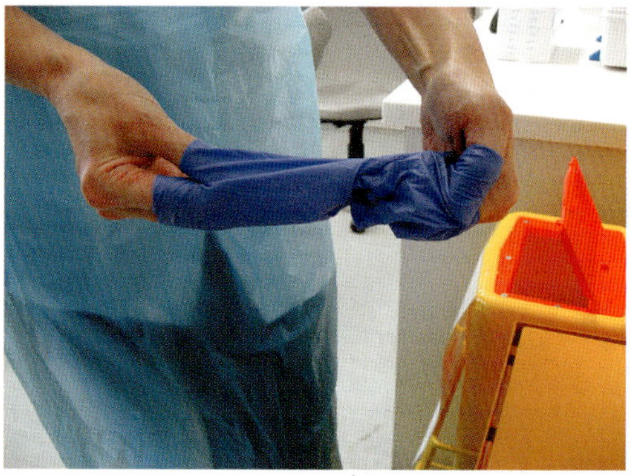

4단계

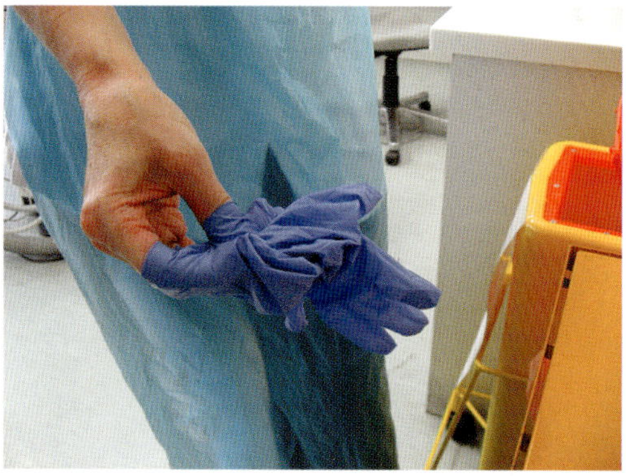

5단계

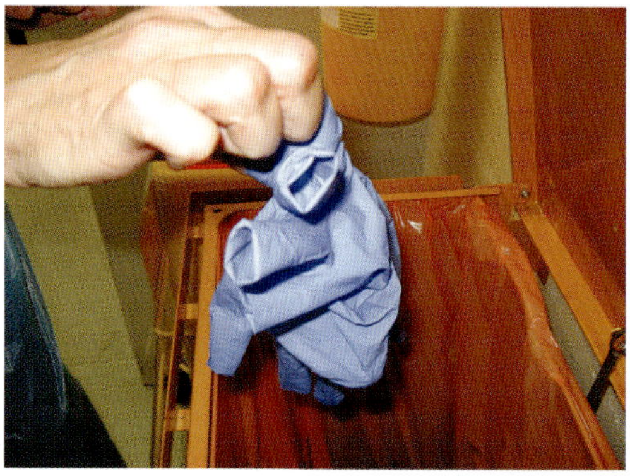

6단계

그림 6-6. 착용자의 손과 환경의 오염을 방지하기 위한 무균적 장갑 제거 단계.

심폐소생술(cardiopulmonary resuscitation) 중의 보호

마우스피스, 일방향 밸브가 달린 휴대용 소생술 마스크 및 그 외 흡배기장치는 입-대-입 소생술의 안전한 대안이며, 심폐소생 절차 중 시행자의 코와 입이 (피시행자의) 구강 및 호흡기 체액에 노출되는 것을 방지한다.

튜닉과 유니폼

튜닉(tunics: 짧은 상의)과 유니폼이 감염의 근원이 되는 것을 방지한다.

유니폼 종류

치과 진료실에서의 하루 업무 후에는 튜닉, 바지 및 유니폼이 착용자의 피부 미생물, 환자의 병원체, 환경 미생물 등, 여러 출처의 미생물에 의해 누적 오염되어 있을 것이다. 병원의 병동에서는 다약제내성균(multidrug-resistant bacteria; MRSA), *Clostridium difficile* 및 vancomycin 내성 장구균이 오염된 유니폼을 통해 환자에게 전염되지만, (치과에서) 이 경로를 통한 전염은 드문 것으로 보인다.

치과에서 회전 장비 사용 중 발생되는 튐(splatter)은 주로 장비 운전자의 얼굴, 가슴, 손 및 손목에 떨어진다. 넥타이는 MRSA의 전파와 관련이 있다. 환자를 치료할 때 넥타이(나비 넥타이는 제외)나 길게 아래로 드리워지는 목걸이는 착용하지 않아야 하며, 착용한다면 튜닉이나 유니폼 밑에 숨겨야 한다. 따라서 가슴 위쪽 부위를 덮는, 목 높은 튜닉과 유니폼을 착용하는 것이 좋다.

06

팔꿈치 아래는 맨몸으로 일하기

현재 (업무 복장에 대한) 구호는 효과적인 손위생의 진작을 위해 시계나 장신구 없이 '팔꿈치 아래는 드러낸다'로, 즉 짧은 소매로 일하는 것을 옹호한다(그림 6-7). 긴 소매는 손을 씻을 때 젖으며, 젖은 옷은 세균의 생존과 증식을 촉진한다. 긴 소매와 아래로 드리워진 소맷부리는 핸드피스에서 발생되는 튐(splatter) 및 환자의 입에서 방출되는 호흡비말에 의한 직접 오염에 취약하다. 그러나 소매가 짧은 유니폼을 착용할 때 손목과 팔뚝은 치과 진료 후 미생물로 뒤덮일 것이므로, 철저히 씻어야 한다는 것을 잊지 말아야 한다.

모범 사례 가이드: 작업복 착용 및 세탁

- 유니폼은 매일 바꿔 입어야 하며, 체액으로 눈에 띄게 더러워졌거나 볼펜 잉크가 샌 것, 기름 얼룩 등의 명백한 얼룩이 있을 때는 더 자주 바꿔 입어야 한다.
- 진료 시설 내 식·음료 섭취 및 휴식 구역으로 지정된 곳에서는 보호 복장(PPE)을 착용해서는 안 된다. 음식물을 섭취하거나 마실 때는 보호 복장을 벗는다.
- 튜닉과 유니폼은 진료 시설을 떠나기 전에 벗어서 불침투성 자루에 넣어야 한다.

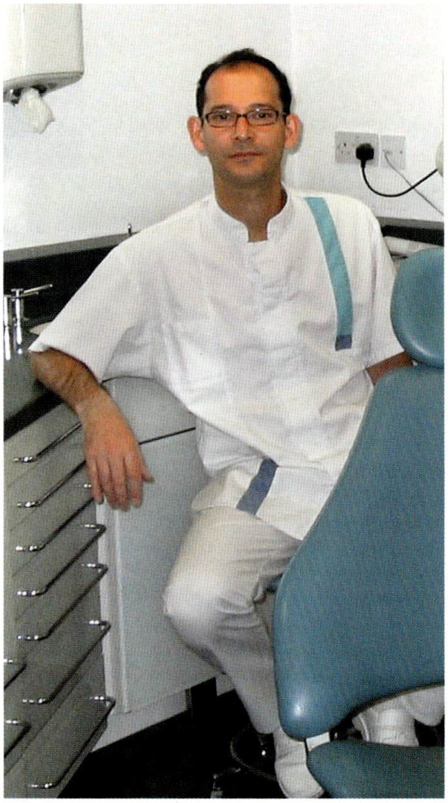

그림 6-7. 팔꿈치 아래는 드러내고 일한다. 이 치과의사는 짧은 소매의 목선이 높은 튜닉을 입고 있으며, 시계는 차지 않았다.

- 병·의원에서 묻혀 온 병원체로 친구와 가족들을 '맞이하지' 않도록 한다.
- 구입하는 유니폼의 직물과 색상은 미생물을 죽이는 데 필요한 높은 온도에서 이루어지는 세탁을 견딜 수 있어야 할 것이다.
- 튜닉/유니폼은 가정 세탁물과는 분리하여, 고온 세척(바람직하게는 60℃ 이상에서 10분간)으로 설정된 세탁기에서 세탁해야 하며, 이로써 내열성 아포 형성 세균을 제외한 많은 세균들이 사멸된다. 40℃까지의 (낮은) 세척 온도가 허용되기는 하지만, 미생물 제거를 헹굼 물의 희석 효과와 세제 작용에 의존하게 되므로 신뢰성이 떨어진다.
- 세제는 직물로부터 미생물과 오염을 떨어뜨리고, 헹굼 물이 이를 제거한다. 과부하로 헹굼의 희석 효과가 줄어들지 않게, 세탁기에 세탁물을 너무 많이 넣지 않도록 한다.
- 유니폼을 다림질하면, 다림질 열이 옷에 남아 있는 세균을 죽이는 데 도움이 된다. 세척하지 않고 다림질만 하면 미생물 수가 약 10^7cfu/mL 감소하지만, 그것만으로는 충분하지 않다.
- 치과 직원이 치과 진료실 내에서 자신의 의복을 입는 경우, 그 직원은 자기 의복에 대해

유사한 위생 조치를 취해야 한다.

> 튜닉과 유니폼은 PPE가 아니다.

튜닉과 유니폼은 일반적으로 미생물과 체액이 투과할 수 있는 polycotton(polyester + cotton) 같은 재질로 만들기 때문에 PPE로 간주되지 않는다. 이런 유니폼은 PPE[플라스틱 앞치마 또는 발수성(fluid-repellent) 가운]의 보호 장벽 역할을 대신할 수 없다. 유니폼은 오히려, 진료 시설의 기업 이미지를 반영하고, 연수생과 학생을 포함하여 치과 팀원이 어떤 복장을 해야 하는지에 대한 환자의 기대를 충족시킨다.

직원들은, 바람직한 감염관리 실천을 저해하지 않는 한, 그들의 종교 및 문화적 관습에 따르는 복장을 갖도록 허용해야 한다. 치과 의원 내에서는, 손 및 손목 위생을 수행하거나 환자를 치료하는 동안, 유니폼 또는 작업복 소매를 팔꿈치 위로 걷은 후 고정시켜야 한다. 환자 치료 중에 쓰고 버리는 긴 소매 가운이나 소매 덮개(over-sleeves)를 착용하여 노출된 아래팔을 가릴 수 있다(그림 6-8). 쓰고 버리는 긴 소매 가운이나 소매 덮개의 팔목 부분은 장갑

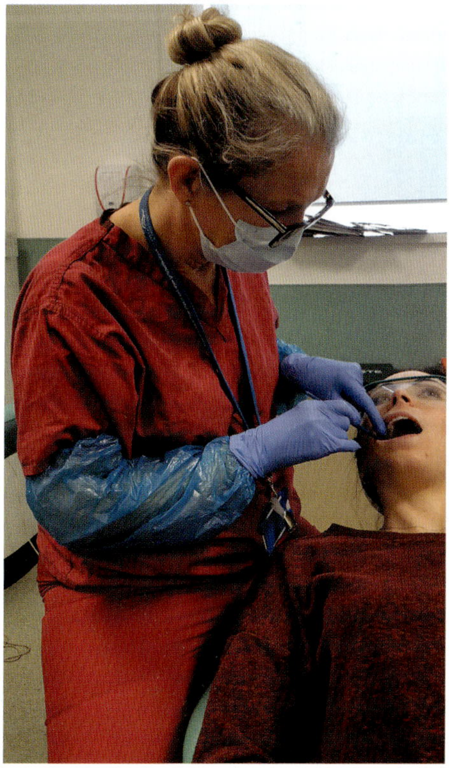

그림 6-8. 치료하는 동안 치과의사의 팔을 덮기 위해 착용하는 쓰고 버리는 소매 덮개.

의 팔목 부분으로 덮는다. 소매 덮개는 일회용 품목이다. 그러므로 매 환자마다 교체하고, 감염성 임상 폐기물로서 폐기해야 한다. 그렇지만 유니폼 복장 규정은 환자 치료 외 다른 시간에는 긴 소매로 팔뚝을 덮을 수 있게 허용해야 한다.

보호 장벽 – 플라스틱 앞치마와 수술 가운

플라스틱 앞치마

쓰고 버리는 플라스틱 앞치마로 튐으로부터 자신을 보호한다.

표준 예방 조치에 관한 영국 및 국제 권장 사항에 따르면, 보건의료 종사자는 쓰고 버리는 플라스틱 앞치마를 착용하여 유니폼/의복의 전면을 환자와의 긴밀한 접촉, 재료 및 오염된 장비, 또는 튐으로 인해 발생하는 미생물 오염으로부터 보호해야 한다. 플라스틱 앞치마는 일반적인 임상 용도, 기구의 손세척 또는 유출 체액 청소 시에 적합한 것으로 간주된다. 혈액이나 체액에 광범위하게 노출될 것이 예상되는 경우, 발수성(fluid-repellent)의 쓰고 버리는 가운이 적절하다(그림 6-9).

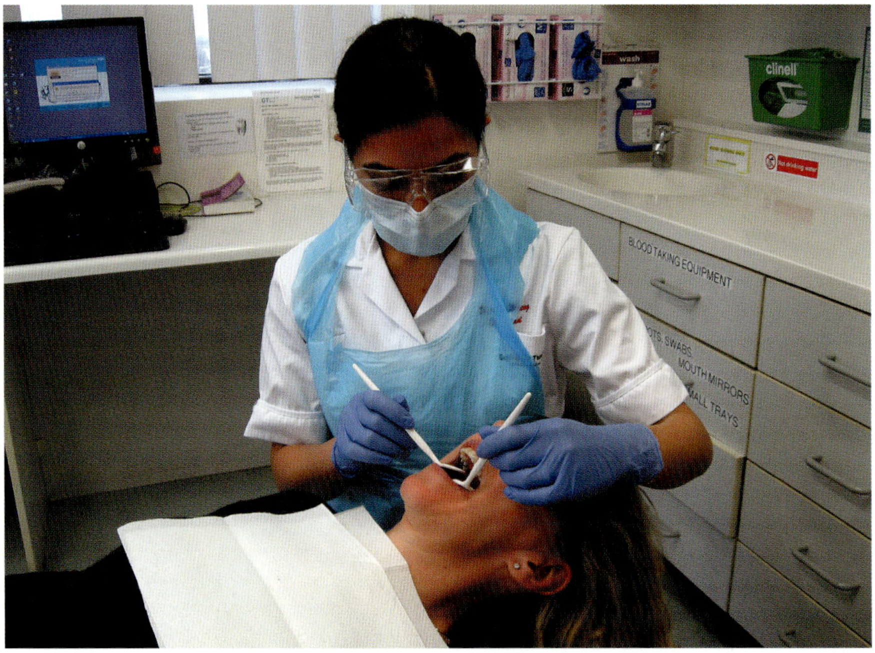

그림 6-9. 치과의사가 쓰고 버리는 일회용 플라스틱 앞치마를 착용하고 있다. 이 앞치마는 착용자가 앉은 자세로 작업할 때 가슴과 허리 부위에 떨어지는 튐으로부터 보호하기 위해 고안되었다.

플라스틱 앞치마는 일회용 품목으로 분류되며, 매 환자마다, 또는 각 절차 사이에 교체하고, 유해한 임상 폐기물로 폐기해야 한다. 플라스틱 앞치마는 사용 중 정전하가 발생하는 경향이 있으며, 이로 인해 앞치마 위로 더 많은 세균이 이끌려오게 된다(그림 6-10). 그러므로 착용하거나 폐기할 때 앞치마의 외부 표면을 만지지 않도록 조심해야 한다. 정전기가 방지되는 종류를 사용할 수도 있다. 플라스틱 앞치마는 깨끗하고 먼지가 없는 장소에 보관해야 한다.

외과 가운 및 수술용 커튼

가벼운 구강외과 수술, 치주 또는 임플란트 수술 같이 혈액이나 체액이 피부나 의복에 튈 위험이 있는 경우, 쓰고 버리는 발수성(fluid-repellent)의 긴팔 수술 가운을 권장한다(그림 6-11). 가운은 손위생 수행 후 대개 첫 번째로 착용해야 하는 PPE이다. 가운은 긴 소매에 소맷부리(cuffs)가 꽉 끼어야 한다. 장갑은 소매의 소맷부리 위에 착용하여 오염으로부터 손목을 보호하고 소맷부리가 젖는 것을 방지하는 데 도움이 되도록 한다. 가운을 벗을 때는 가운의 '오염된' 바깥쪽이 안으로 가게 접고, 말아서 꾸러미로 만든 후, 유해폐기물통에 버린다. 가운 바깥쪽 오염된 표면을 만지지 않도록 세심한 주의를 기울인다.

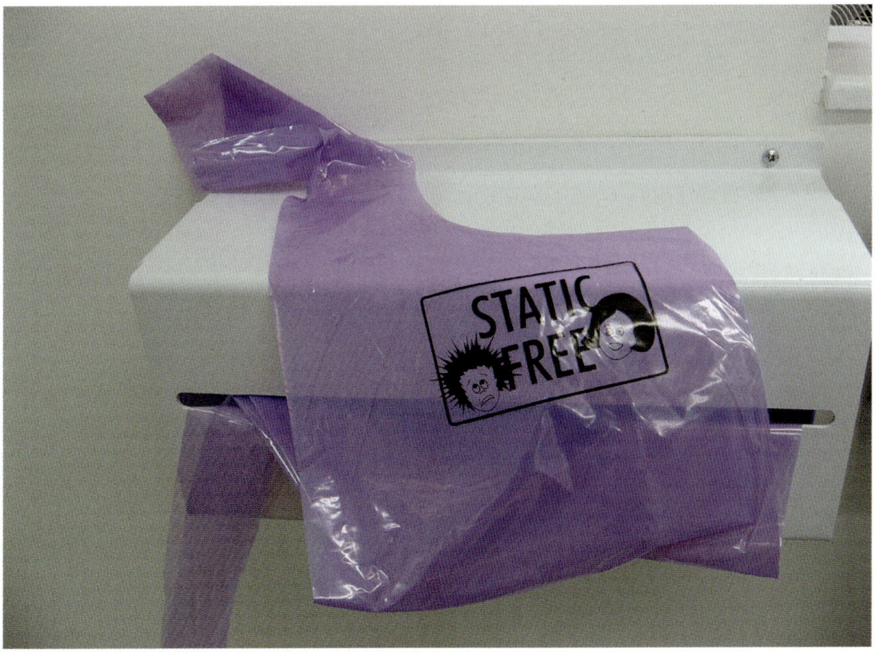

그림 6-10. 벽에 장착된 분배기 안에 들어 있는 쓰고 버리는 정전기 방지 앞치마.

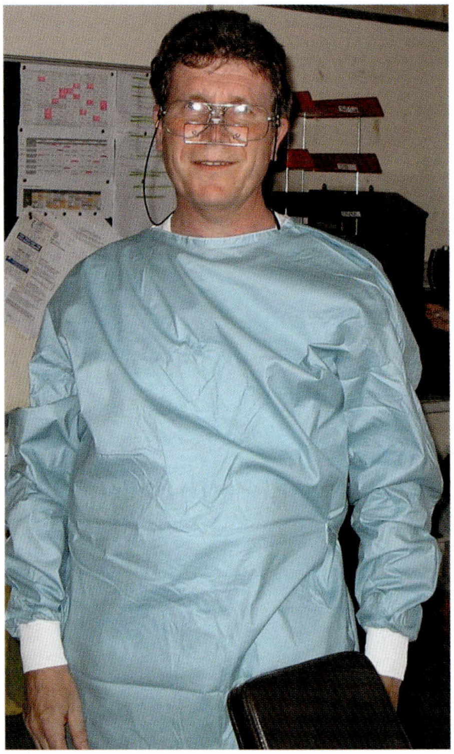

그림 6-11. 일회용 쓰고 버리는 발수성(fluid-repellent) 가운.

참고문헌 및 웹사이트

Coia JE, Ritchie L, Adisesh A et al. for the Healthcare Infection Society Working Group on Respiratory and Facial Protection (2013) Guidance on the use of respiratory and facial protection equipment. *Journal of Hospital Infection*, 85, 170-182.

Loveday HP, Wilson JA, Pratta RJ et al. (2014) Epic 3: national evidence-based guide-lines for preventing healthcare-associated infectionsin NHS hospitals in England. *Journal of Hospital Infection*, 86(Suppl.1), S1-S70.

Seto WH, Tsang D, Yung RWH et al. (2003) Effectiveness of precautions against droplets and contact in prevention of nosocomial transmission of severe acute respiratory syndrome (SARS). *Lancet*, 361, 1519-1520.

제 7 장
치과 장비(기기, 기구)의 멸균과 소독
(Sterilization and disinfection of dental instruments)

오염 제거(decontamination)의 절차

오염 제거를 행하는 데는 두 가지 중요한 이유가 있다.

- 재사용이 가능한 장치를 직원이 다루기에 안전하게 만든다.
- 한 환자에서 다른 환자로 감염이 전파될 위험을 최소화(소독) 또는 제거(멸균)한다.

궁극적인 목표는 기구를 미생물이 전혀 없는 무균 상태로 만드는 것이다. 이 목적을 달성하려면 멸균(과정) 그 자체만으로는 충분치 않다. 장비의 표면에 붙어 있는 잔해(debris: 시멘트, 혈액, 윤활유 등)가 멸균 진행을 막거나 방해할 수 있기 때문에, 먼저 장비를 세척하지 않으면 장비는 멸균될 수 없다. 그러므로 오염 제거는 점진적인 과정으로서, 각 단계마다 미생물을 죽이고 제거하는 데 기여한다(그림 7-1).

정의:

- **세척(cleaning)**: 미생물(프리온 포함)의 물리적 제거. 미생물을 죽여야 하는 것은 아니다.
- **소독(disinfection)**: 취급하기에 안전한 수준까지 대상 물품의 미생물 부하(load)를 줄이는 것
- **멸균(sterilization)**: 세균 아포(spore)를 포함하여 모든 미생물을 죽이고 제거하는 것

많은 종류의 증식형(vegetative: 아포를 형성하지 않는) 세균은 60~65℃ 이상의 온도에서 죽는다. 아포 형성 세균과 *Mycobacteria* 세균종은 열에 의한 살균에 비교적 높은 내성을 갖게 해 주는 세포벽이 있다. 이러한 생물체를 죽이기 위해서는 높은 압력하에서의 증기 멸균 과정에서 발생하는 고온이 필요하다. 불행히도 vCJD나 CJD 같은 프리온(prion) 단백질은 열에 의한 살균에 매우 내성이 강하므로, 프리온의 제거와 파괴는 대개 효과적인 세척과 소독에

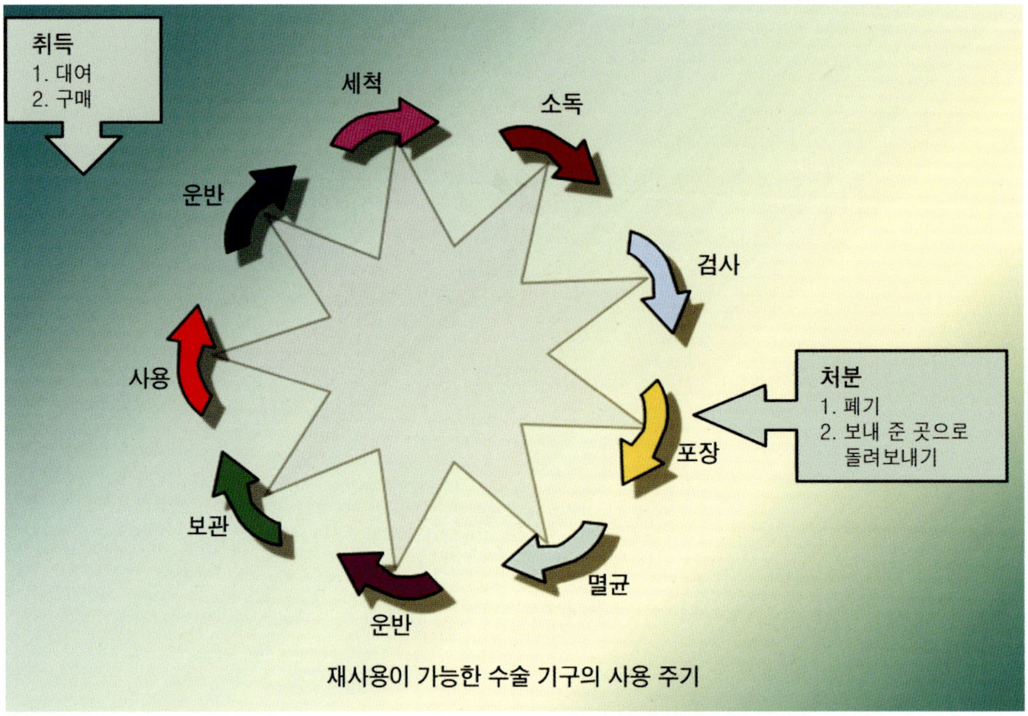

그림 7-1. 재사용이 가능한 기구의 오염 제거 주기. (출처: Paul Morris 제공.)

의존한다.

죽은 그람음성세균의 세포벽에서 나오는 내독소는 감염성은 없지만 염증반응을 일으킬 수 있기 때문에, 세균 세포는 완전히 제거되어야 한다. 또한 오염이 제거된 장비는 소독이나 멸균 여부에 관계없이, 다음과 같은 것들이 없어야 한다.

- 앞선 임상 치료의 잔류물. 예: 시멘트, 미생물, 혈액 및 인체조직
- 오염 제거 절차의 잔류물. 예: 세제, 소독제 및 석회질 물때(limescale)
- 보관 중 먼지, 오물 및 환경 미생물에 의한 오염

세척이 왜 이렇게 중요해졌나?

프리온 단백질은 멸균에 대한 내성이 더 크다.

세척은 언제나 오염 제거 절차의 중요한 부분이었다. 하지만 1990년대 중반, 사람에게 전파될 수 있는 프리온병[변종 크로이츠펠트-야콥병(variant Creutzfeldt-Jakob disease; vCJD)]이 처음 출현함에 따라(제2장 참조) 세척의 중요성은 더욱 커졌다. 프리온병은 희귀하고 치명

적인 신경변성질환(neurodegenerative disorders)이다. CJD는 산발성 또는 가족성 이상으로서, 인구집단 내에서 연간 100만 명당 1.5건의 비율로 자연적으로 발생한다. 의원성(iatrogenic)인 사례들은 신경외과 수술 시 오염된 기구 또는 이식편에 의한 전염 및 과거 인간 유래 성장 호르몬으로 인한 전염과 관련이 있다. 프리온은 다른 병원체와는 달리 DNA나 RNA가 없고, 비정상적인 입체 형태(conformation)를 가진 단백질로 이루어진다. 단백질은 DNA나 RNA보다 열변성에 훨씬 더 큰 내성이 있다. 멸균 과정은 감염성을 단지 100배 내지 1,000배까지만 감소(즉, 프리온 인자를 불활성화)시킨다. 프리온이 금속 표면에 흡착되면 변형이 일어나고, 이 때문에 오염 제거에 대한 내성이 더 높아진다는 증거가 있다.

통상적으로, 외과용 기구로부터 감염이 시작되기 위해서는, 미생물이 기구 표면에서 환자의 혈류 또는 조직으로 이동할 수 있는 전파 방법이 있어야 하며, 이는 대개 피부 경유(경피) 경로 또는 직접 접촉을 통해 이루어진다. 이러한 일련의 일들은 프리온병의 전염에서는 불필요하다. 왜냐하면 프리온 인자는 기구에 부착되어 있는 상태에서도 감염을 일으킬 수 있기 때문이다. 일단 기구 위에 있기만 하면 프리온은 물리적으로 제거될 때까지는 계속 환자를 '감염'시킬 수 있다.

프리온 단백질은 강알칼리에 의해 파괴되지만, 강알칼리성 화합물은 기구를 손상시키므로 일상적으로 사용하기에는 부적합하다. 이를 대체하여 프리온 단백질을 비활성화시킬 수 있는 고주파 가스 플라스마 발생기(radiofrequency-generated gas plasma machines) 및 프리온 분해효소 소독제를 비롯한 여러 가지 해법이 개발되었다. 그러나 일상적인 오염 제거에서는 프리온을 포함한 모든 단백질을 물리적으로 제거하는 데 효과적인 세척에 중점을 둔다.

이전에는 세척의 기준이 '세균 부하 감소'였지만 이제는 '프리온 단백질 제거'로 높아졌다. 이 변화는, 실제적인 면에서, 손으로 하는 세척을 자동세척, 바람직하게는 열세척소독기(thermal washer disinfector)가 대체하는 것을 의미한다. 치과용 기구를 세척하는 사람이 아무리 업무에 전념한다 해도, 손으로 하는 모든 절차는 시간의 제약이나 피로 때문에 사람에 따른 편차가 있기 마련이다. 자동화된 세척은 재현성이 있고 (유효성을) 검증할 수 있다는 중요한 장점이 있다. 검증(validation)이란 이로써 절차 전체를 기록하고, 검사하며, 절차가 반복(재현)될 수 있도록 하는 수단으로 정의된다.

오염 제거의 법적 요구 사항 및 기술 표준

법 준수

멸균 장치 및 열세척 소독기는 영국의 의료기기 규제(Medical Devices Regulations; MDR)

2002 및 유럽연합법에 따라 의료기기로 분류된다. 오염 제거가 이루어지는 장비와 현장은 모두 MDR에 따라 운용되어야 한다. 영국 및 EU 전역에서 제조 판매되는 의료기기는 당해 규제의 적용을 받으며, 반드시 CE 마크가 있어야 한다. CE 마크는 의료기기의 안전성과 성능을 책임지는 일련의 필수 검사 요구사항의 준수 여부를 나타낸다. MDR을 준수하려면, 오염이 제거된 기구와 장비는 다음 두 가지 기본 원칙을 충족시켜야 한다.

- 오염 제거 과정이 끝났을 때 깨끗하며, 멸균 상태일 것
- 사용 시점까지 임상적으로 만족스러운 상태를 유지할 것

영국의 오염 제거 절차의 관리 및 운용에 적용될 수 있는 기본적인 표준이 Box 7-1에 요약되어 있다.

재사용이 가능한 치과기구 및 장비는 다음 세 가지 중 한 가지 수준으로 오염을 제거한다.

- 무균 상태(sterile: 사용 시점에)
- 멸균(sterilized: 멸균 과정을 거친)
- 청결(clean: 눈으로 보이는 오염이 없는)

Box 7-1. 치과 진료에서 오염 제거 관리를 위한 기본 원칙

- 등록된 공급자/관리자(진료 시설 소유자)는 표준화된 오염 제거 절차의 수립 및 구현을 책임지는 오염 제거 선임자를 지명하고, 이 분야의 관리 책임을 맡긴다.
- 환자 치료실 외부의 전용 시설에서 멸균을 수행하고, 전용 청결 구역에 멸균 장비를 보관한다. 시설은 목적에 부합해야 하며, 체계적이고 잘 유지되어야 한다.
- 손으로 하는 세척(손세척)은 자동화 처리를 할 수 없는 품목으로 제한한다. 자동화 처리를 할 수 있는 기기는 자동화 처리(예: 열세척 소독기)를 이용하여 세척한다.
- 오염 제거 장비는 목적에 맞는 운용을 위한 적절한 상태를 유지해야 한다. 사용 전에 장비가 제대로 작동한다는 것을 신뢰할 수 있도록 장비를 완벽하게 검증한다.
- 현행 국가 권고 사항에 따라 유지 보수, 서비스(수리) 및 일일, 주간, 연간 정기 검사를 수행한다.
- (오염 제거) 절차의 각 부분이 효과적임을 입증하기 위한 모든 유효성 검증 및 주기 검사 서류를 기록하고, 외부 감사 또는 조사에 대비하여 최소 2년 동안 보관한다.
- 문서화된 교육계획을 운영하고, 오염 제거에 관여하는 모든 직원의 개별 교육 기록을 보관한다. 직원은 자신의 구체적인 역할을 알고 자신의 직무를 효과적으로 수행할 수 있도록 완벽하게 훈련을 받아야 한다.
- 정기적인 감사*를 실시하여 (오염 제거) 절차가 최신인지, 절차를 잘 따르는지, 그리고 요구되는 변경 사항을 이행하는지 검토한다. 완료된 감사 및 실천 계획은 진료 시설의 위험 관리 시스템의 일부로서 보관되어 항상 조사받을 준비가 되어 있어야 한다.

출처: HTM 01~05 및 Scottish Dental Clinical Effectiveness Program 내용으로 작성.

*HTM 01~05에서는 한 해 두 번.

오염 제거의 수준은 기구의 침습 정도와 피부, 점막, 무균 상태의 체강 또는 혈류와의 접촉 또는 비접촉에 대한 위험 평가(risk assessment)를 토대로 선택된다(표 7-1).

표 7-1. 기구 및 장비 오염 제거를 위한 위험 평가

위험	적용	권고
높음(고위험)	연조직을 침투하거나, 뼈와 접촉하거나, 정상적으로 무균 상태인 신체조직 또는 혈류 내로 들어갈 때, 또는 피부 또는 점막의 손상 부위와 밀접하게 접촉하는 품목	(사용 시점에서) 무균 상태인, 또는 시판되는 무균 일회용 기구
중간(준위험)	온전치 않은 피부, 점막 또는 체액과 접촉할 때	멸균된 기구
낮음(비위험)	온전한 피부와 접촉하나 환자와는 접촉하지 않을 때	세척

오염 제거 기술 표준

멸균기 및 세척 소독기의 제작 및 운용에 대해 합의된 영국/유럽 기술 표준[영국/유럽 표준, BS EN ISO 15883(세척소독기) 및 BS EN ISO 13060(탁상용 멸균기)]이 있다. 이러한 BS/EN 기술 표준은 영국 내에서 발행되는 임상 오염 제거 기술 지침(예: HTM 01-05, 스코틀랜드 SHTM 2010 및 SDCEP 오염 제거)에 통합되어 치과의사가 진료 시설 내에서 안전하고 효과적인 장비 오염 제거 표준을 달성하도록 돕는다. 또한 이 국가 지침은 영국 내의 치과 진료에 대한 등록, 감사 및 외부 조사 목적을 위한 기준 역할을 한다(Box 7-1 참조). 진료 시설 소유자 혹은 등록된 치과 의료 제공자·관리자는 이 문서의 내용을 숙지하고, 감염관리 및 오염 제거 지도자를 지정하며, 정기적인 오염 제거 감사를 실시하고, 이에 따라 직원을 교육해야 한다. 감사 완료와 후속 조치 계획은 진료 시설 조사관에게 치과 진료 시설이 오염 제거에 관한 검증된 품질 보증 및 위험 관리 체계를 갖추고 있다는 증거가 된다.

그러나 이 규정과 지침이 기반하는 근본 과학 원리는 보편적인 것이며, 독자가 치과 진료를 실행하고 치과 기구 및 장비의 오염을 제거하는 곳이면 어디에나 적용될 수 있다. 이러한 기본 원칙을 해석하는 데 있어서 각 세부 사항은 나라마다 다를 수 있으며, 이 장 끝의 참고문헌 및 동반 웹사이트를 참고하여 그 예제를 볼 수 있다.

기구 오염 제거는 어디에서 해야 하나?

현재, 치과에서 사용하기 위한 장비의 멸균은 치과 진료 시설 내에서 이루어지지만 이것이 유일한 선택은 아니다.

1. 오염 제거를 공인받은 멸균 서비스 부서(sterile services department; SSD)에 외주를 준다.
2. CE 마크가 있는 일회용 의료기기를 사용한다.
3. 국가 표준(예: HTM 01-05 또는 이와 동등한 것)에 맞추어 현지 시설 내에서 오염 제거를 실시한다.
4. 1~3번의 조합

예를 들어, 1번은 오염 제거에 있어서 많은 전문가들이 선호하는 방법으로 여겨지지만, 물류적인 면을 고려하면 치과 병원, 응급 부문 및 보건국(health board) 소속 진료소에서 수행하는 치과 기구 오염 제거에 국한될 수밖에 없다. 전부는 아니지만 대다수의 치과 진료 시설은 4번을 선호할 것이다. 즉, 현지 시설 내에서 오염 제거를 계속 행하는 것과 함께, 쓰고 버리는 기구를 선택적으로 사용하는 것이다. 앞에서 보았듯이, 이는 국가 표준을 (Box 7-1에서 간략하게 요약) 준수하는 데 따르는 치과 진료 시설의 부담으로 작용한다. (또한) 오염 제거 주기의 검증은 오염 제거실의 설계와 그 안에서 사용되는 장비의 유형만큼 중요한 것으로 여겨진다. 이 장의 다음 내용에서 이러한 목표를 어떻게 달성할 것인지에 대해 간략히 설명한다.

전용 오염 제거 유닛 설계

장비 오염 제거를 위한 영국의 모범 사례 가이드는 다음과 같다.

- 전용 오염 제거실
- 별도의 무균 기구 보관 영역
- 검증된 세척소독기의 사용: 손세척을 대체할 수 있는 모든 경우에 사용

이상적으로는, 치과 의원(진료실) 내에서는 진료만 이루어져야 하고 오염 제거 절차의 어떤 단계도 행해져서는 안 될 것이다. 왜 그래야 하는 것인가? 일차적으로는 환자의 안전과 멸균 절차의 품질 보증 확보가 목표이다. 오염 제거 절차의 각 단계는 장비의 미생물 부하를 줄이는 것을 목표로 한다. 따라서 깨끗하고 더러운 기구를 분리하고, 세척 또는 멸균 후에 기구가 환자 치료 중에 발생되는 표면 오염, 튐(splashes) 또는 에어로졸과의 직접 접촉으로 인해 재오염되지 않게 하는 것이 중요하다. 역으로, 치료 영역 밖으로 장비 오염 제거 절차를 내보내면, 이전 환자에게 사용한 장비를 세척하는 중에 발생한 오염된 에어로졸로부터 환자를 보호하게 된다.

더욱이, 멸균기는 가압장치에 속하는 장비로서 멸균기 문 뒤(안)쪽에 가해지는 압력은 750kg 또는 3/4톤에 달한다. 멸균기 문이 파손된다면 — 파손은 가끔 발생한다 — 멸균기는 사실상

폭탄이 되며, 폭발 경로상에 있는 그 무엇이든 상당한 손상을 입게 된다. 만일 소규모 의원에서 멸균기가 진료가 이루어지는 공간에 놓여 있으면서 이러한 사고가 발생하면, 환자 또는 치과 팀 구성원은 심각한 부상을 입을 수 있다.

따라서 이러한 모든 안전 요구 사항은 전용 오염 제거 시설 내에서 오염 제거 주기가 수행됨으로써 충족될 수 있다. 오염 제거를 기다리는 장비와 소독 멸균된 장비를 분리하는 데는 여러 가지 방법이 있다.

- 1실 오염 제거 설비(그림 7-2): 기구와 작업이 더러운 곳에서 깨끗한 곳으로, 일방통행으로 이동하면서 오염 제거가 이루어지는 양식이다. 열세척 소독기는 오염 영역과 청결 영역이 만나는 지점에 위치한다(그림 7-3 참조). 에어로졸 교차오염을 방지하기 위해 실내는 기구 이동과 반대 방향의 제어된 공기 흐름으로, 즉 청결한 곳에서 오염된 곳으로 환기된다. 벽을 통과하거나 창문에 설치된 송풍기를 이용한 환기 및 배기 시스템이 권장된다. 이 방법은 문이나 창문을 열거나 실내 작업자의 움직임으로 인해 공기 흐름이 방해받을 수 있으므로 아주 확실한 방법은 아니다. 오염 제거 영역 내에서 이동식 팬을 사용하면 안 된다. 오염된 공기가 방 안을 순환하게 됨으로써 청결 구역에서 오염 구역으로의 공기 흐름을 흐트러뜨릴 수 있다. 그림 7-2는 구역을 유지하기 위한 인력의 실내 이동 방식을

07

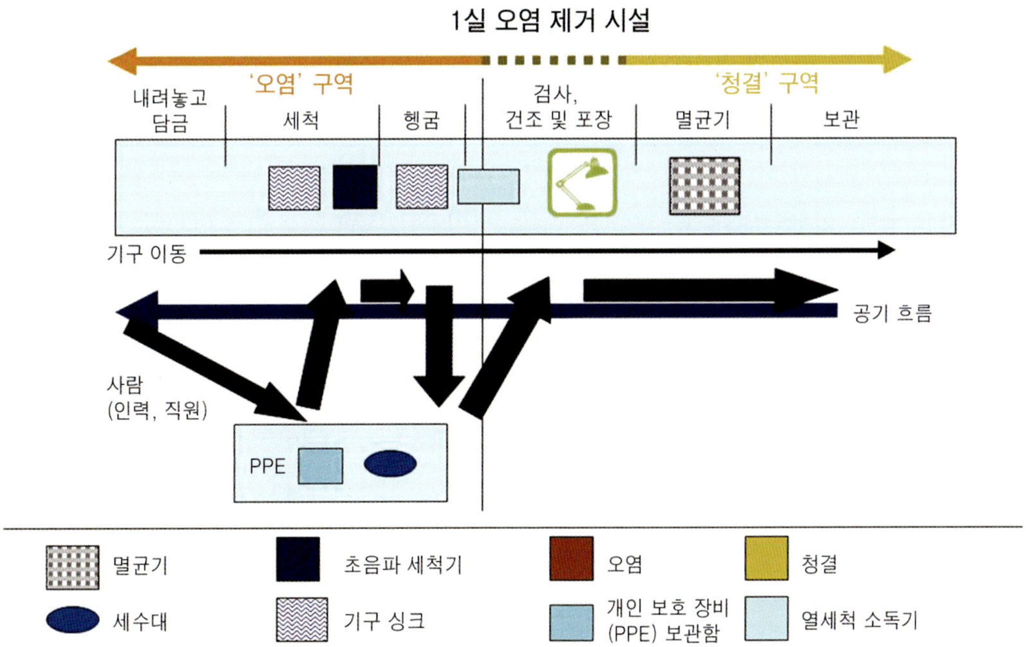

그림 7-2. 1실 오염 제거 설비의 기본 설계. 선택 사항으로 청결 구역에 두 번째 세수대를 놓을 수 있다.

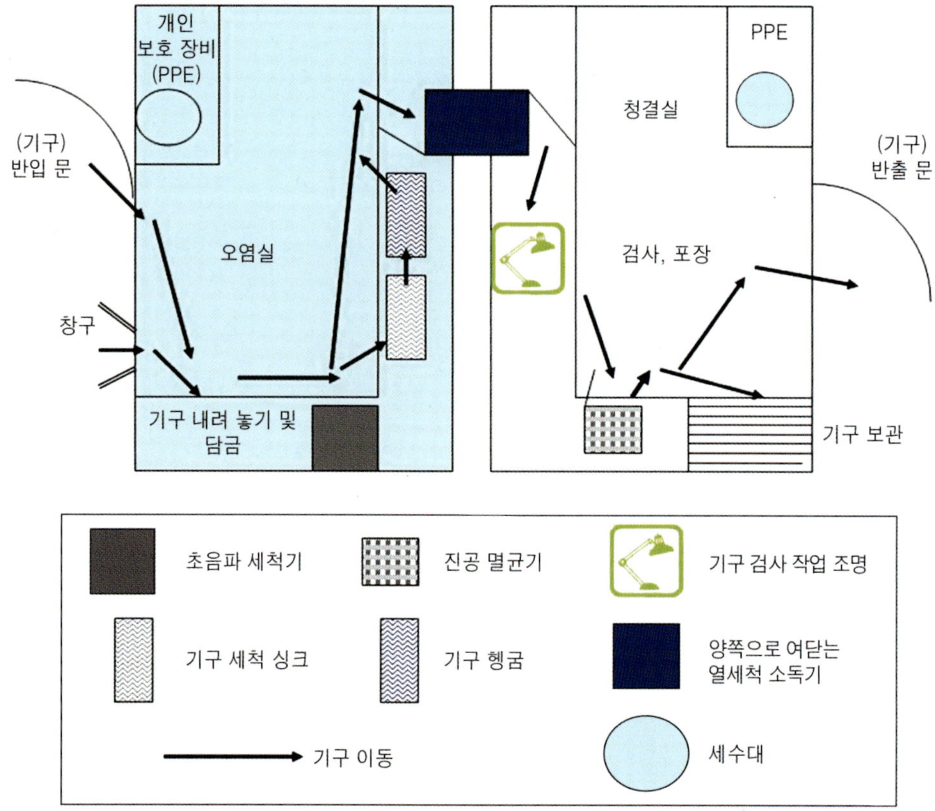

그림 7-3. 2실 오염 제거 설비의 기본 설계.

보여 준다. 이 작업 흐름 방식을 달성하려면 직원에 대한 높은 수준의 규율과 교육이 필요하며, 따라서 2개의 방으로 이루어진 시설에서보다 인적 오류가 발생하기 쉽다.

- 2실 오염 제거 설비(그림 7-3): 더러운 기구의 오염 제거를 위한 방과 세척된 기구의 멸균, 포장 및 보관을 위한 두 번째 방이 있는 양식이다. 양쪽으로 문이 있는(double-door) 세척소독기는 오염실과 청결실 사이의 칸막이벽에 끼워 넣어져 있다(그림 7-4). 그림에 표시된 설계 도안에는 (오염된 기구 및 장비 세트의 전달을 위해) 손이 통과하는 창구(hatch)를 추가하여 어떻게 각 방으로의 접근이 통제되는지 보여 준다(그림 7-5에는 다른 방법이 나와 있다). 교차오염이 일어나기 쉽지 않은 2실 설계가 바람직하다. 이 설계는 병원 멸균 서비스 부서에서 시행착오를 거쳐 채용한 설계에 아주 가깝다. 그렇지만 이 설계는 오염 제거실에서 일하는 전담 직원이 있을 때 가장 효과적이다.

두 가지 오염 제거 설비 설계에서 모두, 기구를 안전한 덮개가 있는 단단하고 누출이 없는 용기(그림 7-6)에 담아 치료실로 또는 치료실로부터 운반한다. 깨끗한 도구의 운반을 위해 뚜렷하게 표지된 용기 하나를 지정하고, 오염된 장비를 운반할 다른 하나의 표지된 용기를

A

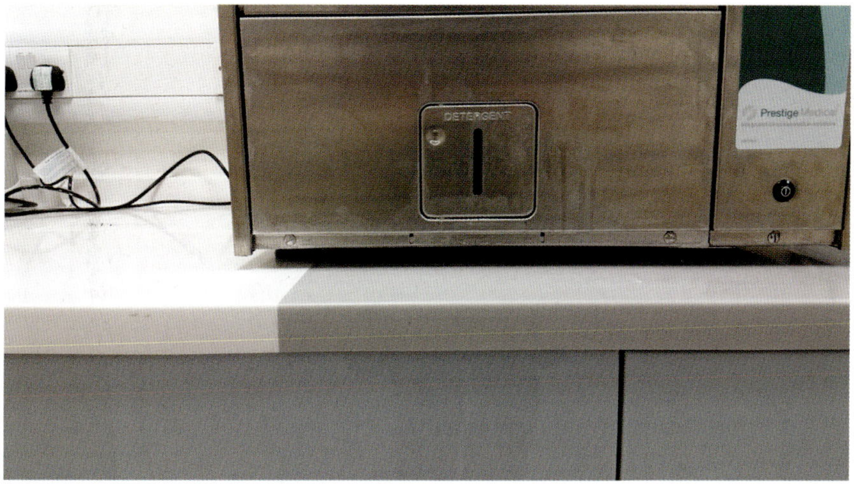

B

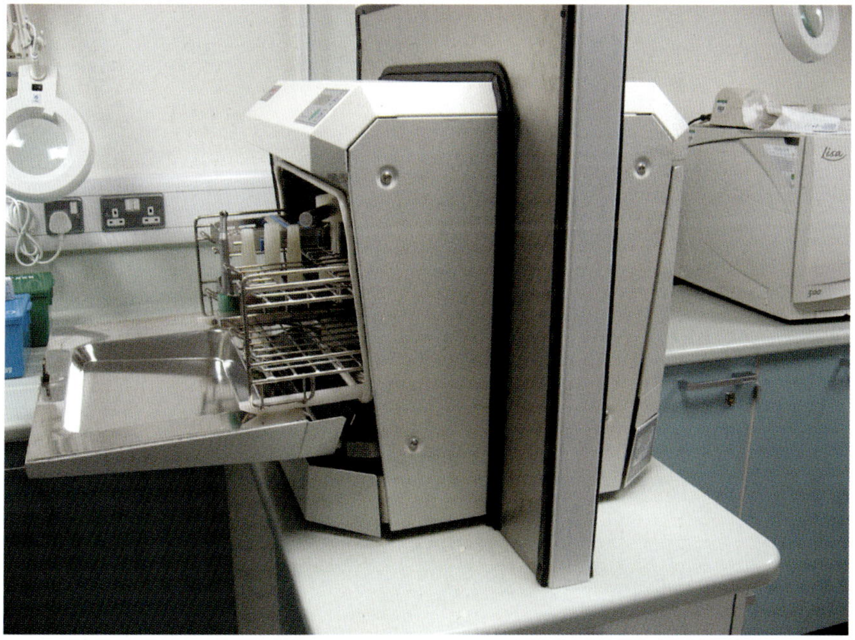

그림 7-4. 1실 오염 제거 시설에서 청결 및 오염 구역을 명확히 구분하기 위한 두 가지 방법의 예. A, 청결 구역과 오염 구역을 구별하기 위한 다른 색상의 작업대(흰색과 회색). 두 구역이 만나는 곳에 열세척 소독기가 있다. B, 청결한 영역과 오염된 영역이 만나는 지점에 있는 간단한 유리 칸막이. 양쪽으로 여닫는 문(double-door)이 있는 열세척 소독기가 유리 칸막이 안에 놓여 있다. 교차오염을 방지하기 위한 방법으로, 한쪽 문이 열리면 다른 쪽 문은 자동으로 잠긴다.

지정한다. 용기는 매번, 사용한 후에 세척 소독한다. 열세척 소독기로 세척 소독하는 것이 바람직하다. 표백제나 차아염소산염 용액의 사용은 피한다. 용액이 남아 있으면 기구가 손상될 수 있다. 직원은 오염 제거 시설에 들어오면 손을 깨끗이 하고 개인 보호 장비(PPE)를 착용

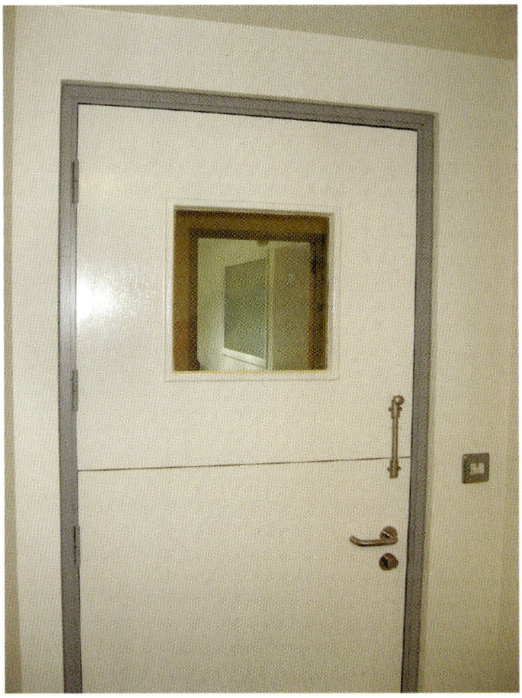

그림 7-5. 통제된 접근을 위한 두 부분으로 된 고정 문. 문의 상단 부분을 열어 기구가 오갈 수 있는 창구로 사용할 수 있다.

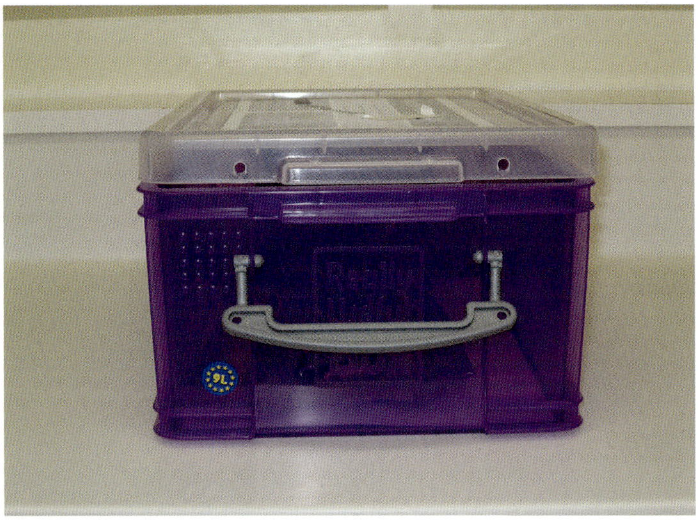

그림 7-6. 치과 진료실로부터 오염 제거실까지 기기를 운반하기 위한 안전뚜껑이 있는, 단단하고 누출이 없는 용기의 예.

하며, 나갈 때는 PPE를 벗고 손을 닦아야 한다(제5, 6장 참조)(그림 7-7). 덧붙여, 오염 구역에서 청정 구역으로 이동하는 경우 교차오염을 방지하기 위해 손을 깨끗이 씻고 PPE를 교체

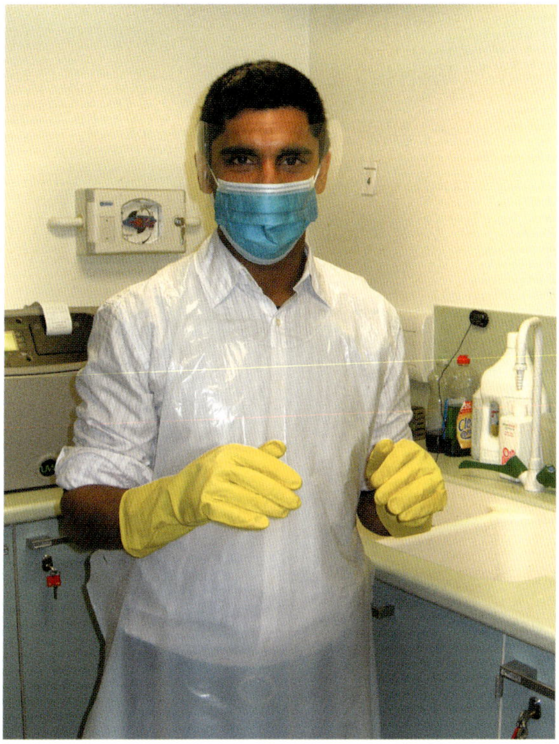

그림 7-7. 낯가리개(또는 고글), 마스크, 플라스틱 앞치마, 튼튼한 장갑 등 기구 세척용 개인 보호 장비를 보여 주고 있다.

해야 한다(그림 7-2, Box 7-2 참조).

시간적 분리

예시된 설계는 '이상적'인 오염 제거 시설을 위한 것이며, 의료기기 지침(Medical Devices Directive)의 해석은 EU 또는 영국에서조차 전체적으로 통일되어 있지 않다. 그러나 환자 안전이 최우선이므로 오염 절차와 청결한 절차를 분리하는 기본 원칙은 치료실에서 오염 제거가 수행되는 경우에도 적용된다. 후자의 상황에서, 분리의 정도는 몇 가지 간단한 방법을 도입함으로써 달성될 수 있다. 시간적 분리(시간별 활동 분리)는 동일한 공간에서 여러 활동을 수행하는 데 사용될 수 있다. 환자가 치료실에 있는 동안에는 기구의 오염 제거를 하지 않음으로써 환자의 안전을 향상시킬 수 있다. 환자가 있을 때 다음과 같은 오염 제거 절차가 수행되어서는 안 된다.

- 기기의 손세척 및 헹굼
- 오염 제거 장비의 개방. 예: 초음파 세척기, 열세척 소독기 또는 멸균기. 초음파 세척기만

뚜껑을 닫은 상태에서 작동시킨다.

대다수의 진료시설에는 간호사용과 치과의사용의 두 싱크대가 있으며, 그 중 하나는 기구 세척 및 헹굼 전용 싱크대로 지정할 수 있다. 손으로 세척할 때는 세척된 기구의 재오염을 방지하기 위해 별도의 세척 및 헹굼 싱크/통이 필요하다. 별도의 기구 싱크 2개를 사용하는 것이 가장 좋겠지만, 공간이 부족한 경우에는 임시조치로서, 헹굼을 위해, 탈착이 가능한 플라스틱 또는 금속 그릇을 사용하는 것이 허용된다. 오염 제거 시 오염 및 청결 단계 사이에 작업대 표면의 철저한 소독으로 장비의 재오염을 줄일 수 있다. 시간당 10~12회 이상의 실내 공기교체로 치료실을 적절히 환기 및 배기하면 공기 오염을 낮은 수준으로 줄이는 데 도움이 된다.

Box 7-2. 기본 설계 요구 사항

오염 제거실은 다음과 같은 요구 사항을 구비해야 한다.

- 틈이 없고, 스며들지 않으며, 쉽게 청소할 수 있는, 연속된 한 유닛으로 이루어진 잘 정돈된 작업대
- 오염 구역의 세수대와 개인용 보호 장비(PPE) 보관함. 공간이 허락된다면 청결 구역에 또 하나의 세수대 및 PPE 보관함(2실 설계에 선택 사항으로 포함)
- 오염 구역으로 들어가는 문, 청결 구역에서 나가는 문(두 번째 문은 선택 사항)

오염실/구역(기구 담금, 세척 및 소독)

- 더러운 기구를 받아 내려놓고, 세척 전 침적하는 영역
- 세제 분배기가 있는 기구 세척용 깊은 싱크대 및 세척한 기구를 내려놓는 영역. 또는 세척용 통과 헹굼용 통이 따로 1개씩 있고 수도꼭지는 하나인 싱크대
- 초음파 세척기(자유 선택 품목: 초음파 세척기에서 세척한 도구의 헹굼을 용이하게 하기 위해 세척 싱크대 앞에 놓거나 2개의 싱크대 사이에 놓을 수 있음)
- 기구 헹굼 싱크대와 헹군 기구를 내려놓는 영역
- 열세척 소독기

청결실/구역(검사, 살균 및 보관)

- 모든 기구의 검사에 사용하는 작업 조명 및 돋보기와 해당되는 경우 치과용 핸드피스 윤활기가 놓이는 영역
- 기구 포장 영역(진공멸균기가 설치된 경우에만)(그림 7-8)
- 증기멸균기(N, B 또는 S 타입)
- 멸균기에서 내용물을 꺼내 놓는 (또한 비진공 멸균기에서 멸균한 경우에는 기기 포장을 위한) 깨끗하고 밝은 영역
- 직사광선이 닿지 않는 깨끗하고 건조하며 둘러쳐진 기구 보관 영역 — 재고 관리를 위한 질서정연함과 재고 순환을 위한 충분한 접근성이 확보되어야 함. 열린 선반을 피하고 바닥에 기구를 보관하지 않아야 함

- 증기 생산(보일러)을 위한 물은 구매하거나, 현장에서 증류기를 사용하여 증류수를 만들거나, 또는 역삼투기로 생산할 수 있다. 이 장비와 하루에 쓸 물을 보관하기 위한 공간이 있어야 함

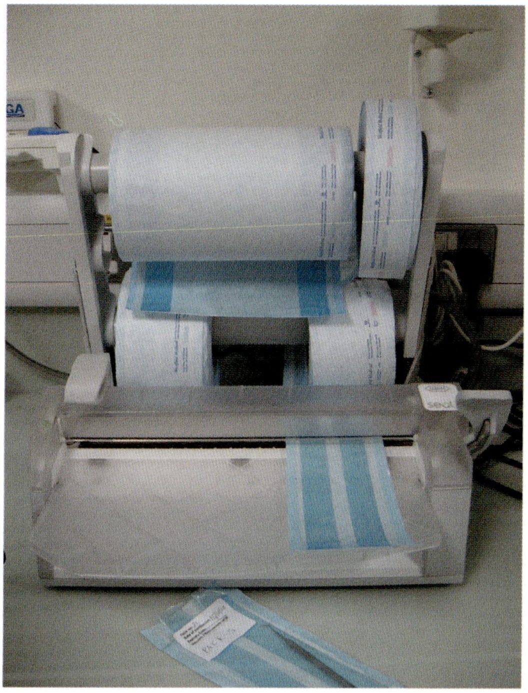

그림 7-8. 멸균 전 또는 후에 기구를 밀봉하기 위한 청결 구역에 있는 열 밀봉 기계. 이 장비는 다양한 크기의 (기구)트레이나 단일 기구를 포장하는 데 적합한 크기가 다른 포장 롤이 장착되어 있다.

07

치과 장비 구입

EU에서 판매되는 치과용 기기에는 CE 마크가 표시되어 있어 장비가 '의도된 목적에 부합함'을 나타낸다. 의료기기/치과기기 제조업체는 법으로 규정된 바, 세척, 소독 및 멸균을 위한 오염 제거 지침 및 방법을 제공하고 제품을 멸균할 수 있는 횟수에 어떤 제한이 있는지를 밝혀야 한다. 새 품목을 구입하기 전에 제조업체의 오염 제거 지침을 확인하여, 진료시설(의원) 또는 학교의 기존 설비로 장비를 오염 제거할 수 있음을 확실하게 하는 것이 현명하다. 새로운 기구를 선택할 때는 자동화된 방법으로 세척할 수 있는 기구를 구입하는 것이 좋다. 또는 세척이 어려운 기구를 일회용 기구로 대체하는 것도 고려해 볼 수 있다.

치과용 기구의 청소

자동세척과 손세척

기구는 손으로 세척하거나, 초음파 세척기 그리고/또는 열세척 소독기를 사용하여 기계로 세척할 수 있다. 모범 사례에 따르면, 기구의 손세척은 자동세척을 할 수 없는 항목으로 제한해야 한다. 연구에 의하면 치과 기구의 멸균 전 세척에 있어서 세척 소독기가 초음파 세척이나 손세척보다 세균 부하를 줄이는 데 더 효율적이다. 기구를 문질러 닦을 필요가 없으므로 직원의 안전이 향상되며, 병원성 미생물, 날카로운 기구에 의한 상해 또는 유해 화학물질에 대한 노출이 적다. 임상활동에 더 많은 시간을 사용할 수 있게 됨에 따라 치과 진료에서 전반적인 생산성이 향상된다. 그러나 열세척 소독기에는 몇 가지 단점이 있다. 손세척은 열세척 소독기를 사용하는 것보다 빠르다. 열세척 소독기에서 세척 및 건조되고 진공멸균기로 멸균하는 기구의 평균 가동 중지 시간은 대략 2시간이며, 동일한 수의 환자를 봐야 한다면 추가로 기구를 구입해야 한다.

07

기구의 부식 방지

치료 후 기구에 남아 있는 혈액 및 타액 단백질은 기구 표면에 흡수(absorbed) 고정된다. 고정은 화학적인 과정으로 상온에서는 약 30분 걸리지만 온도가 높을수록 더 빠르다. 결과적으로, 혈액과 염분은 스테인리스 금속 기구를 부식시켜 표면이 패이고 녹슬게 된다. 손상되고 표면이 패인 기구는 효과적으로 세척하기가 어렵고, 녹이나 부식은 기구의 수명을 단축시킨다. 이상적으로 기구는 사용 후 가능한 한 빨리, 즉 10분 이내에 세척해야 한다. 즉시 기구를 세척하는 것이 현실적이지 않을 경우 비이온성 또는 효소성 세제 용액이나 세척 전 거품/젤에 담그거나 습한 환경에서 보관한다. 오랜 시간 물에 담가 놓는 것은 피해야 한다. 이는 기구의 부식과 녹을 초래할 수 있고 기구 표면에 대한 프리온 친화성을 증대시킬 수 있다.

기구의 손세척

손세척은 접종 부상 및 흡입 위험을 수반한다.

손세척 절차는 직접적인 검증을 할 수 없으므로, 모범 사례 품질 표준에 따르면 유일한 세척 방법으로는 사용될 수 없다. 손세척은 기구 또는 장비 제조업체가 그들의 기구 또는 장비를 자동화된 절차로 세척할 수 없다고 하는 경우, 또는 세척 소독기를 일시적으로 사용할 수 없을 경우에만 국한된다. 영국의 경우 이 책의 저자가 이 장을 쓰는 시점에서 모범 사례는 필수가 아니었기 때문에 손세척은 유일한 세척 방법으로 허용되고 있었다.

손세척은 사용한 기구의 세균 부하를 로그 10^{3-4}, 즉 1,000배 내지 10,000배 감소시킨다. 집에서 커피 컵을 세척하듯이 치과 기구를 세척해서는 안 된다! 기구 오염 제거를 수행하는 직원은, 설사 진료시설에서 자동화된 방법을 일상적으로 사용하는 경우에도, 서면상의 방법에 따라 손세척 교육을 받아야 한다. 열소독기가 유지 보수 및 검증을 받는 중이거나, 기구가 만족스럽게 세척되지 않아 추가 세척이 요구되는 경우에는 대안 (손)세척 규약이 매우 중요하다.

불활성층과 세척제 선택

치과에서는 크롬 함량이 높은 강철로 제작된 고품질의 스테인리스 금속 기구를 사용한다. 이 재질은 기구가 임상적인 사용에서 오는 손모(wear and tear)를 견딜 수 있게 해 주는 불활성의 보호층을 형성한다. 불활성층은 손상되었을 경우 공기 중에 있으면 저절로 회복될 수 있지만, 이 회복성은 표백제 또는 연마성 금속 솔을 사용하면 파괴된다. 따라서 CE 마크가 있는, 특히 기구 오염 제거를 위해 판매되는 세제와 소독제만 사용해야 한다. 이 세제와 소독제는 불활성 표면층을 손상시키지 않는 제품이며, 항미생물 활성 및 성능 검사를 거쳤다.

소독제와 세제는 제조업체의 권장 농도에서 가장 효과적으로 작용한다. 기구의 손세척 또는 자동세척을 위해 발행된 지침에는 pH 5~9의 거품이 일지 않는 세제의 정량을 45℃ 미만의 일정 용적의 물에 넣을 것을 권장한다. 미지근한 물은 단백질이 침전되거나 혈액과 타액이 기구 표면에 고정되는 것을 방지하므로 직원의 일이 보다 쉬워진다. 날카로운 기구를 다룰 때는 주의를 기울여야 한다. 특히 다수의 손기구들은 양쪽 끝이 모두 날카롭기 때문이다(제4장 참조).

개인 보호복

기구를 세척하기 전에 직원은 다음과 같은 보호복을 착용해야 한다.

- 쓰고 버리는 플라스틱 앞치마
- 안면 보호구 또는 보호안경
- (얼굴) 마스크
- 튼튼한 가사용 또는 기구 세척용 장갑(외과용 장갑을 착용해서는 안 됨). 오염 구역으로 지정된 곳에서 일하다가 청결 구역으로 갈 때는 장갑과 플라스틱 앞치마를 바꾸고, 손을 씻는다.

모범 사례 가이드: 기구의 손세척

- 깊은 전용 싱크대(세척 및 헹굼용 개별 싱크)를 사용한다.
- 거품이 없는 세제를 사용한다(세탁용 세제를 사용하면 안 된다. 세탁용 세제는 잔류물을 남기고, 표면 거품 때문에 날카로운 기구가 잘 보이지 않는다).
- 온도계를 사용하여 (정확하게) 수온을 측정하거나 온도에 민감한 세제를 사용한다(45℃보다 뜨거운 물은 단백질을 응고시켜 제거할 수 없게 만든다).
- 물과 세제의 부피를 측정하여 세제가 제조자가 지정한 농도가 되도록 한다. 싱크 내면에 정확한 물 깊이를 나타내는 선을 표시해도 좋다. (세제에 물을 붓는 것이 아니라) 물에 세제를 넣으면 거품이 덜 생긴다.
- 에어로졸 생성을 줄이려면 기구를 완전히 잠기게 하여 수면 아래에서 세척해야 한다. 튐(splashes)이나 에어로졸을 발생시킬 수 있으므로 기구를 물이 흐르는 수도꼭지 바로 아래에 두어서는 안 된다.
- 연마 패드 또는 쇠솔이 아닌, 손잡이가 긴 나일론 솔을 사용한다. 세척 장비(예: 플라스틱 솔)는 매번 사용 후 세척 멸균하고(또는 쓰고 버리는 물품을 사용하고) 말려서 보관해야 한다. 솔을 소독용액에 보관하면 안 된다. 정기적으로 교체한다.
- 여러 부분으로 구성된 기구는 세척 전에 해체한다. 틈과 이음매에 특별히 주의를 기울인다.
- 기구를 별도의 헹굼 싱크대에서 헹군다. 튀거나 에어로졸이 발생하는 것을 방지하기 위해 주의를 기울여야 한다. 헹구는 동안 기구가 잠겨 있게 한다.
- 보풀이 없는 쓰고 버리는 종이 타월로 기구를 건조시킨다.
- 조명 돋보기를 사용하여 손상, 남아 있는 찌꺼기, 파편, 또는 혈액이 있는지 육안으로 검사하고, 필요할 경우 세척 단계를 반복한다(그림 7-9). 녹슨 곳이 있는 기구는 폐기한다.
- 사용 후 두 싱크 모두 완전히 배수하고, 싱크와 작업 표면을 청소해야 한다.
- 기구의 부식 그리고/또는 미생물의 재증식을 막으려면 (세척 후) 가능한 한 빨리 멸균해야 한다.
- 새 치과 기구는 제조업체가 무균 상태로 제공하지 않는 한, 처음 사용 전에 세척하고 멸균해야 한다.

치과용 핸드피스의 소독

자동화 방법

가장 좋은 방법은 열세척 소독기 또는 DAC 장비 같은 자동화 핸드피스 세척/소독기를 사

A

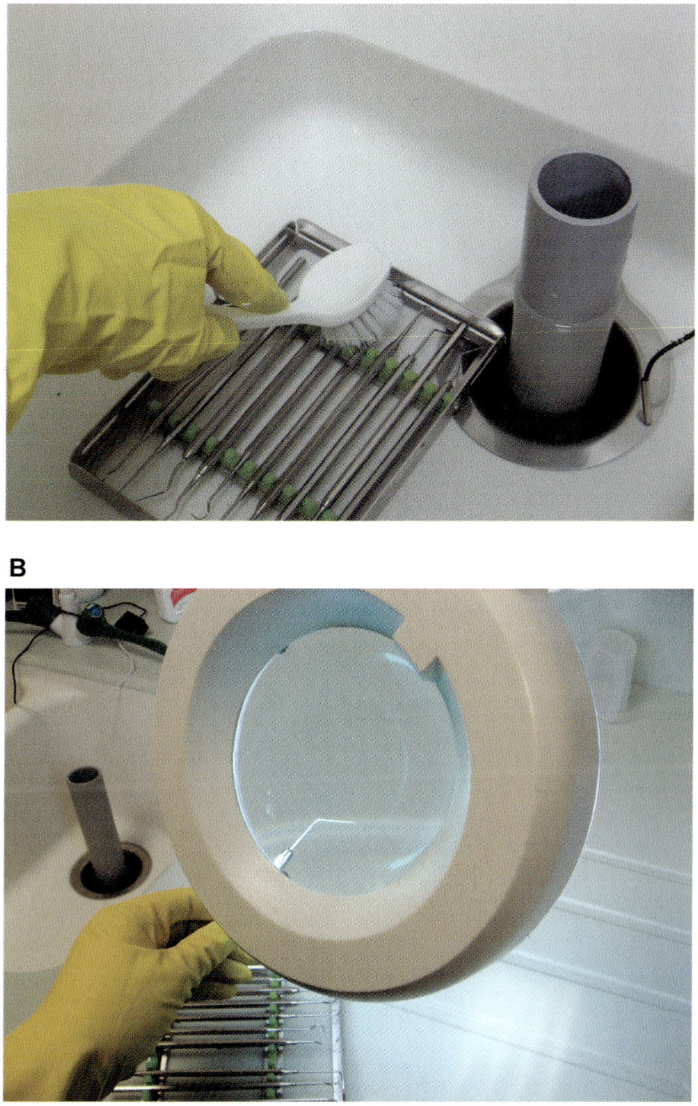

B

그림 7-9. 기구의 손세척. A, 세척하는 동안 장비가 세척액에 잠겨 있게 한다. 세수대 같은 세척 싱크는 과잉수 방출구(overflows) 없이 제작되므로, 대신 과잉수 방출구 구실을 하는 배수탑 마개(standpipe plug) 사용을 눈여겨볼 필요가 있다. B, 조명 돋보기를 사용하여 남아 있는 찌꺼기나 녹슨 곳이 있는지 검사한다. 녹슨 기구는 폐기한다.

용하여 자동화된 방법으로 치과용 핸드피스를 세척하고 소독하는 것이다. 핸드피스 제조업체가 열세척 소독기로 하는 소독을 권장하지 않으면 핸드피스 세척 장치 사용을 고려한다. 이러한 장치들은 단지 세척 및 윤활 처리만 하고 소독하지 않으므로, 유효성 검사는 할 수 없다(그림 7-10). 이 장치들은 가압 시스템을 사용하여 내부 부품을 세제로 씻은 다음, 기름으로 핸드피스를 윤활한다. 마지막으로, 멸균기로 넘어가는 기름량을 줄이기 위해 과량의 오일을 제

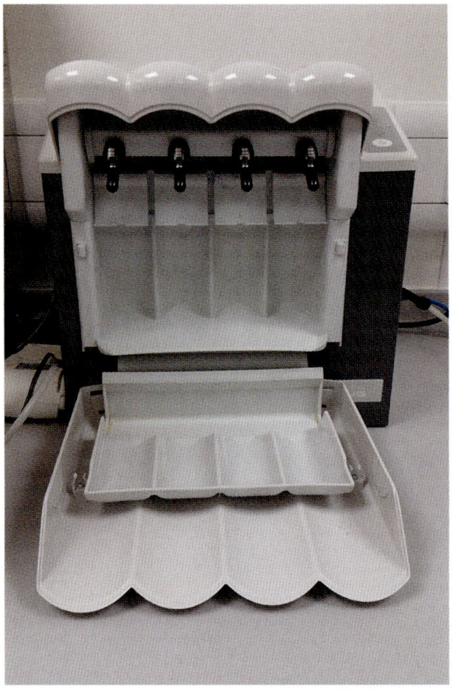

그림 7-10. 최대 4개의 핸드피스를 세척하는 치과용 핸드피스 세척 및 윤활 장치.

07

거하고 내부를 압축공기로 건조시킨다.

가장 최신의 contralateral, straight 및 turbine 핸드피스는 열세척 소독기를 견디며, 세척 소독기에 안전하다는 기호가 표시되어 있다(그림 7-11). 열세척 소독기에는 핸드피스의 내부 공간이 확실하게 소독되도록 해 주는 치과 핸드피스용 연결부가 장착되어 있다(그림 7-12). 핸드피스 제조업체에서 권장하는 경우 열세척 소독 단계 후에 핸드피스 전용 오일(service oil)로 베어링을 윤활한다. 소독 전·후 윤활에는 각각 별도의 오일캔을 사용한다. 핸드피스 오일캔에 핸드피스에 맞는 노즐이 부착되어 있는지 확인하고, 핸드피스 오일을 내부 공간을 통해 1회(약 1초) 분사하여 부드러운 종이 타월 위로 흘러나오게 한다(그림 7-13). 핸드피스의 머리 부분이 아래로 향하게 하여 선반 위에 올려놓아 과량의 기름이 빠져나오도록 한 후 오염 제거 주기의 다음 단계에 들어간다. 열세척 소독이 허용되지 않는 핸드피스의 경우, 소독에 대한 핸드피스 제조업체의 지시 사항을 따른다.

초음파 세척기를 이용하는 기계적 세척

초음파 세척은 손세척보다 훨씬 효과적이다.

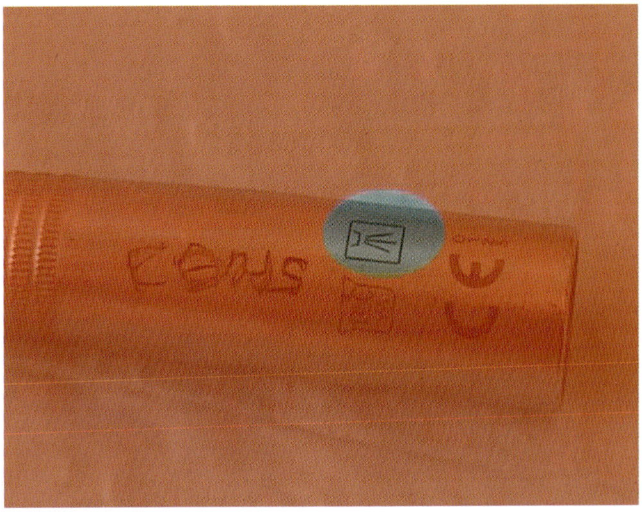

그림 7-11. 치과 핸드피스의 열세척 소독 안전 기호.

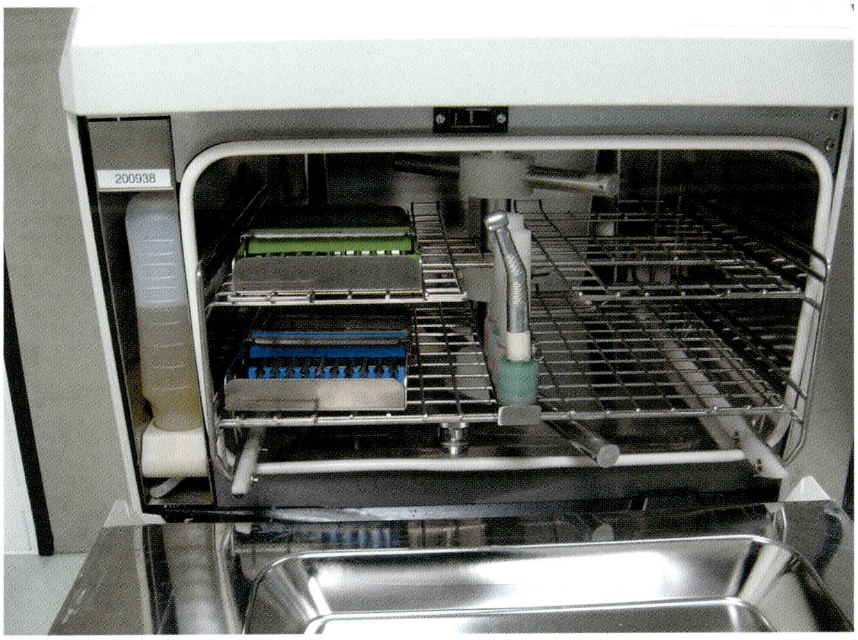

그림 7-12. 열세척 소독기의 핸드피스 연결부. 연결부에 필터가 장착되어 있다면 정기적인 청소가 필요하다.

초음파 세척기는 다양한 기능이 있다. 열세척 소독기가 없거나 고장 난 경우 대체 자동세척 절차로서 초음파 세척기를 이용할 수 있다. 초음파 세척기는 굳어 버린 시멘트 같은 부착 잔해를 제거하고 복잡하거나, 경첩 혹은 이음매가 있거나, 또는 톱니 모양의 금속 부분을 세척하는 데 매우 효과적이지만, 이상적으로는 진료 도중이라도(at the chair-side) 진료자나 간

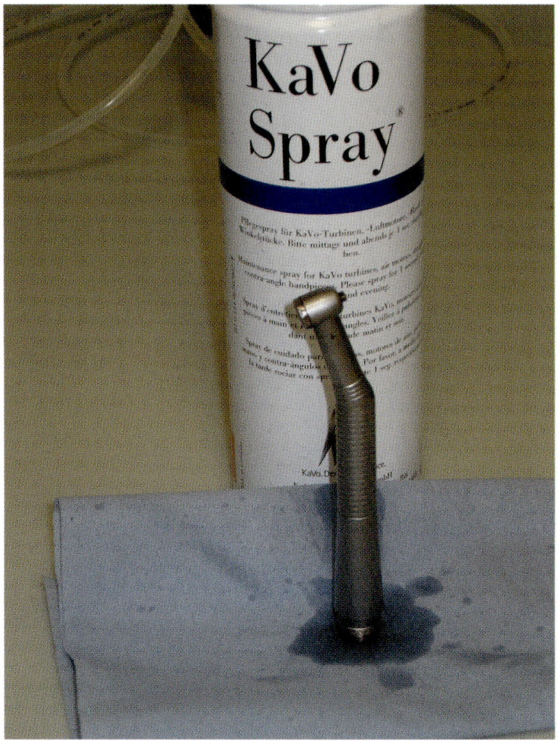

그림 7-13. 핸드피스 전용 오일(service oil)을 핸드피스 내로 분사한 후 과량의 기름이 흘러서 빠져나가게 한다.

호사가 굳기 전에 치과 기구로부터 시멘트를 제거해야 한다. 초음파 세척기는 치과 핸드피스 세척에는 **적합하지 않다.** 플라스틱 기구는 플라스틱이 초음파 에너지를 흡수하므로 초음파 세척기에서는 잘 세척되지 않는다.

초음파 세척은 고주파의 음파가 발생시키는 공동현상(cavitation)에 의해 작동하며, 수조 내에는 고압과 저압이 계속 바뀌는 부위가 생긴다. 압력이 저압에서 고압으로 바뀔 때마다 저압에서 세제 안에 형성된 거품이 내파(implode)하면서 기구의 구석과 틈에서 찌꺼기를 제거하고 표면을 청소한다. 물은 산소를 흡수하며, 흡수된 산소는 초음파 세척 중 기포로 방출되어 초음파 세척기의 세척 작용을 방해한다(그림 7-14). 이 문제를 피하려면 기구를 침적하기 전에 몇 분 동안 빈 수조 상태로 작동시켜 세제 용액으로부터 산소를 제거한다. 산소 기포가 제거되면 공동현상의 세척 효율성이 향상된다.

초음파 세척기는 단지 세척과 미생물 제거만 한다는 것을 기억해야 한다. 가동 온도가 증식 세균을 죽일 수 있는 최소 온도보다 낮으므로 기구가 소독되지는 않는다. 초음파 수조에 사용하는 효소 세척제는 단백질을 분해하지만 바이러스에 대한 살균 효과는 없다.

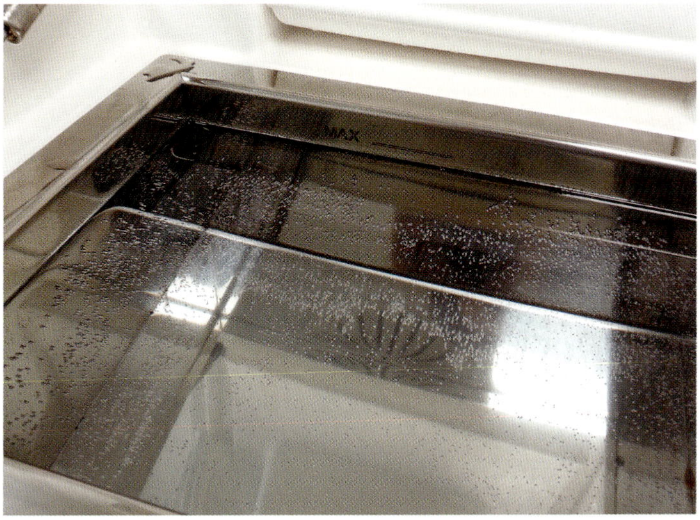

그림 7-14. 초음파 수조 내 용존산소로 인한 기포를 보여 준다. 제거하지 않으면 기포가 기구 표면에 모여 수조의 공동현상(cavitation) 작용을 방해한다. 기포는 수조를 미리 작동시켜 산소 기체를 제거하면 없어진다.

모범 사례 가이드: 초음파 세척기 사용

- 따뜻한 물에 기구를 담가 혈액과 큰 찌꺼기들을 헹궈 낸다. 수조에 넣기 전에 기구를 문지를 필요는 없다.
- 수조에 세제 용액을 채운다. 제조자가 권장하는 농도로 세제를 사용한다. 수조 온도를 45℃ 이하로 설정하거나 제조자의 기본 온도 설정을 사용한다(단백질 응고를 최소화한다).
- 기구를 바구니에 담는다. 기구가 손상될 수 있으므로 수조 바닥에 기구를 놓아서는 안 된다. 기구의 경첩을 풀고, 여러 부품으로 구성된 기구는 해체한다.
- (세척기가 자동 헹굼 단계가 없다면) 세척 단계가 끝나면 깨끗한 물에 담가 기구를 철저히 헹궈 세제 잔여물을 완전히 제거하고, 보풀이 없는 천으로 말린다.
- 조명 돋보기를 사용하여 세척 후 남아 있는 찌꺼기가 있는지 기구를 검사하고, 찌꺼기가 남아 있으면 다시 세척한다.
- 초음파 수조 용액은 찌꺼기로 오염되므로 진료 업무(약 4시간)가 끝나면, 또는 용액이 눈에 띄게 심하게 오염되면, 더 자주, 수조를 비우고 청소한다.
- 에어로졸 오염을 피하기 위해 뚜껑을 닫고 작동시킨다. 일부 수조는 세척주기 동안 기구를 꺼내지 못하게 하는 연동 장치를 갖추고 있다.
- 하루 일과가 끝나면 비우고, 청소하고, 말린다.

모범 사례 가이드: 초음파 세척기의 유지 보수 및 검증

- 일부 세척기에는 프린터 또는 데이터 기록장치가 달려 있어, 매 세척주기에 대한 기록을 보관할 수 있다.
- 매주 1회 단백질 검출 키트를 사용하여 세척기의 세척 효율을 검사한다(그림 7-15).
- 매주 1회 무작위로 선택한 1벌의 기구를 초음파 세척 후 단백질 잔류물 검사를 시행하여 초음파 세척 효율을 확인한다(그림 7-10 참조).
- 세척기가 제대로 작동되는지 확인하기 위해 4분기별 유효성 검증을 시행한다. 전자(electronic) 또는 시판되는 검사 도구나 포일 절삭(foil ablation) 시험으로 검증한다. 이 검사를 위해 제조된 표준 포일을 사용한다. 길고 가느다란 포일 조각 9개 1벌을 격자에 매달아 수조 안에 드리우고, 세척기를 가동시킨다(그림 7-16A). 모든 포일 조각을 검사한다. 각 포일 조각의 가장자리가 패여서 톱니처럼 되어 있고/있거나 가운데가 천공되어 있어야 한다(그림 7-16B). 검사를 거친 조각은 보관하고, 검사 결과를 장비 일지에 합격 또는 불합격으로 기록한다. 검사에 실패하면 다시 검사하고, 또 다시 실패하면 세척기 사용을 중단하고 정비 기술자에게 연락한다(그림 7-16C).
- 정규 자격을 갖춘 기술자가 정기적으로 정비, 검증 및 검사를 실시한다(일반적으로 매년 검사: HTM 01-05 참조). 모든 검사 결과 및 검증 기록은 최소 2년 동안 초음파 세척기 일지에 남아 있어야 한다.

열세척 소독기

세척 소독기는 자동화되고, 재현성 있으며, 검증된 세척을 할 수 있게 한다.

대다수의 열세척 소독기는 찬물(단백질 응고를 방지하고 찌꺼기를 제거하기 위해 45℃ 이하) 전 세척, 주 세척, 헹굼, 열소독 및 소독 후 헹굼 단계를 포함하는 작동주기를 갖추고 있다. 열소독은 지정된 시간 동안 온수(80℃에서 10분 또는 90℃에서 1분으로 설정: EN ISO 표준 15883)와 기구, 장비의 직접 접촉으로 이루어지며, 건조 단계가 뒤따른다. 열소독은 기기를 오염시킨 생존 미생물 수를 줄이지만, 일부 바이러스 및 세균 아포는 비활성화시킬 수 없으므로, 기구는 열소독 단계를 마쳤어도 멸균 상태는 아니다. 열소독 다음은 잔류 세제를 제거하는 헹굼 단계이다. 제조자가 권고하는 경우 수돗물(mains water)을 사용할 수 있으며,

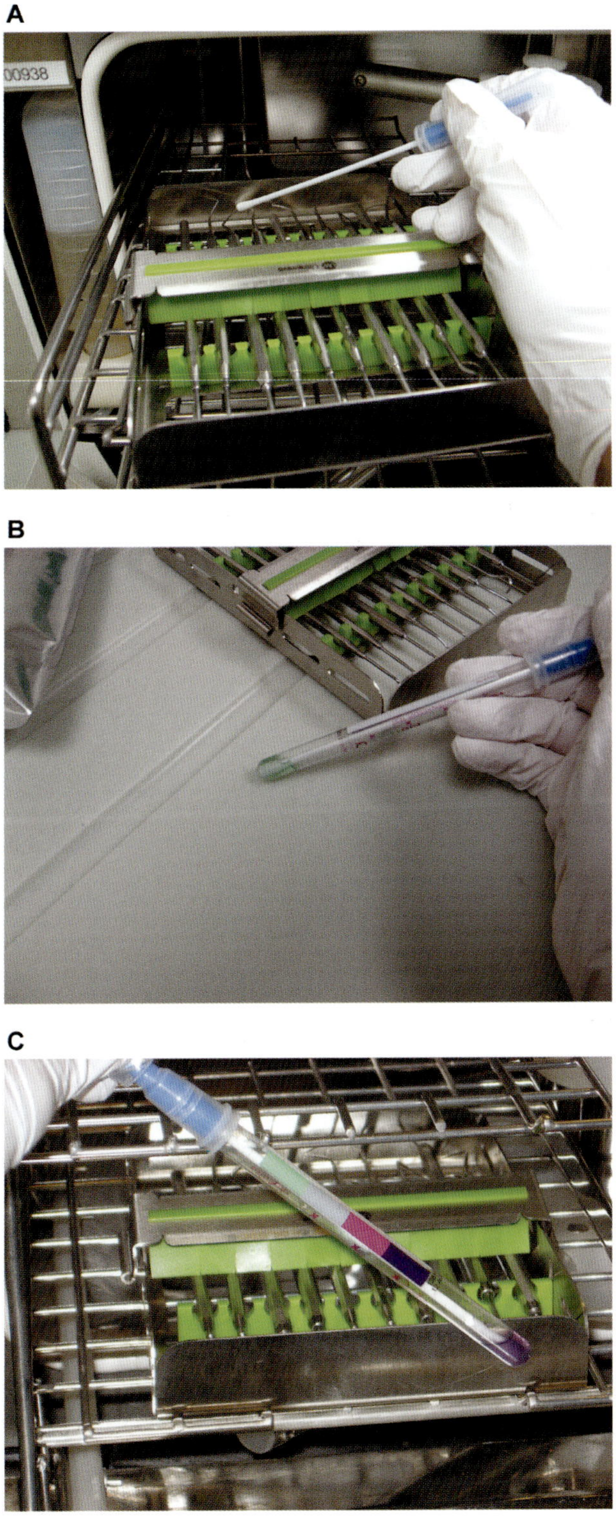

그림 7-15. 단백질 검출 시험. A, 무작위로 선택한 1벌의 기구와 트레이를 면봉으로 닦아 면봉을 ninhydrin 검사 용액에 넣는다. 단백질이 존재하면 용액은 청자색이 된다. B, 검사 통과. C, 검사 실패.

A

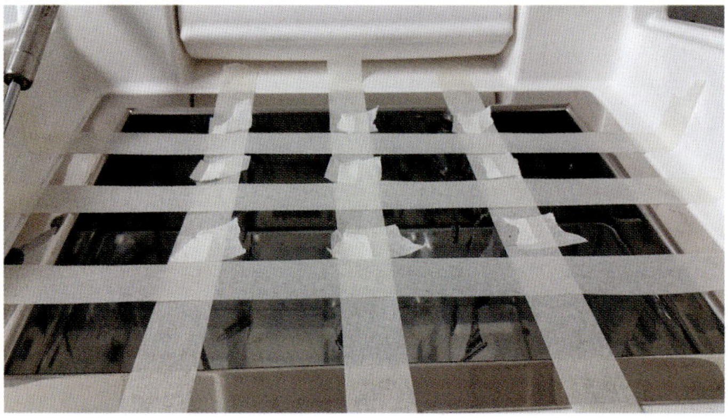

B

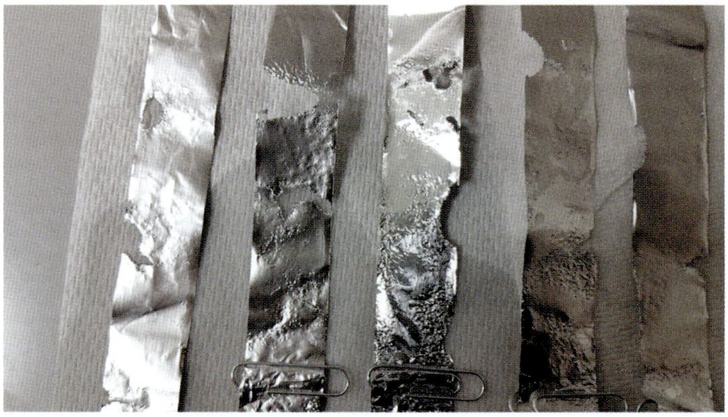

C

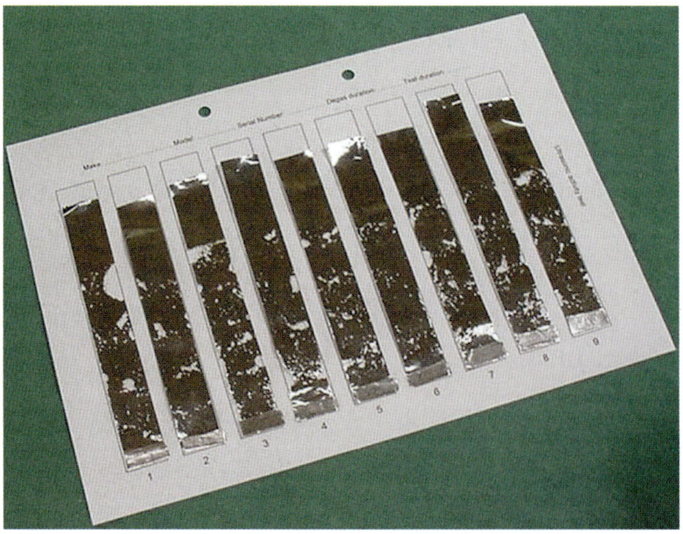

그림 7-16. 포일 절삭 시험. A, 마스킹 테이프로 만든 3×3 격자에 매달려 있는 9개의 포일 조각이 초음파 수조 내부를 가로질러 드리워져 있다. B, 초음파 수조가 만족스럽게 작동하고 있음을 나타내는 포일 조각의 패임 및 천공을 보여 주는 근접 촬영. C, 시험지에 붙인 포일 조각은 장비 일지에 영구 기록으로 보관된다. (출처: Paul Jenkins 제공.)

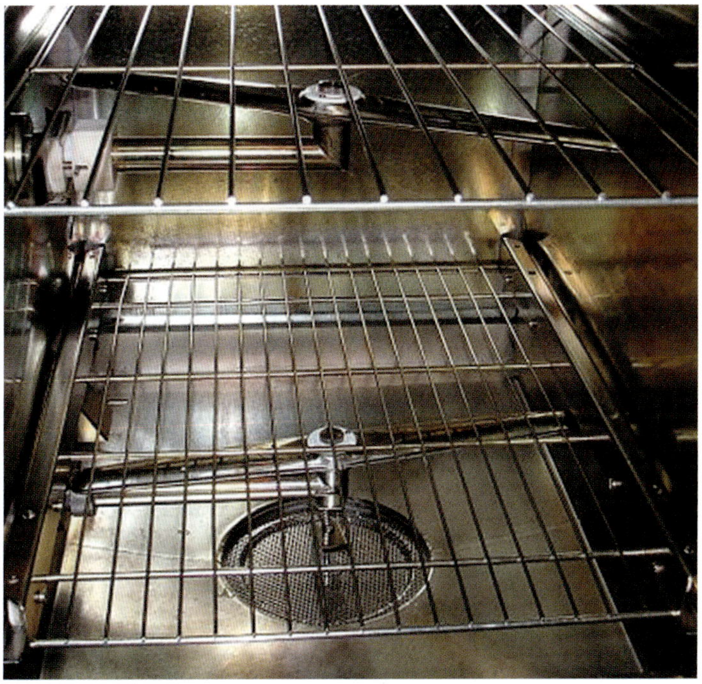

그림 7-17. 부적합한 급수원에 연결된 열세척 소독기의 내부 벽 및 바닥의 물때 부착(scaling)과 얼룩. 수평 선반의 광택이 다른 표면의 얼룩과 비교된다. (출처: Paul Jenkins 제공.)

병원체와 내독소(endotoxins)가 거의 없는 역삼투수[reverse osmosis(RO) water] 같은 고품질의 물을 사용할 수도 있다. 경수(hard-water) 지역에서는 공급수를 처리하기 위해 연화제(softener)가 권장된다(그림 7-17). 세척 소독기에는 세제 투입 확인, 세제 세척 및 열소독 단계를 감시하는 독립적인 '감시 회로(watchdog circuits)'가 설치되어 있다. 이 회로는 운전자에게 모든 고장 또는 오작동을 경고하도록 프로그램되어 있으며, 오류가 감지되면 작업을 중단시킨다. 일체형 프린터 또는 데이터 기록기는 열세척 소독기의 작동 변수 및 소독주기 수행 지표를 영구적으로 기록한다.

가정용 식기 세척기는 허용 가능한 대안이 아니다. 식기 세척기는 세척 소독기와 동일한 규격으로 작동하지 않으며, 내부가 비었거나 내강(lumen)이 있는 기구의 내부면을 적절하게 세척할 수 없고, 더욱이 HTM 01-05 또는 BS EN ISO 15883(세척 소독기)에 따라 검증할 수도 없다.

임상에서 진료용, 열세척 소독기 및 멸균기용, 그리고 보관용으로 사용하기에 적합한 다용도 트레이(쟁반)/카세트 제품이 나와 있어서, 직원의 기구 취급량을 현저히 줄이고, 따라서 날카로운 기구에 의한 상해를 줄일 수 있다. 트레이는 또한 기구 재고 관리를 돕는다.

기구 검사

기구는 오염 제거 절차의 일부로서 기능 검사를 받아야 한다. 손상된 기구는 수리하거나 사용을 금해야 한다. 일반적인 마모, 표면 패임 또는 부식으로 표면이 손상된 기구는 더러움과 세균이 잘 축적되고 효과적인 세척이 어렵다. 녹이 슬거나 부식된 기구는 녹이 단열층 구실을 하고 그 밑에서 미생물이 멸균 온도로부터 보호되므로 멸균되지 않는다. 또한 이런 기구는 사용 중 기능을 잃기 쉽고, 환자나 직원에게 해를 끼칠 수 있다.

치과 기구의 멸균

멸균은 오염 제거 주기의 한 단계로서 미생물 오염, 특히 세균 아포를 죽이고 제거하는 것을 목표로 한다. 점막 또는 온전한 피부를 침범하는 침습적인 도구는 (이로 인한) 상처 감염 및 사람 간 미생물 전달을 방지하기 위해, 사용 당시 멸균 상태이어야 한다. 따라서 치과 진료실에서 사용되는 탁상 증기 멸균기는 (진료에 사용할 것으로) 의도하는 기구(멸균)에 적합해야 하며, 사용 전 검증을 받아야 하고, 잘 유지하면서 운용하여 적재한 물품이 멸균되지 않는 경우가 없도록 해야 한다.

07

여러 가지 적재 물품에 대한 멸균기의 적합성

어떤 유형의 멸균기로든 절대로 열에 민감한 품목이나 일회용 품목을 멸균해서는 안 된다.

치과에서 사용할 수 있는 멸균기에는 N형 비진공[(공기를) 아래로(downward)/중력으로(gravity) 밀어내는(displacement)] 멸균기와 B형 및 S형 진공 탁상 멸균기의 세 가지 유형이 있다. 이 세 가지 유형의 멸균기와 여러 가지 치과 장비 간의 적합성은 표 7-2에 요약되어 있다. 증기 멸균을 위해서는 증기가 멸균실 안에 든 장비의 모든 표면과 긴밀하게 접촉해야 하며, 이를 위해서는 멸균실 내 공기가 조금이라도 남아 있어서는 안 된다. B형 및 S형 멸균기는 진공 단계가 있어서 공기를 적극적으로 제거하므로, 속이 비어 있거나 비어 있지 않은 (모든) 장비에 적합하다. 멸균 후 건조 단계는 멸균실 문을 열기 전에 적재 물품이 건조되므로, 멸균 전에 장비를 포장 또는 주머니에 넣을 수 있게 해 준다. 그러나 이 때문에 전체 멸균 주기 완료 시간은 상당히 연장된다.

진공 단계가 없는 비진공 멸균기에서는 공기의 자체 중력과 증기 공급에 의해 멸균실 내부 공기가 아래 방향으로 밀려 나간다(passive displacement). 내강이 있는 기구를 멸균할 때는

표 7-2. 여러 유형의 기구에 대한 멸균기 적합성

유형	공기 제거	다양한 기구 유형에 대한 적합성
N	수동적(아래쪽으로, 중력에 의해 밀려남)	속이 비지 않은, 포장하지 않은 것
B	진공 펄스에 의한 능동적 공기 제거	속이 빈 것(예: 집게) 내강이 있는 것(예: 치과 핸드피스) 포장했거나 다공성인 것(예: 면봉)
S	진공과 가압 펄스에 의한 능동적 공기 제거: 내강을 통한 증기 주입	제조업체가 지정한 적재 물품에만 적합

기구 내부에 있는 공기가 잘 제거되지 않아 내강 전체를 완전히 멸균시키지 못할 수도 있다. 불행히도, 불완전하게 멸균된 기구를 취약한 환자에게 사용하여 심각한 감염이 발생한 사례가 있다. 그러나 영국의 경우 국가 지침은, 멸균이 보장되지는 않지만 침습적 외과 수술이 아닌 일상적인 치과 진료에 사용하는 치과용 핸드피스의 멸균을 위해서, N 타입 멸균기의 사용을 허용한다.

07

멸균기 설치 및 검증

새 멸균기는 공인된 서비스 엔지니어(기술 문헌에서는 '오염 제거 역량을 갖춘 사람'이라고도 함)에 의한 설치, 시운전 및 검증을 거쳐야 사용할 수 있다. 관계 서류는 나중에 참조할 수 있도록 멸균기 일지에 최소 2년간 보관한다. 모든 증기 살균기 및 관련 배관은, 공인 엔지니어(제1장 참조)가 정기적으로 검증하고 유지 관리하지 않으면, 위험한 장비 품목이 될 수 있으므로 '압력 시스템 안전 규정 2000(Pressure Systems Safety Regulations 2000)'의 적용을 받는다.

증기의 순도 및 저수실의 유지 관리

모든 멸균기에는 증기 발생을 위한 물을 공급하는 저수실이 있다. 수돗물에는 용해된 무기물이 포함되어 있어서 가열부와 저수실에 물때가 끼게 하여, 멸균기의 정상적인 작동에 악영향을 미칠 수 있으므로 권장하지 않는다. 환자와 멸균기를 모두 보호하기 위해서는 물의 질이 좋아야 한다. 저수실의 물이 식으면 온도가 세균 증식에 적합해지고, 세균 생물막(biofilm)이 저수실의 벽과 바닥에 형성된다(세균 생물막 형성에 대한 설명은 제9장 참조). 한 조사 연구에서 적절히 유지 관리되지 않은 치과 진료 시설의 멸균기 저수실 미생물 샘플링 결과 밝혀진 바로는 세균 수가 10^4~10^5cfu/mL 정도였다. 이렇게 오염된 멸균기의 세균 수 및 그와 결부된 내독소 역가는 매일 저수실을 청소하고 새 정제수로 다시 채운 후 사실상 제거되었다.

현재 지침에 따르면 멸균기 저수실의 물과 증기는 '병원체와 내독소(발열원, pyrogen)'가 없어야 하며, 무기물 함량은 규정된 양보다 적어야 한다. 저수실 내 세균은 증기 발생 과정에서 죽지만, 세균세포벽에서 방출된 내독소(lipopolysaccharides)는 냉각 시 수증기 응축수 안에 남아 멸균 기구의 표면을 덮는다. 내독소를 방출하는 세균이 죽은 후에도 세균 내독소는 생물학적 활성을 유지한다. 내독소는 과민반응, 독성 쇼크, 치은염 및 치주질환을 일으키고, 상처 치유를 막을 수 있다.

물의 종류와 증기의 순도

바람직한 성질을 가진 적합한 물 종류에는 멸균수, 증류수 및 역삼투수(RO water)가 있다. 역삼투수는 무기물과 내독소를 제거하기 위해 물에 압력을 가해 일련의 반투막을 통과시켜 만든다. 세균은 세균 필터 또는 자외선 처리로 제거한다. 역삼투수는 구입하거나 치과 진료 시설 내에서 만들 수 있다. 소규모 역삼투(RO) 장치는 멸균 장치에 바로 배관, 연결할 수 있다. 역삼투 장치는 유지 관리가 필요하며, 정기적으로 물을 채취하여 화학 오염물질, 무기물 함량 및 pH를 검사한다.

07

탈이온수 또는 **증류수** 같은 정제수도 치과 진료 시설 내에서 만들 수 있다. 만든 물의 단점은 이 물들이 보통 무기물 함량이 낮기는 하지만 실제 양은 알 수 없다는 것이다. 이 물들은 대개 내독소 및 병원체로 오염되지만 불특정 수준이며, 따라서 품질이 보장될 수는 없다.

모든 종류의 물이 저장 중에 미생물학적 품질이 급속히 나빠지기 때문에, 병으로 구입했거나 또는 현장에서 생산한 물을 병에 담아 일부만 사용하고 남은 것은 일과 후 폐기해야 한다. 세균은 대략 20분마다 세포분열 하며 기하급수적으로 증식하므로, 물 1병에 세균 하나로 시작하여 하루 7시간의 업무가 끝날 무렵이면 세균이 4백만 이상으로 늘어나 있을 것이다. 진정한 세균 수프라고 말할 수 있다!

재활용수와 관련된 문제

멸균기의 모델에 따라 저수실의 물은 멸균주기가 끝나고 재사용되거나 또는 1회 사용된 후 배수구로 배출된다. 물을 재활용하는 경우에는 매번 주기가 끝날 때마다 점점 더 많은 내독소 및 윤활유로 오염되어 다음 멸균을 위해 적재된 기구에 누적된다. 따라서 최신 멸균기는 이 문제를 피하기 위해 '단발 장전'(single-shot)식 물 공급 시스템을 채택하여 재설계되었다.

모범 사례 가이드: 멸균기 저수조의 일일 유지 관리

- 새 역삼투수(구매 또는 현장에서 생산) 또는 증류수로 채운다. 수돗물은 유해한 오염 물질과 석회질 물때(limescale)가 생길 수 있으므로 사용하지 않는다.
- 역삼투수 장치를 정기적으로 소독하고 제조업체의 지침에 따라 수질을 검증한다.
- 적어도 하루 한 번, 물이 식기를 기다려 배수하고, 다시 저수실에 물을 채운다. 물을 추가하지 않는다. 또는 자동화된 1회용 급수주기가 있는 멸균기를 사용한다.
- 일과가 끝난 후 부분적으로 사용한 병이나 현장에서 생산한 물은 버린다(12시간 이상 물을 보관하지 않는다).
- 일과가 끝난 후 쓰고 버리는, 보풀이 없는 천을 사용하여 저수실을 새 역삼투수 또는 증류수로 닦아내고, 건조시키고, 뚜껑을 덮는다. 제조업체에서 특별히 권장하지 않는 한 배관이 손상될 수 있으므로 소독제를 사용하지 않는다.
- 다음에 사용할 때까지 저수실은 비워 둔다.

멸균기가 잘 작동하는지 어떻게 알 수 있나?

07

멸균기 정기검사

미생물을 죽이려면 기구를 지정 온도에서, 지정된 유지 시간(holding time) 동안, 증기에 노출시켜야 한다. 달리 선택할 수도 있지만 모든 소형 증기 멸균기에서 선호되는 온도-압력-시간 관계는 최소 3분의 유지 시간 동안 134~137℃, 2.1~2.25 바(bar) 계기 압력을 유지하는 것이다. 자동제어기는 멸균주기를 제어하는 멸균기 내부 장치이다.

멸균의 성공은 매 주기 멸균 조건의 일관된 재현성에 달려 있다. 그러나 멸균은 멸균 제품의 육안 검사 또는 곧바로 직접적인 미생물학적 검사를 시행하여 효능을 보장할 수 없는 과정이다.

미국에서는 생물학적, 기계적 및 화학적 지표를 조합하여 멸균 감시를 한다. 생물학적 지표 또는 아포 검사는 멸균 절차에 의해 고도로 내성이 강한 미생물(예: *Geobacillus* 또는 *Bacillus* 종)이 죽는지 여부를 평가한다. 아포 검사는 최소한 매주마다 멸균기 검사에 사용할 것을 권장하지만, 아포 검사는 주기적으로만 수행되고 결과를 즉시 얻을 수 없기 때문에, 기계적 및 화학적 감시 또한 권장된다. 영국에서는 멸균 기능을 확인하기 위한 미생물 아포 검사 키트를 권장하지 않는다. 그 이유는 이 방법으로는 멸균기 기능에 대한 즉각적인 피드백을 제공받을 수 없으며, 자주 거짓양성 결과가 나오기 때문이다.

영국에서는 개별 멸균주기에 대한 절차 감시(기계적 감시라고도 함)가 멸균 절차를 거친 기구 및 장비가 실제로 무균임을 보장하는 승인된 방법이다. 이는 모든 멸균 변수가 정확하면, 즉 온도, 압력 및 유지 시간이 맞으면, 원하는 결과, 즉 기구의 멸균이 이루어지는 것으로 간주한다. 프린터 또는 전자 데이터 기록기가 붙어 있는 멸균기는 매 멸균주기마다 이 변수 값을 자동으로 기록한다. 멸균기 작동 책임자는 매일 하루가 시작될 때 자동 제어 검사(automatic control test; ACT)를 실시하여 멸균기가 올바르게 작동하는지 확인하고, 멸균기가 검사를 통과했는지 여부를 기록한다. 이 정보는 멸균기 일지에 기록된다. 진료 시설 내 각 멸균 장치는 설치, 가동(시운전) 및 유효성 검증, 그리고 고장 및 작동하지 못한 시간에 대한 기술을 포함하는 유지 관리 내역 등의 세부 정보를 기록하는 자체 일지가 있어야 한다. 매일의 ACT를 포함한 모든 기록은 HTM 01-05에 따라 최소 2년간 보관해야 한다.

일일 자동 제어 검사 수행 방법

ACT에서는 현재 멸균기(진공 또는 비진공) 작동주기의 온도 및 압력 변화 특성과 유지 시간을 멸균기가 올바르게 작동하는 것을 알고 있을 때 얻은 값(즉, 가장 최근의 유효성 검증 시 엔지니어가 당신의 멸균기에 대해 조정한 지정 설정값)과 비교해야 한다. 이 설정은 각 멸균기마다 조금씩 다를 수 있다. ACT는 적재 품목에 적합한 최고 온도(보통 134~137℃)의 멸균주기로 수행한다(표 7-2 참조). 검사는 멸균실을 비우거나, 또는 매일 같은 적재 품목으로 수행한다. 멸균기에 프린터/데이터 로거가 장착되어 있지 않은 경우 게이지를 관찰하고 스톱워치로 대기 시간을 재면서, 그 주기의 멸균(유지) 단계에서 다음 사항을 기록한다.

- 날짜 및 주기 번호
- 계기에 표시된 멸균실 온도 및 압력의 최대값
- 단계 지속 시간(분 및 초)
- 주기의 만족스러운 완료(실패 표시등 없음)

검사의 가장 중요한 부분은 멸균기가 검사를 통과했는지 또는 실패했는지 여부를 일지에 기록하는 것이며, 일지에는 작동자의 서명과 날짜가 기입되어야 한다. 서명은 '사용 적합성 증명'의 역할을 한다. 운영자 서명이 없으면 외부 검사관은 이를 (규정의) 비준수로 볼 수 있다.

검사 실패

매일매일의 ACT 결과는 의학적 법률 문서로 간주되어야 한다. ACT 결과는 소독기가 제대로 작동했다는 유일한 증거로서, 소송에서 당신을 보호할 수 있다. ACT(또는 다음에 설명된 스팀 침투 검사)의 실패는 멸균기가 올바르게 작동하지 않음을 나타낸다. 치과 의원은 검사 실패를 처리하기 위한 서면 절차가 있어야 하며, 문제를 바로잡고 검사가 성공적으로 완료될 때까지 멸균기를 사용하지 않아야 한다. 매일매일의 ACT 외에도 적재 품목이 항상 잘 멸균되고 있음을 보증하기 위해 모든 멸균주기에 대한 프린터 기록을 보관한다.

증기 침투 검사

진공 멸균기는 (멸균주기 내에) 실제 진공 단계를 갖고 있기 때문에, 매일 증기 침투 검사 형태의 추가 검사 시행이 요구된다. 이 검사는 진공 펌프가 올바르게 작동하고, 공기 제거 단계가 효과적이며, 잔류 공기 및 기타 비응축 가스(NCG)가 멸균 절차를 방해하지 않는지 확인한다. 이 검사는 멸균실 안에 오로지 증기 침투 검사 장치만을 넣고 수행하는 것이 필수적이다. 멸균실 안에 다른 것이 있으면 검사를 방해하여 잘못된 결과가 나온다. 제조업체가 지정한 검사 꾸러미[예: Bowie and Dick 유형(그림 7-18) 또는 이와 동등한 제조업체의 증기 침투 검사 키트(helix test)(그림 7-19)]만을 사용한다. 결과(합격 또는 불합격 및 해당 검사 카드)는 멸균 일지에 기록되며 데이터는 최소 2년간 보관한다.

07

멸균 절차의 화학적 표시

화학적 절차 표시(indicator)에는 가압증기 멸균기 테이프(autoclave tape), 검사 스트립, 화학물질 표시가 인쇄된 멸균 포장재 또는 주머니가 있다. 화학적 감시에는 일반적으로 고온, 또는 시간과 온도/증기(다변수 검사 스트립)의 조합에 노출될 때 색이 변하는 민감한 화학물질이 사용된다. 이 표시는 단지 기구가 멸균주기를 통과했는지 여부를 구분할 수 있도록 고안되었으며(그림 7-20), 이 표시들이 기구 멸균을 보장해 주지는 않는다. 이 표시들을 ACT나 증기 침투 검사 같은 매일 시행하는 지표(변수) 검사(parametric test)의 대안으로 여겨서는 안 된다.

멸균기 적재

멸균 절차의 효과는 증기가 적재 물품의 모든 표면에 직접 접촉하는지에 달려 있다. 효과적인 멸균이 이루어지려면 증기가 자유롭게 순환할 수 있어야 한다. 멸균기에 물품을 적재할 때 갇힌 공기 주머니가 생겨 기구에 증기가 직접 닿지 않게 되는 것을 피해야 한다. 예를 들어, 콩팥 모양 접시(kidney dish)는 비스듬하게 배치하여 공기가 그릇 안에 갇히지 않도록 한다.

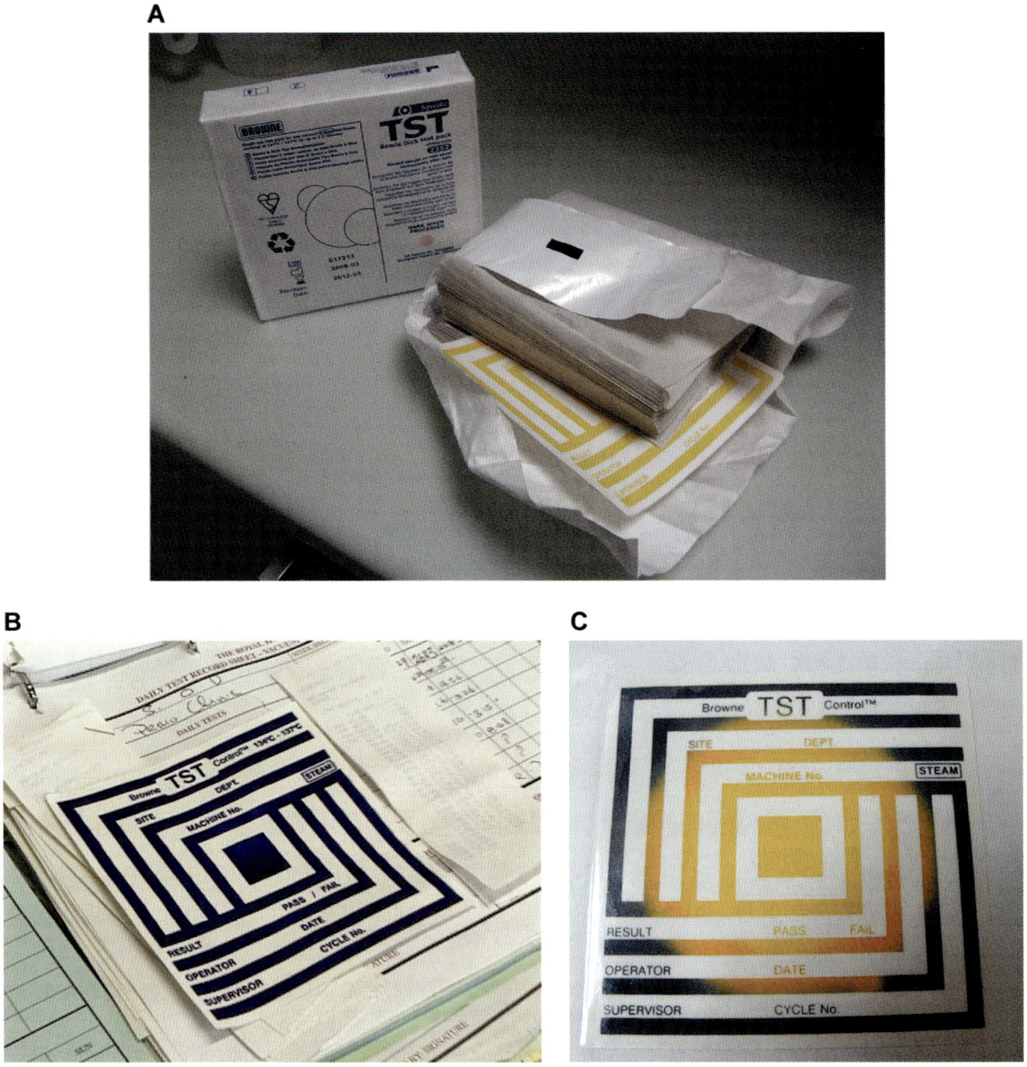

그림 7-18. A, 종이 꾸러미 중앙에 노란색 검사지가 있는 Bowie-Dick 검사 키트. B, 멸균기 일지에 붙여진 '통과'한 Bowie-Dick 증기 침투 검사 결과. C, '실패'한 Bowie-Dick 검사 결과. 검사 꾸러미 안의 모든 공기가 제거되지 않아 증기로 교체되지 못했음을 검사지상의 불완전한 색 변화가 입증한다.

비진공 멸균기를 사용할 때는 기구와 장비를 주머니에 넣거나 포장하지 않는다. 포장할 경우 기구 주위에 공기 주머니를 만들어 기구 표면의 온도를 낮추게 됨으로써 멸균 실패를 초래할 수 있다. 따라서 기구나 트레이의 포장은 갇힌 공기의 제거가 항상 가능한 B형 진공 멸균기에서만 적합하다.

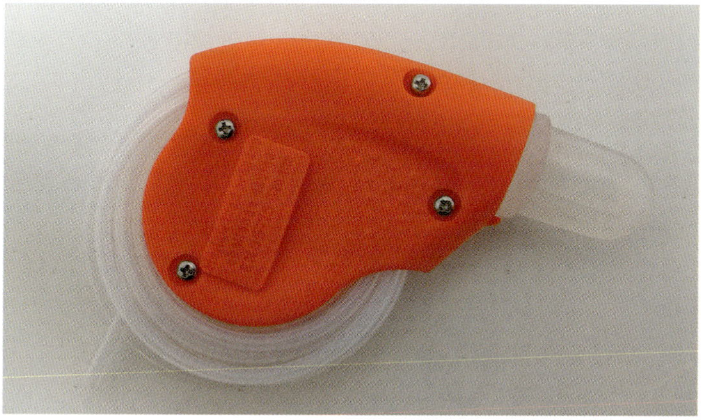

그림 7-19. Helix 검사. 진공 펌프가 올바르게 작동하면 좁은 구경의 관에서 공기가 빠져 나오고 공기와 교체된 증기가 표시기 검사 스트립까지 침투하여 색이 바뀐다.

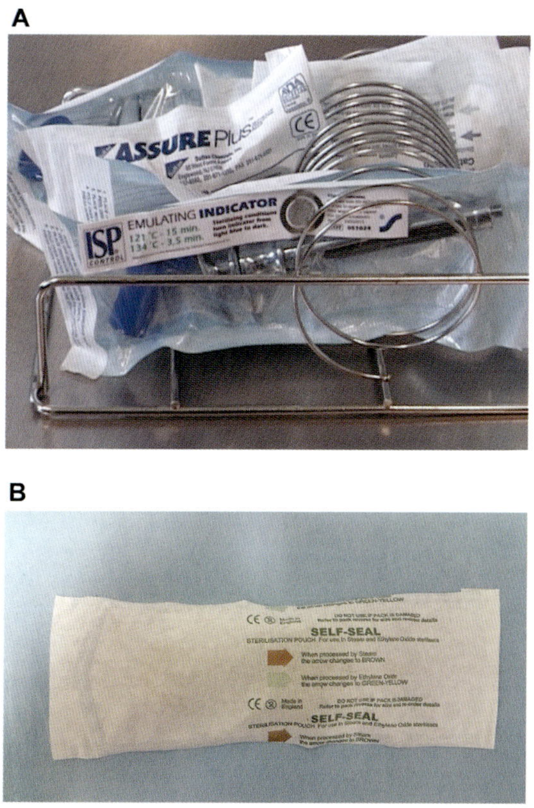

그림 7-20. A, 멸균 주머니 안에 삽입된 화학적 표시 스트립. 주머니가 멸균주기를 거쳤는지 확인하기 위해 사용된다. 이 스트립은 멸균 처리된 품목과 처리되지 않은 품목을 구분하여 멸균되지 않은 기구를 사용할 가능성을 없앤다. B, 자체 밀봉 멸균 주머니에 인쇄된 증기 및 산화에틸렌 멸균을 위한 화학적 표시.

모범 사례 가이드: 멸균기 적재

- 기구는 멸균하기 전에 깨끗하고 건조되어 있어야 한다.
- 멸균기는 절대로 과도하게 적재되어서는 안 된다. 증기가 자유롭게 순환할 수 있어야 한다. 또한 과적은 장비의 건조를 방해한다.
- 기구는 트레이 바닥의 이랑(ribs)을 가로질러 배치해야 하며, 서로 맞닿아서는 안 된다.
- 경첩이 있는 기구는 경첩을 풀어야 한다.
- 우묵한 그릇(Bowl), 콩팥 모양 접시 등은 공기가 잘 빠지고 증기가 용기의 모든 표면에 닿을 수 있도록 각도를 주어 뒤집어 놓아야 한다.

포장된 기구와 포장하지 않은 기구의 보관

즉시 사용하기 위해 비진공 멸균기에서 멸균한 기구

유지 기간과 멸균주기가 끝나면 증기가 멸균실 안에 응축되어, 멸균기에 건조주기가 없으면 적재물은 젖어 있을 것이다. (물은 멸균되어 있으므로) 젖은 기구는 멸균기에서 꺼내 바로 사용할 수 있다. 멸균된 적재물은 멸균실 문이 열리는 즉시, 대기 중 세균으로 오염되므로, 포장되지 않은 기구는 즉시 사용하는 것이 이상적이다.

07

응축이 세균 오염으로 이어질 수 있으므로, 기구를 밤새 멸균기 안에 남겨 두는 것은 바람직하지 않다. 또한, 특히 여러 간호사가 오염제거실에서 함께 일할 때 기구 세트가 처리되었는지 여부에 대해 혼란이 발생할 수 있다. 사용하기 전에 소홀히 기구를 밤새 멸균기 안에 방치하였다면, 인쇄 기록을 찾아 멸균주기가 언제 실행되었는지 조사하고, 절차 표시를 확인해야 한다. 의심스러운 부분이 있으면 사용하기 전에 기구를 다시 멸균한다.

무균 기구의 보관

기구 포장과 보관의 주된 목적은 미생물 재오염 및 포장 품질 저하를 방지하고, 기구의 무균 상태를 유지하는 것이다. 침습적 외과 또는 치과 치료를 위한 기구는 사용 시점에 무균 상태이어야 하며, 이는 (보관하는 기구의 경우) 기구를 멸균 전 포장하고 B형 진공 멸균기로 멸균해야만 달성할 수 있다.

필수 진료 시설 요구사항은 기구 꾸러미를 치료실 내 전용 서랍이나 찬장에 보관할 수 있게 허용하지만, 가능한 한 환자와 오염 지역에서 멀리 떨어져 있어야 한다. 모범 사례 가이드에서는 멸균되었거나 무균 상태인 기구 꾸러미 및 트레이(tray)는 전용 청결 저장실 또는 오염 제거실의 청정 구역 내에 보관해야 한다고 권장하고 있다. 어느 곳에 멸균 기구를 보관하든지 포장재가 온전히 보전될 수 있도록 해야 한다.

보관 업무는 날짜 또는 일어난 일(event)에 연관되거나, 또는 영국에서 하는 것처럼, 이 둘의 조합일 수 있다. 일어난 일에 연관된 접근법은 멸균된 기구 꾸러미가 어떤 일로 인해 오염될 때까지는 이 멸균 품목의 멸균 상태가 유지되는 것으로 가정한다. 여러 연구에 따르면, 올바르게 보관된 멸균 꾸러미는 여러 해 동안 멸균 상태로 남아 있는 것으로 나타났다. 그러나 포장재의 품질, 물품이 보관 및 운반되는 조건, 그리고 다루어지는 양 모두, 꾸러미와 그 내용물이 멸균 상태로 남아 있을 가능성에 영향을 미친다. 모든 기기 꾸러미는 사용 직전에 유효(멸균 보증) 기간 만료일, 포장 온전성 및 건조도 확인을 위한 검사를 받아야 한다. 젖었거나, 찢어졌거나, 바닥에 떨어뜨렸거나, 혹은 어떤 식으로든 손상된 패키지는 사용해서는 안 된다.

영국의 경우 기구 꾸러미는 유효 기간 만료일이 정해져 있다. 오염제거실이 여러 개의 멸균기를 사용하는 경우, 멸균기 번호와 멸균주기 번호를 포장재 외부에 표시해야 한다. 이 정보는 멸균 실패 시 처리된 항목의 회수를 용이하게 한다. 기구 꾸러미는 그림 7-8에 있는 장치를 사용하여 열 밀봉 처리할 수 있다. 이 장치는 트레이나 단일 기구에 적합한, 다양한 크기의 포장재 두루마리가 장착되어 있다. 자체 밀봉(self-sealing)되는 다양한 크기의 봉투도 시중에 나와 있다. 07

사전 포장 후 B형 진공 멸균기로 처리한 무균 상태의 기구는 항상, 멸균 처리 후 포장된, 멸균은 했지만(sterilized) 무균(sterile)은 아닌 기구와 분리하여 보관한다. 영국 내 여러 지역의 보관 기간이 표 7-3에 나와 있다. 포장을 푼 멸균 품목은 오염되기 쉬우므로, 뚜껑 덮인 트레이에 보관해야 한다. 따라서 서랍이나 캐비닛에 포장하지 않거나 용기에 들어 있지 않은 채로 물품을 보관하지 않는다. 이렇게 보관하는 품목은 먼지, 치료 중 발생된 에어로졸, 그리고 기구를 꺼내기 위해 서랍에 접근하는 사람의 손으로 반복 오염될 수 있다.

포장하지 않은 기구의 보관

모범 사례 가이드: 포장하지 않은 기구 보관

- 멸균된 젖은 도구는 즉시 사용해야 한다.
- 즉시 사용할 수 없다면 멸균기 문을 열기 전에 멸균기 안에서 기구가 마르게 한다. 기구 쟁반 또는 카세트를 뚜껑이나 천으로 덮은 후에는 진료실 안에 보관하면 하루 이내에, 깨끗한 보관실에 보관한다면 일주일 안에 사용한다. 보관 기구들을 순환시킨다. 1주일의 유효 기간에 도달하면 오염 제거 절차를 거쳐 기구를 재처리한다.

- **멸균 후 포장 및 주머니에 넣기**: 멸균기에서 꺼내자마자 보풀이 일지 않는, 쓰고 버리는 천을 사용하여 무균적으로 건조시킨다. 열 밀봉형 또는 자체 밀봉형 포장재로 기구를 하나씩 또는 트레이에 담아 포장한다. HTM 01-05는 깨끗하고 건조한 보관 선반 또는 서랍에 최대 1년까지만 보관할 것을 권장한다(표 7-3 참조). 기구가 무균은 아니지만 깨끗하고 건조한 상태가 유지되는 보관 환경이면, 미생물 오염 수준은 멸균기에서 꺼내자마자 사용하는 것과 거의 차이가 없어야 한다. 대기 중 먼지 입자에 실려 있는 미생물은 건조한 상태에서 증식하기 어렵다.

모범 사례 가이드: 포장한 기구의 진공 멸균기 처리 후 보관

- 건조주기가 있는 진공 가압 증기 멸균기에서 처리된 포장 기구는 깨끗하고, 건조하며, 먼지가 없는 환경에서 최대 12개월(HTM 01-05)까지 보관할 수 있다. 포장에 먼지가 쌓이면 무결성이 손상되고 보관 수명이 단축될 수 있다.
- 포장 또는 멸균 주머니가 멸균기에서 꺼낼 때 젖어 있거나 보관 중에 젖으면 내용물이 더 이상 멸균 상태가 아니므로 재멸균이 필요하다.
- 습기 찬 포장을 건조시키려 해서는 안 된다.
- 포장 또는 주머니에 유효 기간 만료일(오염 제거 날짜, 주기 번호도 기록할 수 있음)을 기록한다.
- 기구 유효 기간 만료일을 기준으로 재고를 선입 선출 방법으로 순환시킨다.
- 표준 키트를 최소한으로 유지한다. 필요하지 않은 기구는 꺼내 놓지 않는다.

07

표 7-3. 멸균된 기구와 무균 기구의 보관 기간*

N형 멸균기로 멸균 처리한 비포장 기구	진공 또는 비진공 멸균기에서 멸균 처리한 포장 기구
진료실에 보관: 멸균기에서 꺼내자마자 보풀이 일지 않는 천으로 무균 건조시키고 트레이나 카세트에 넣어 덮어 두며, 당일 사용	**비진공 멸균기에서 멸균**: 무균 건조하여 안이 보이는 주머니에 넣음* 최대 1년 동안 보관 가능*†
오염제거실 내 청결 구역에 보관: 보풀이 일지 않는 천으로 무균 건조시키고, 트레이나 카세트에 넣어 덮어 두며, 일주일 이내에 사용*	**멸균 전에 멸균 주머니에 싸서 진공 멸균기에서 멸균**: 최대 1년 동안 보관 가능*

* HTM 01-05에서 권장하는 보관 기간: 스코틀랜드에는 적용되지 않는다.

† WM HTM 01-05의 웨일스 버전에서 권장하는 보관 기간: 멸균 후 포장된 기구는 최대 1년까지 보관할 수 있지만, 대부분의 경우 1개월 후에 재처리할 것을 권고한다.

재고 관리 및 기구 추적

일상적인 임상 절차 중에 사용되는 기구를 표준 기구 세트로 할당하면 오염 제거 절차가 간소화되고 능률적이 된다. 재고 관리와 기구 추적을 돕기 위해 기구 세트를 트레이 또는 카세트 내에 보관하여, 개별 기구가 아닌 트레이가 추적 단위가 되도록 한다. 개별 기구에 레이저로 인쇄된 바코드를 읽을 수 있는 정교한 추적 시스템이 멸균 서비스 부서에서 사용되지만, 이러한 유형의 기술은 현재 기구 재고량이 한정된 소규모 치과 진료실에는 적합하지 않다. 멸균기의 마이크로프로세서에 연결된 자동화 라벨 프린터는 프로그래밍하여 멸균주기 번호, 작동자 이름, 오염 제거 날짜 및 유효 기간을 기록하고, 라벨에 이 정보가 인쇄되도록 할 수 있다. 벗겨 내는(peel-off) 라벨을 환자 기록 안에 저장하거나 바코드 리더로 스캔하여 환자의 전자기록 내로 입력한다(그림 7-21).

정규 진료 시간 외 기구의 사용

앞서 설명한 바와 같이, 사용 후에는 가능한 한 빨리 기구를 완전히 오염 제거시킨다.

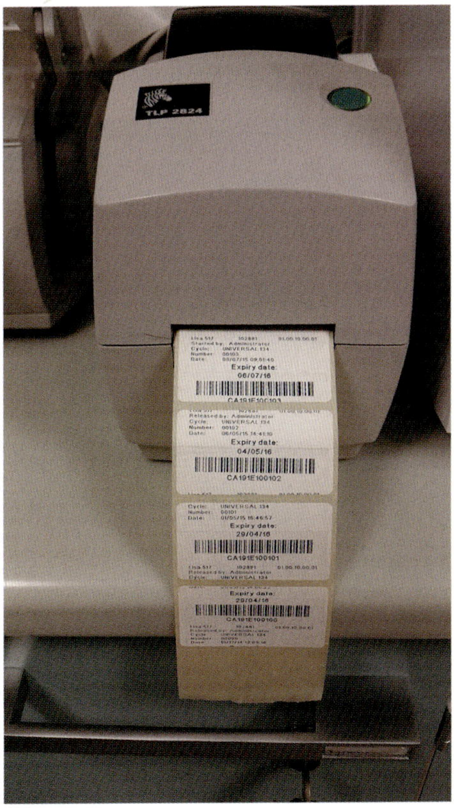

그림 7-21. 멸균기 마이크로프로세서에 연결된 자동화된 라벨 프린터의 예.

07

그러나 환자를 늦게 또는 정상 근무 시간을 벗어난 시간에 보게 되면, 치료 세션이 끝난 후에 기구를 세척하고 건조시켜야 한다. 기구를 멸균할 수 없는 경우, 기구를 취급 또는 사용에 안전하지 않은 것으로 명확히 표시하고, 다음 근무일에 전체 오염 제거 주기를 거치는 재처리를 한다.

일회용 품목

일회용으로 지정된 의료기기는 절대로 재사용하지 않는다.

일회용 기구는 한 사람의 환자에게 1회의 절차 중에 사용한 후 폐기되도록 의도된 의료기기이다. 동일한 환자에게도 재사용하면 안 된다. 일회용으로 제조된 기구 및 장비는 '2' 위를 하나의 횡선이 지나가는 심벌로 표시한다(그림 7-22).

일회용 치과 기구의 재사용은 기구의 안전성, 성능 및 효율성 저하로 환자, 임상의 또는 학생을 불필요한 위험에 노출시킬 수 있다. 정의에 따라, 일회용 기기는, 기기의 안전한 재사용을 보증하는, 제조업체의 광범위한 기기 검사 및 검증을 거치지 않는다. 일회용 기기의 재처리는 그 특성을 변화시켜, 플라스틱은 잘 부서지고, 저급 금속은 멸균 과정에서 부식될 수 있다. 일회용 기기는 재사용 시 응력 피로(stress fatigue)로 인해 작동이 안 될 수 있다. 일회용 기기는 효과적인 오염 제거를 허용하는 설계를 요구받지 않는다. 연구 결과에 따르면

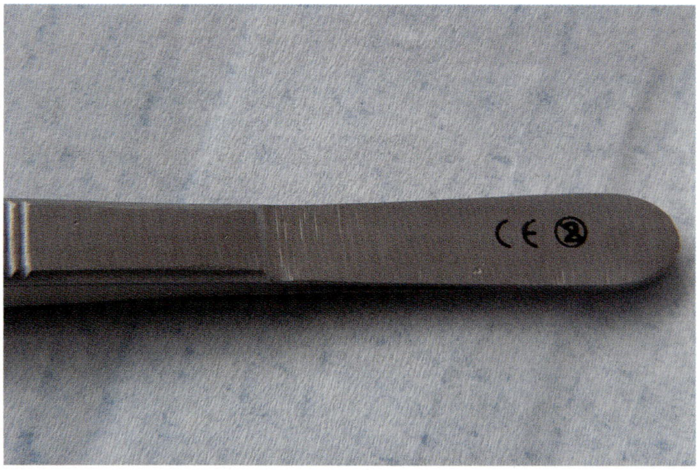

그림 7-22. 쓰고 버리는 핀셋 위에 표시된 '일회용'을 나타내는 국제 기호. 이 일회용 기구의 금속 표면이 패이고 줄무늬 금이 생긴 것을 주목하자. 이런 손상이 재멸균 시도를 해서는 안 되게 막는 이유이다.

(일회용인) 매트릭스 밴드, 파일 및 리머의 금속 표면은 결함과 패임 때문에 세척 및 멸균을 통해 성공적으로 오염 제거를 할 수 없다. 미생물 및 프리온을 함유할 가능성이 있는 단백질성 물질은 금속 표면의 패임과 틈의 벽에 달라붙어 솔로 닦는 것과 물 분사로부터 보호된다. 그 외 세척하기 어려운 품목으로는 좁은 내강과 브러시가 있는 품목이 포함된다. 따라서 이러한 품목들은 일회용 기기로 대체되었다(Box 7-3).

Box 7-3. 일회용 품목으로 대체되는 것이 가장 좋은 치과 장비의 범주

- 좁은 내강을 가진 세척이 까다로운 품목: 타액 배출기와 흡인 팁
- 브러시(솔): 시범용 칫솔, 고무 prophy cups 및 bristle brushes
- 복잡한 모양의 기기: 스테인리스스틸 버, 근관치료용 파일과 리머 및 플라스틱 인상 트레이
- 침습성 기구 및 날카로운 물건: 매트릭스 밴드, 메스, 주사바늘과 봉합바늘

참고: 이 목록은 완전한 목록이 아님, 예로 든 것만 포함

치과의사가 일회용 품목을 재사용하기로 결정한다면, 제품 성능에 대한 책임은 제조업체에서 치과의사에게로 이전된다. 즉, 일회용 기기를 재처리하는 사람은 '의료기기 규정'에 따라 기기 제조업체와 동일한 법적 의무와 책임을 지게 된다. 재처리 후 기기가 더 이상 '의도된 목적에 부합되지 않는 경우' 치과의사는 법률을 위반하게 되며, 유럽과 영국 법률에 따라 기소될 위험이 있다.

07

일회용 기구의 품질

처음에 금속 기구에서 프리온을 제거하는 것과 관련된 어려움뿐만 아니라, 비진공멸균기에서 좁은 내강을 가진 기구를 효과적으로 탈오염하는 문제로 독촉을 받은 기구 제조업체들은 모든 종류의 치과 기구를 일회용의 쓰고 버리는 형태로 생산하는 것으로 대응했다. 이에 대한 경고는 있다. 중요한 교훈은 vCJD 전염 위험이 높은 것으로 간주되는 편도 절제술을 위한 기구를 대규모로 일회용으로 바꾸는 과정에서 나왔다. 불행하게도, 일회용 기구의 초기 설계는 표준기구와 같은 고성능 사양이 아니었고, 비극적으로, 수술 중 기구의 고장으로 인해 많은 사망자가 발생했다. 따라서 일회용 기구는 고품질이어야 하며, 재사용 가능한 기구에 상응하는 성능 표준을 입증해야 한다.

근관치료 파일은 세척하기가 어렵고 오로지 일회용으로만 사용해야 한다.

변형 CJD와 일회용 품목이 필요한 근본적 이유

프리온은 환자의 사후 부검에서 삼차신경절과 편도에서 확인되었고, 동물 모델에서는 치수, 치은 및 그 외 구강조직에서 확인되었다. 제대로 오염 제거가 되지 않은 기구로 인해 병원성(iatrogenic)으로 발생한 것으로 확인된 CJD 전염 보고서가 계속 늘어나고, 동물 모델 연구에서는 vCJD로 오염된 치과 기구로부터 vCJD가 전염된다는 것이 입증되었다.

이러한 지식을 갖춘 지금은 치과 치료 중 프리온 전파 가능성에 대한 초기 위험 평가를 할 수 있다. 다른 모든 신종 병원체의 경우에서와 마찬가지로, 치과 의료진의 지식 기반은 이해가 높아짐에 따라 계속 진화한다. 혀편도(lingual tonsil)의 찰과상이 일상적인 치과 치료 중에 발생하는 것은 매우 드문 일로 여겨지지만, 제3대구치 제거와 같은 악안면치료 중에 일어날 수 있다. 혈관 및 말초신경조직으로 구성된 치수(dental pulp)가 동물연구에서 vCJD에 감염된 것으로 나타났다. 유사하게, vCJD에 무증상 감염(subclinical infection)된 사람의 치수는 전염성이 있을 수 있지만, 감염성의 수준은 알려져 있지 않다. 세척하고 멸균한 후에도 상당량의 잔여 치수조직이 근관치료 기구의 표면에 부착된 채로 남아 있다. 근관치료 중 일부는 vCJD 무증상 보균자에서도 시행될 것이다. 영국에서는 매년 100만 건 이상의 근관치료가 시행된다. 많은 수의 치료가 이루어지기 때문에, 오염되고 재사용되는 근관치료 기구로 인한 환자 간 교차감염이 일어날 통계적인 확률은 크게 증대된다. 프리온에 감염된 보균자가 치과 및 의료 시스템을 드나들게 되면서, 모든 치료가 vCJD, 또는 CJD를 더욱 더 전파시킬 수 있는 기회가 된다. 따라서 근관치료 파일 및 리머를 일거에 한 번만 사용하는 것으로 제한하면, 이러한 치과 전파 경로가 제거되고, 그와 함께 나머지 의료 서비스를 통해 파생되는 문제도 없어질 것이다.

또한 근관치료 파일 및 리머를 일회용으로 지정하는 데는 두 가지 추가적인 이점이 있다. 첫째, 멸균 과정은 파일 및 리머의 절삭 날을 무디게 하여 효과적인 사용을 저해한다. 둘째, 근관 내에서 기구가 우발적으로 파손되는 일이 일회용 기구 사용으로 인해 일어날 가능성이 줄어든다. 제조업체가 재사용할 수 있는 것으로 판매하는 근관 치료용 파일 및 리머는 한 환자에서 오염 제거 후 재사용할 수 있지만, 여러 차례 방문해야 하는 근관치료에만 사용하고, 그런 다음 일회용 기기에 대한 규정의 준수를 위해 폐기해야 한다.

열에 민감한 장비 및 단단한 표면의 소독

과거에는 소독제(예: 글루타르알데히드, glutaraldehyde)에 의한 일상적인 치과용 기구의, 소위 '저온 멸균'이 영국의 치과에서 일반적으로 사용되었지만, 이 방법은 **더 이상** 기구 멸균 방식으로 받아들여지지 않는다. 요즘 대부분의 치과 장비는 증기 멸균에 견딜 수 있도록 제조되며, 그렇지 않은 경우는 쓰고 버리는 무균 일회용 품목으로 제공된다. 치과 의원은 가능한 한 멸균할 수 없는 장비의 구입을 피해야 한다. 따라서 증기 멸균으로 재처리할 수 없는 열에 민감한 장비[예: 광섬유(fibreoptic) 비내시경(nasoendoscopes)]를 **높은 수준의 소독**으로 처리하는 것을 제외하면, 치과 진료에서 화학 소독은 더 이상 권장되지 않으며 오히려 사용하지 않기를 권한다. 근본 원리적인 면에서 열의 살균(biocidal) 작용은 화학물질에 의한 소독보다 늘 더 선호된다. 그 이유는 화학물질의 사용은 검증과 재현이 더 어렵고, 또한 알코올과 같은 많은 소독제들은 유기 물질의 존재에 의해 불활성화되기 때문이다. 응급 부문의 멸균 서비스 부서에서는 열에 민감한 품목을 무균 상태로 만들기 위해 에틸렌산화물(ethylene oxide) 또는 과산화수소 가스 플라즈마(hydrogen peroxide gas plasma)로 처리하기도 한다.

글루타르알데히드는 영국에서는 더 이상 소독제로 선호되지 않는데, 이는 글루타르알데히드가 자극성이 강하고 피부, 눈 및 호흡기를 민감하게 만들기 때문이다. 글루타르알데히드를 함유하지 않고 오르토프탈알데히드(ortho-phthalaldehydes), 과산화아세트산(peracetic acid) 및 과산화수소(hydrogen peroxide) 같은 화학물질로 구성된 다른 제품들이 높은 수준의 소독을 위해 판매되고 있다. 미국에서는 FDA가 글루타르알데히드의 사용을 허용하고, 담가 놓는 시간에 따라 높은 수준의 소독(high-level disinfection)과 저온 멸균(cold sterilization)을 구별한다. 멸균제(sterilants)로 판매되는 제품은 10시간까지도 담가 놓아야 하지만, 높은 수준의 소독은 제품에 따라 10~45분이 소요될 수 있다.

치과용 인상 또는 단단한 표면(예: 브래킷 테이블 및 작업 테이블)의 소독을 위한 화학소독제의 이상적인 특성을 Box 7-4에서 볼 수 있다. 소독제를 선택할 때는 항상 그 대상 물품에 적합하고, 표면을 손상시키지 않으며, 그 기능을 해치지 않는 제품을 선택하고, 제조업체의 지침에 따라 사용한다. 건강안전법에 따라 치과 진료에 사용되는 모든 소독제에 대해 COSHH 위험 평가를 준비해야 한다. 이는 일반적으로 제조업체의 안전 데이터 시트 안에 있는 자료로 만들 수 있다. 치과 의원에서 사용하기에 적합한 소독제의 유형과 특정 항목의 장비를 소독하는 방법에 대한 설명은 부록의 표 A-2, A-3을 참조한다.

치과 인상의 소독

치아 또는 무치아 능선(edentulous ridge)의 인상을 뜰 때 인상재는 침, 피, 구강 미생물 및 기침할 때 올라온 호흡기 병원체로 오염될 것이다. 활동성 결핵 환자에서 뜬 인상이 *Mycobacterium*

Box 7-4. 단단한 표면용 다목적 치과 살균제의 이상적 특성

- 무독성(non-toxic)
- 비알레르기성(non-allergenic)
- 비자극성(non-irritant)
- 비부식성(non-corrosive)
- 잔류물(residue)을 남기지 않음
- 광범위한 항균 활성[세균 아포, 결핵균(*Mycobacterium tuberculosis*), HIV, HCV 및 HBV 등의 바이러스를 죽이거나 파괴하는 것 포함]
- 짧은 접촉 시간(short contact time)
- 유기 물질에 의해 비활성화되지 않음
- 유통 기한이 길
- CE 마크가 있으며 제조업체의 안전 데이터 시트와 함께 제공됨

HBV: B형 간염 바이러스, HCV: C형 간염 바이러스, HIV: 사람면역결핍바이러스

*tuberculosis*를 지니고 있음이 밝혀졌다.

치과 인상의 소독 방법

- 기공실로 보내기 전에 모든 인상을 세척하고 소독한다.
- 장갑, 마스크, 고글/안면 보호구를 착용한다.
- 흐르는 물에서 모든 인상을 철저히 헹궈서 눈에 보이는 모든 오염 흔적을 제거한다.
- 인상재에 적합한 소독제를 선택한다. 용액을 새로 만들거나 기존 용액이 사용 기한 내에 있는지 확인한다. 용액을 안전한 뚜껑이 있는 깨끗한 용기에 넣는다.
- 지정된 시간 동안 인상을 소독액에 담근다. 인상재의 복잡한 표면을 침투하는 데 효과가 떨어지고 흡입 위험을 초래할 수 있는 분무 소독제는 피한다.
- 소독액을 물로 씻어 낸다.

시판용으로 제조된 플라스틱 인상 트레이는 환자 1명만을 사용 대상으로 하며, 진료 시설이나 치과기공소에서는 유해한 임상 폐기물로 처리해야 한다. 금속 인상 트레이는 재사용이 가능하므로, 바람직하기로는 열세척 소독기 또는 초음파 세척기에서 철저히 세척한 다음 증기 멸균해야 한다.

참고문헌 및 웹사이트

Centers for Disease Control and Prevention. Summary of Infection Prevention Practices in Dental Settings: Basic Expectations for Safe Care. Available at: www.cdc.gov/oralhealth/infectioncontrol/pdf/safe-care.pdf (accessed 1 November 2016).

Department of Health. Decontamination in Primary Care Dental Practices (HTM 01-05). Available at: www.gov.uk/government/publications/decontamination-in-primary-care-dental-practices (accessed 1 November 2016).

Medicines and Healthcare products Regulatory Agency. Single-Use Medical Devices: Implications and Consequences of Reuse. Available at: www.gov.uk/government/publications/single-use-medical-devices-implications-and-consequences-of-re-use (accessed 1 November 2016).

Scottish Dental Clinical Effectiveness Programme. Decontamination into Practice. Available at: www.sdcep.org.uk/published-guidance/decontamination/ (accessed 1 November 2016).

Walker JT, Dickinson J, Sutton JM, Raven NDH, Marsh PD. (2007) Cleanability of dental instruments: implications of residual protein and risks from Creutzfeldt-Jakob disease. *British Dental Journal*, 203, 395-401.

제 8 장

치과 진료실 설계, 표면 오염 제거 및 에어로졸 관리

(Dental Surgery Design, Surface Decontamination and Managing Aerosols)

치과 의원 설계

치과 의원/진료실은 치과 진료를 수행하기에 적합하고, 감염관리와 예방이 잘 이루어지도록 설계 및 구획되어야 한다. 성공적인 설계는 조성된 환경이 세련되고 매력적으로 보이게 할 뿐 아니라, 적절한 설계에 의해 청결성이 고취되고 청소가 더 용이해질 수 있다. 진료실 설계는 사람의 행동에 긍정적 또는 부정적인 영향을 줄 수 있다. 적절한 설계상의 배려로서 손위생을 장려하고, 표면 오염 방지를 도우며, 정리 정돈을 촉진할 수 있다. 그러므로 치과 진료실/사무실은 치과 팀이 업무를 수행함에 있어서, 적절한 보관 공간과 조명, 환기 및 온도 조절이 가능한, 충분한 공간을 갖도록 배치되어야 한다. 전반적으로 진료실 환경은 잘 정돈되고, 깨끗하고, 건조하고, 조명이 밝으며, 환기가 잘되어야 한다.

치과에서는, 특히 혈액 또는 체액으로 오염될 가능성이 있는 곳은, 모든 설비와 마감재를 세척과 소독을 염두에 두고 선택해야 한다(즉, 표면이 매끄럽고, 비다공성이며, 방수성이어야 한다). 마감재에 균열이 있거나 찢어진 곳은 먼지와 생물막(biofilms)이 누적될 수 있으므로, 이를 방지하기 위한 유지 관리는 감염의 예방과 관리에 있어서 더없이 중요하다. 빈번한 사용과 반복적인 소독제 세척을 견딜 수 있는 고품질의 마감재, 고정 장치 및 설비를 사용하여 유지 보수를 줄인다.

잘 설계된 진료실은 진료 팀을 위한 쾌적한 업무 환경을 제공할 뿐 아니라, 환자에게는 자신이 환영받으며 방문하기에 안전하고 전문적인 곳이라는, 신뢰를 주는 환경을 제공한다. 첫인상은 아주 중요하다. 다음 단원에서는 치과 진료실/사무실 설계에서 배려할 점들 및 배치에 대해 간략하게 설명한다. 이 설계는 제2장에서 논의된 감염 전파 경로를 차단하기 위한 위험 기반 접근법을 구체화한 것이다. 자세한 설계 지침이 필요한 독자는 이 책의 동반 웹사이트 www.wiley.com/go/pankhurst/infection-prevention의 추가 읽기 목록[Resources → Additional Reading and Useful Websites(암호: gown)]에 인용된 Health Building Notes에서 찾아볼 수 있다.

방 크기

치과 의원/진료실은 술자가 치과 유닛 체어에 쉽게 접근할 수 있고 지장을 받지 않으면서 치료 절차를 수행하기에 충분한 크기여야 한다(일반적인 크기는 17m^2). 진료실의 설계는 환경 청소가 쉽고 교차오염 위험을 줄일 수 있게 해야 한다(다음 '작업 표면 및 구역 설정' 참조). 간격을 설정할 때는 치과 기구에 대한 접근 빈도 및 용이성, 치과 유닛 체어를 중심으로 한 움직임, 그리고 의료용 세수대, 수납장, 컴퓨터 키보드와 스크린에 대한 직원의 접근성을 고려해야 한다. 진료실을 만들 때는 장애인이 쉽게, 자존감을 유지하면서 휠체어로 접근할 수 있도록 설계하고, 의료 응급상황 발생 시에 필요한, 치과 유닛 체어 주변의 추가 접근 공간 또한 잊지 말아야 할 것이다.

작업 표면 및 구역 설정

08

- 진료실의 청결 구역과 오염 구역을 명확하게 식별하여 교차오염의 위험을 줄여야 한다(그림 8-1).
- 청소하기 쉽도록 공간은 잘 정돈되어 있어야 한다.

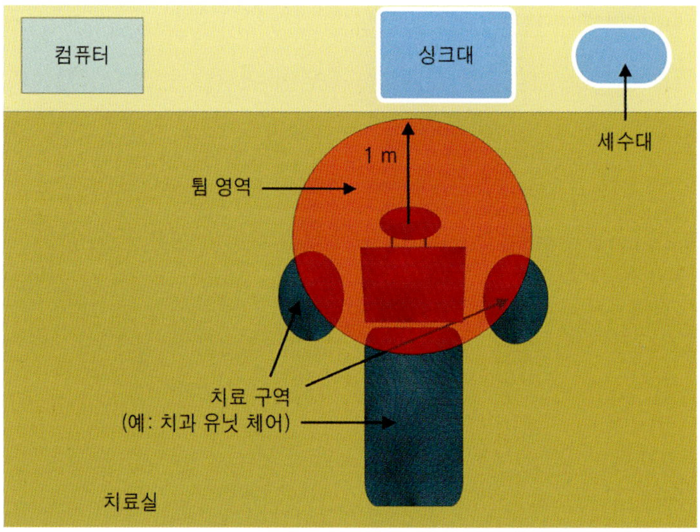

그림 8-1. 오염 발생 가능성이 있는 치과 진료실 내 영역.

• 적용 가능한 한 작업면은 모두 불침투성의, 매끄럽고 이음매가 없는 마감재를 사용하여 쉽게 세척할 수 있게 해야 하며, 작업면의 바닥이 벽과 만나는 부분은 가능한 한 청소가 어려운, 후미지고 모난 구석이 생기지 않도록 만곡지게 한다.

바닥

• 임상 영역의 바닥재는 이음매가 없고, 매끄러우며, 미끄러지지 않고, 쉽게 청소할 수 있으며, 마모에 적절히 견뎌야 한다.
• 단단한 바닥재를 벽면 위까지 짧게 연장하여 청소가 쉬운 코빙(coving)* 모양이 되게 한다.
• 물이 들어가거나 혈액/체액 또는 아말감/수은이 엎질러져 더러움이 누적되고 손상이 일어나는 것을 방지하기 위해, (바닥의) 모든 이음매는 용접되거나 밀봉되어야 한다.
• 양탄자는 임상 영역에서 허용되지 않는다. 통행이 빈번한 지역, 특히 엎질러질 위험이 큰 곳에서는 양탄자를 깨끗하고 악취 없게 유지하기가 어렵다. 양탄자가 혈액이나 구토물로 오염된 경우에는 확실한 소독이 어렵다. 세균과 곰팡이가 의원 내 양탄자 안에서 자란다는 것이 밝혀져 있다.

벽

• 진료실 내 벽은 매끄럽고, 청소가 가능하고, 불침투성이어야 한다.
• 벽 마감재는 세제 및 소독제 사용을 견딜 수 있어야 하며, 세척 후 빨리 말라야 한다.
• 벽을 홈 패임/충격으로부터 보호하기 위한 추가적인 조치를 고려해야 한다. 벽 표면을 잘 유지하여 미생물의 은신처가 되거나 청소하기 어려운 틈 혹은 균열이 생기지 않도록 해야 한다.

직물 소재 인테리어

• 진료실 및 대기실 내 좌석은 청소의 용이성과 세제 및 소독제와의 적합성을 고려하여 선택해야 한다.
• 좌석은 불침투성의, 가능하면 이음매가 없거나 열처리로 봉합한 재질로 덮을 것을 권장한다.
• 부드러운 천은 더럽혀지고 얼룩이 지면 잘 세척되지 않으므로 교체해야 한다.

* **역주** – 코빙(coving): [건축용어] 활처럼 굽어 올라간 지붕(천장).

치과 유닛 체어

- 치과 유닛 체어는 불침투성이어야 하며, 손상이 없고, 쉽게 닦아낼 수 있어야 한다. 신속한 청소와 미생물 오염 축적 방지가 용이하도록 치과 유닛 체어의 피복 및 조절판의 연결 부분은 매끄럽고 이음매가 없어야 한다.

조명

- 조명은 청소가 쉽고 먼지가 쌓이지 않는 구조여야 한다.
- 환자 진찰에 사용되는 조명에는 열 필터가 장착되어야 한다.
- 손잡이는 쓰고 버리는 플라스틱 덮개로 덮어야 하며, 덮개는 매 환자마다 교체해야 한다.
- 손을 대지 않고(hands-free) 작동시킬 수 있는 실내 조명을 고려해 본다. 예: 움직임 감지 센서로 작동되는 자동 조명.

세수대 및 손위생

- 쉽게 접근할 수 있는 세수대가 (진료실 등) 방 안에 있어야 하며, 세수대 수도꼭지는 냉·온수 조절을 센서나 팔꿈치 레버로 할 수 있게 하여 오염을 방지한다. 세수대에는 뜨거운 물과 찬물이 모두 나와야 한다. 손은 항상 흐르는 물로 씻어야 한다. 레기오넬라(Legionellae) 오염을 막기 위해 수온을 높게 설정해 놓은 치과에서는 냉·온수 조절 수도꼭지를 설치하여 안전하게 손 씻기를 할 수 있게 한다. 에어레이터(aerators)나 흐름 제한기(flow restrictors)는 세균이 서식할 수 있으므로 사용해서는 안 된다.
- 세수대는 손 씻기 전용으로 사용해야 하며, 기구 세척이나 담금 또는 체액이나 화학물질 처리를 위해 사용하지 않아야 한다. 세수대는 손 씻을 때 튀는 물을 대부분 담아낼 수 있을 정도로 커야 하며, 그래야만 사용자와 그가 착용한 옷에 물이 튀지 않아, 제5장에서 설명한 올바른 손 씻기 기술을 장려할 수 있다. 벽면에 설치된 수도꼭지의 경우 세수대보다 너무 높으면, 역시 물이 튀고 사용을 기피하게 되어, 손위생을 잘 하지 않게 만든다.
- 세수대는 은폐된 선반 및 고정 장치를 사용하여 벽에 붙여야 한다. 또한 방수 물 튀김 막이판(splash-back)에 밀봉 부착시켜, 모든 표면을 효과적으로 청소할 수 있게 해야 한다.
- 세수대는 세척하기가 어렵고 오염이 잘 일어나는 마개 및 과잉수 방출구(overflows)가 없어야 한다(그림 8-2).
- 배수관 안에 형성되는 세균막(biofilm) 내 병원체로 인해 수도꼭지가 오염되는 것을 피하려면, 수도꼭지에서 분사되는 물이 바로 배수구로 향하게 해서는 안 된다.

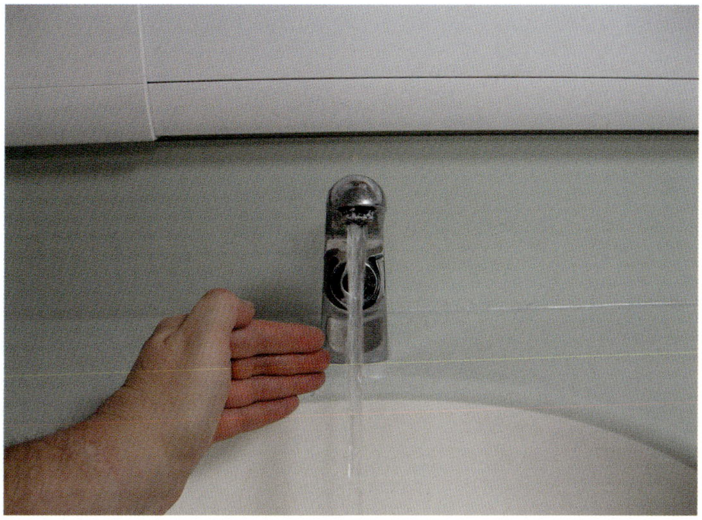

그림 8-2. 세수대에 장착된 센서 작동 수도꼭지. 과잉수 방출구(overflows)가 없는 것에 유의한다.

- 문지름 용액 또는 비누 용액 분배기는 사용자의 손이 분배장치에 직접 닿아 일어나는 오염을 피하기 위해, 센서나 팔꿈치로 작동하도록 고안된 벽 부착형을 선택한다.
- 쓰고 버리는 흡수성 종이 타월은 벽에 부착된 분배기로 제공해야 한다. 두루마리 종이 타월은 사용하지 않는 것이 좋다. 남은 부분을 오염시키지 않으면서 떼어내기가 어렵기 때문이다.
- 잘 사용하지 않는 세수대는 고인 물에 레기오넬라 및 다른 미생물이 서식하게 된다. 따라서 치과 진료실을 설계할 때는, 접근의 용이성과 충분히 사용되지 않는 면 사이의 적정선을 찾아야 한다. 드물게 사용되는 세수대의 수도꼭지는 정기적으로 씻어 내려야 한다.
- 처음 설계할 때와 때때로 배관 계통을 변경할 때마다 수관 계통 내 물이 고이거나 흐르지 않는 부분(dead-legs 및 blind ends)을 찾아 제거하거나 최소화한다.
- 물 공급관은 은폐되어 있어야 한다.

임상 폐기물 쓰레기봉투 및 날카로운 기구용 용기

- 발 또는 센서로 작동하는 임상 폐기물 쓰레기봉투 받침대는 실내 편리한 곳에 배치해야 한다(제10장 참조).
- 날카로운 물건을 담는 용도로 인가된 용기는 올바르게 조립하여, 임상의가 쉽게 다가갈 수 있는 곳에 두어야 하지만, 허가받지 않은 사람이나 어린이의 손이 닿지 않는 곳에 두어야 한다. 넘어져 쏟아지는 것을 방지하기 위해 용기를 벽에 걸거나, 견고한 받침에

08

고정시킬 것을 권장한다.

날카로운 기구용 용기를 절대로 바닥에 놓지 않는다.

장비 및 화학물질의 보관

- 치료실과 오염 제거실이 잘 정돈되고, 작업 표면에 쉽게 접근하고 또 쉽게 청소할 수 있으려면, 적절한 보관 시설이 있어야 한다.
- '건강에 유해한 물질 관리(COSHH) 2002' 규정에 따라 의약품/소독제/화학물질을 보관하고 잠글 수 있는 찬장이 있어야 한다.
- 멸균 제품은 안전하고, 서늘하고, 건조하고, 깨끗한 환경에 위치한 차폐된 선반 위에 보관하여 멸균 품목 및 포장재의 무결성을 유지해야 한다. (재사용할 수 있는 치과 기구의 보관에 관한 자세한 지침은 제7장을 참조한다.) 선반은 쉽게 청소할 수 있어야 하며, 보관된 품목들 주위로 공기가 자유롭게 유통될 수 있어야 한다. 비축 물품을 바닥에 보관하면 안 된다.
- 개인 소지품은 별도의 방에 보관해야 한다.
- 임상 구역에서 음식과 음료를 섭취해서는 안 된다.

환기

- 실내는 환기가 잘되거나(창문을 열 수 있어야 함) 공기 조절 시설이 설치되어 있어야 한다. 오염 제거실과 같이 공기 순환이 교차감염 관리를 위태롭게 할 수 있는 곳에서는 자연 환기를 고려해서는 안 된다.
- 신선한 공기의 권장 공급 속도는 실내 인원 1인당 5~8L/초(시간당 약 12~15회 공기 교환)보다 작아서는 안 된다. 그렇지만 환기 수단으로 인해 불편한 통풍이 발생하지 않아야 한다.
- 공랭식 공기 조절이 수냉식보다 선호된다. 모든 필터는 정기적으로 교체해야 한다.
- 환기 시스템의 배기는 건물 외부로 배출되어야 한다. 그렇지만 사람들이 모이는 곳(예: 번화가에 위치한 치과 의원 밖 버스 정류장)은 피해야 한다.
- 독립형 또는 탁상용 기계식 선풍기는 진료실 내부에서 먼지, 틈 및 에어로졸을 순환시키므로 가능한 한 사용을 피한다.

보호복

- 보관용 선반을 제공하고, 항상 깨끗한 PPE(쓰고 버리는 장갑, 플라스틱 앞치마, 마스크 및 보호안경)를 사용할 수 있게 한다. 개인 소지품은 별도의 방에 보관해야 한다.

> 환자 치료 영역에서 먹거나 마시지 않는다. 의약품과 치과 재료가 들어 있는 냉장고와는 별도의 냉장고에 음식물과 음료를 보관한다.

의원 내 표면의 미생물 생존

손위생 같이, 치과 진료 관련 표면 오염 제거(환경 위생)는 감염의 사슬을 끊는 데 필수적인 수단이다. 메티실린 내성 황색포도알균(methicillin-resistant *Staphylococcus aureus*; MRSA), 반코마이신 내성 장구균(vancomycin-resistant enterococci) 및 *Clostridium difficile* 같은 그람양성균에 의한 HCAI(healthcare-acquired infections, 의료 관련 감염)를 통제하는 데 있어서, 보건의료 환경에서의 표면 오염 제거가 중요하다는 것이 입증되었다. 표면 오염 제거에 의해 제거되고 파괴되지 않으면 MRSA는 먼지 안에서 1년, *C. difficile* 포자는 5개월, 반코마이신 내성 장구균은 4개월 동안 생존한다. 서로 다른 종의 세균들은 각자의 틈새 환경에 적응해 왔다. 먼지를 좋아하는 *A. baumannii*는 선반, 높은 데 놓여 있는 장비 및 컴퓨터 키보드와 같이 드물게 세척되거나 접근할 수 없는 표면에 정착하는 반면, *Klebsiella* 및 *Serratia* 같은 대장균군 세균(coliforms)은 건조한 표면보다는 물통, 용기(bowls), 걸레 및 액체를 선호한다. 몇몇 그람음성병원체, 특히 *Pseudomonas* spp.는 다양한 서식 환경에서 잘 살아남을 수 있으며, 보통 수도꼭지, 샤워실 및 싱크대 같은 습한 장소를 선호하는 것으로 보인다. 그러나 마른 바닥에서도 5주 동안 생존할 수 있다(치과 진료실 배관 내 *Pseudomonas* spp.의 관리에 대해서는 제9장 참조).

환자와 직원의 몸은 그들과 인접한 환경에서 유래하는 미생물들의 서식지가 된다. 병원 내에서는, 어느 한 병실에 머물렀던 환자의 몸에 어떤 그람음성병원균이 서식했거나 환자가 그 세균에 감염되어 있었다면, 그 병실에 머무는 다음 환자 역시 같은 세균이 서식하거나 그 세균에 감염될 위험이 높은 것으로 나타났다. 치과에서는 치과 유닛의 수관에서 자라는 그람음성세균이 치과 직원의 코에 서식하게 된다. 따라서 치과 진료실에서 깨끗한 환경을 유지하는 것이 단지 심미적이거나 사회 규범에 관한 것만이 아니라, 감염 예방 및 관리의 필수 요소임을 알 수 있다. 영국에서 치과 진료실 청결은 CQC 등록 요건이다(제1장 참조).

일반적인 청소

청소 계획

영국의 청소 지침에는, 각 치과 진료실은 추천된 사람을 지정하여, 그 사람으로 하여금 청소가 필요한 사항을 확인하고, 위험성을 평가하며, 적절한 사람에게 청소가 할당되고 요구되는 청소 기준이 충족되었는지를 감독하게 해야 한다고 명시되어 있다. 청소 업무의 질을 보장하고 부족한 점을 확인하기 위해서는, 추천된 사람은 치과 시설에서 수행되는 청소를 검사 및 감사해야 한다. 진료실의 감염관리 정책의 일환으로, 청소 일정과 임상 및 비임상 영역 청소 책임에 대한 개요를 기술한 문서(청소 계획)가 있어야 한다.

비임상 청소 직원은 청소 계획 일정에 따라 교육을 받는다(표 8-1). 진료실 및 오염 제거실 내 고위험 영역은 당연히 더 자주 청소해야 하며, 이 일은 그 위험성을 이해하는 치과 간호사가 수행해야 할 것이다. 체액이나 위험한 임상 폐기물과 접촉한 비임상 청소부는 B형 간염 예방접종을 받아야 한다. 일반적인 원칙에 따르면 진료실 내 모든 바닥, 실내 및 복도는 매일 청소하고 먼지를 물걸레로 닦아내야(damp-dusted) 한다.

소독과 달리 세척은 표면의 더러움, 때 또는 먼지를 물리적으로 제거하는 것이므로, 대부분의 (의원 내) 비임상 영역 청소에는 세제(되도록이면 임상적 사용에 적합한 CE 마크가 있는)와 따뜻한 물이 적당하다. 소독제의 사용은 살균 작용이 요구되는 오염 구역 내 청소에 국한되어야 한다. 소독제에 대한 세균 내성 기전이 종종 항생제에 대한 내성을 부여하는 것과 동일한 유전 요소 내에 존재하고, 이로 인해 무심코 환경 세균 및 사람 병원체 중 항생제 내성균이 선택되는 결과가 초래되므로, 소독제의 과도한 사용은 피해야 한다. 깨끗한 극세사(microfibre) 천과 물로 청소하는 것으로 일반 천과 세제로 하는 청소 방법을 대체할 수 있다.

표 8-1. 치과 진료실 청소 일정의 예

장소	청소 일정
임상 및 고위험 구역 숙련된 임상 팀 구성원이 수행	**매 환자 진료 사이**: 일회용 쓰고 버리는 소독 걸레로 '오염 구역'의 표면과 장비를 청소하고 소독한다. **각 임상 활동 후**: 일회용 쓰고 버리는 소독 걸레로 환자 치료에 사용된 청결 및 오염 구역 내 모든 장비와 표면들을 청소하고 소독한다. **장비 오염 제거 구역/실**: 매 오염 제거 주기 전·후에 표면과 장비를 철저히 청소한다.
비임상 구역 청소 훈련된 비임상 청소부가 수행	**매일**: 바닥, 찬장 문 및 기타 노출된 표면을 포함하여 진료실 내 모든 방과 복도를 청소하고 먼지를 물걸레로 닦아내야(damp-dusted) 한다. **주간**: 창문 차양, 접근 가능한 환기 설비, 선반, 라디에이터 및 찬장 내 선반을 청소한다.

극세사

극세사 천은 더러움과 미생물을 제거하고 붙드는 역할을 하는 엄청난 표면적의, 매우 미세한 섬유로 이루어져 있다. 이 천은 세제나 소독제 없이도, 젖어 있거나 건조한 상태 모두에서 역할을 한다. 극세사 천은 병원에서 환경 청소에 널리 이용되고 있다. 사용한 천은 미생물로 뒤덮여 있기 때문에 감염 가능성이 있다. 그래서 천을 60~90℃ 온도의 세탁기에서 세탁하여 병원체를 제거·파괴한다. 극세사 천이 매우 효과적임은 연구에 의해 입증되었지만, 현장에서 바로 천을 세탁할 수 있는 세탁기를 보유한 치과 의원이 별로 없기 때문에, (현재) 치과 진료에서의 사용은 제한적으로밖에는 이루어지지 않고 있다.

청소 재료의 색상 구분

사용한 청소용 천이나 걸레가 청소한 표면을 재오염시키는 일이 없도록, 사용·보관 방식을 마련해야 한다. 사용한 천과 오염된 청소 장비의 세탁 과정은 병원체 파급의 근원이 될 수 있다. 세균은 젖은 천과 걸레에 더 강하게 부착하며, 천과 걸레에 붙어 있는 유기물(오물)은 세균을 보호하고 그 증식을 돕는다. 오염된 청소 장비는 병원 감염 발생과 결부되고 있다. 따라서 더 위험하고 더 많이 오염된 환자 치료 구역을 청소하는 데 사용되는 천과 걸레는 접수 구역 같이 위험이 낮은 비임상 장소를 청소하는 데 사용되는 것들과 분리되어야 한다. 교차오염을 방지하고 내부 청소 직원의 훈련을 단순화하기 위해, 청소 재료들(예: 걸레, 천, 양동이 등)을 사용 장소에 따라 색상 구분할 것을 권장한다(그림 8-3).

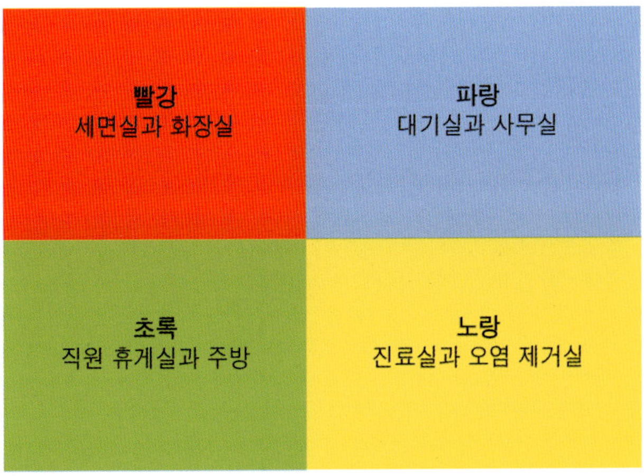
빨강
세면실과 화장실
파랑
대기실과 사무실
초록
직원 휴게실과 주방
노랑
진료실과 오염 제거실

그림 8-3. 영국의 방별로 지정하는 청소 색상 구분.

청소 재료의 보관

치과 의원에는 모든 청소 장비가 깨끗하고 건조된 상태로 보관되어 있어야 한다. 걸레는 재사용 전에 씻어 말려야 한다. 보관 중에 양동이, 걸레, 천은 구분 색상 및 사용이 지정된 방에 따라 분리한다. 청소 장비들은 정기적으로 교체할 것을 권장한다. 추적 감사 기록(audit trail) — 청소 직원이 청소 계획에 따라 청소했는지를 확인하는 간단한 양식 — 을 치과 의원이 국가 청결 기준(제1장 참조)을 준수한다는 증거로서 보관해야 한다. 치과에서는 눈으로 확인하는 것만으로 충족된다. 응급 의료 환경에서는 청소한 표면의 미생물 부하 같은 더 예민한 청결도 지표가 권장되는데, 표본 채취 후에 직접 세균 집락수를 세거나(colony count) 또는 그 대용으로 삼인산아데노신(adenosine triphosphate; ATP) 오염 측정치 같은 간접적인 방법을 쓸 수 있다. ATP 검사 결과의 해석은 ATP와 산소균 집락수 사이의 관계가 반드시 일치하지 않고, 이 검사가 무해한 환경 세균종과 병원균을 구별할 수 없기 때문에, 오류 발생의 개연성이 있다.

치과 진료실의 표면 오염 제거

08

치과 유닛 주변 영역은, 직접 튐, 비말 핵, 표면을 장갑 낀 손으로 만지는 것 등에 의해 오염된다. 세척과 소독을 모두 아우르는 표면 오염 제거는 손과 장비의 직접 접촉으로 인한 감염 전파를 예방한다. 손위생으로 표면 오염 물질의 전파를 막는다는 반대의 경우도 성립한다. 치과 유닛 체어, 치과 핸드피스 장치, 3-in-1 물 분사기 손잡이와 호스, 조명, 선반받이(bracket table) 및 캐비닛은 모두 표면 오염 제거가 필요하다. 서랍 손잡이, 필기구, 컴퓨터 키보드 및 문 손잡이를 '불가촉(no-touch)' 면으로 여기고, 이 면들을 만져 오염시키지 않도록 몸에 익히는 것이 중요하다.

작업 구역 설정

구역 설정은 오염 제거 과정을 간소화하고, 능률적으로 만든다. 구역 설정의 목적은 매 환자마다 세척과 소독을 해야 하는 고도로 오염된 표면 및 작업 영역, 소위 '오염 구역'(즉, 치료 절차 중 직접 접촉 또는 튐으로 오염됨)을 식별하는 것이다.

나머지 의원 내 표면들은 튐이나 직접 접촉으로 인해 직접 오염될 가능성은 적지만, 어느 정도는 오염될 수 있으므로 진료 활동을 끝낼 무렵에는 청소해야 하고, '청결 구역'으로 부른다. 표면 오염은 가능한 한 빨리 세척하고 소독해야 한다. 이는 표면에 도말되어 건조된 오염 속 바이러스와 미생물은 소독제에 대한 내성이 더 크기 때문이다. 그림 8-4는 '오염 구역

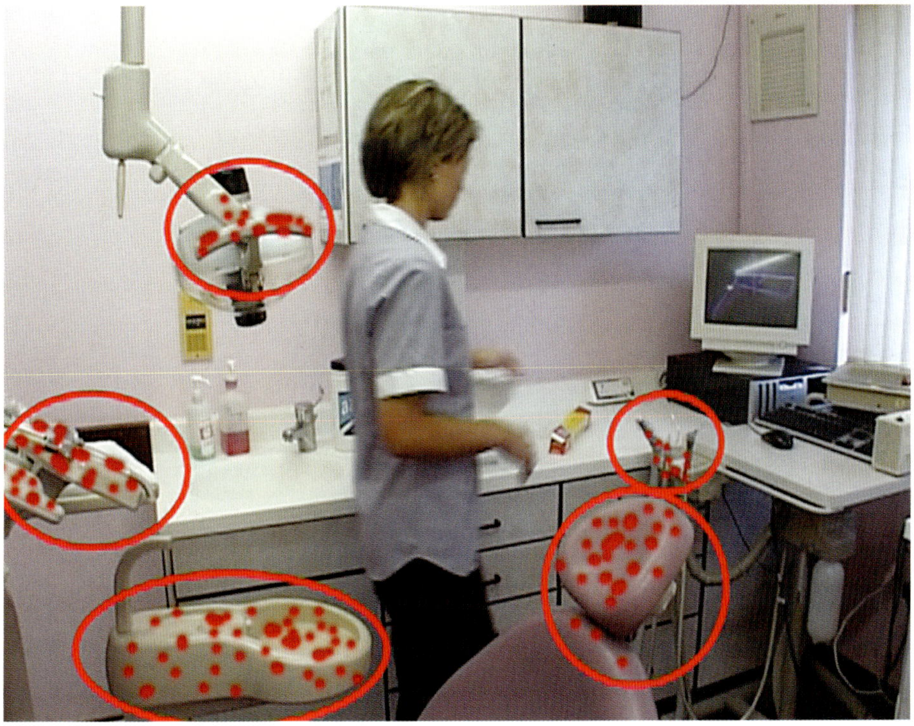

그림 8-4. '오염 구역(dirty zone)' 내 접촉이 빈번한 영역을 표시한 치과 진료실 모습. 매 환자마다 소독이 필요하다.

(dirty zone)' 내 영역들을 보여 주는데, 매 환자마다 소독이 필요하다. 가장 심하게 오염된 영역을 먼저 청소하면 교차오염을 방지하는 데 더 효과적이므로, 오염 구역부터 청소를 시작한다.

분무 소독제는 천식 및 과민반응을 일으킬 수 있으므로 권장하지 않으며, 일회용 걸레(wipe)로 대체되고 있다. 표면 세척에는 세제와 살균제 활성을 함께 지니고, 접촉 시간이 짧으며, 구강, 피부, 폐 및 환경 내 세균과 바이러스를 (모두) 죽일 수 있고, 마르면 표면에 잔류물이 남지 않거나 최소한으로 남는 일회용 걸레를 선택한다. 소독제 일회용 걸레는 한 방향으로 문질러야 한다. 원형 동작은 방금 세척된 부분을 재감염시키므로 권장되지 않는다.

일회용 플라스틱 소매와 시트는 스위치, 조명 손잡이, 3-in-1 물 분사기의 단추, 초음파 손잡이, 치과 유닛 체어 제어 단추, 머리 받침대 등, 높은 빈도로 접촉이 이루어지거나 청소하기 어려운 부분의 청소를 돕는 데 사용된다(그림 8-5, 8-6). 매 환자마다 덮개를 제거하고 그 아래 면을 청소해야 한다.

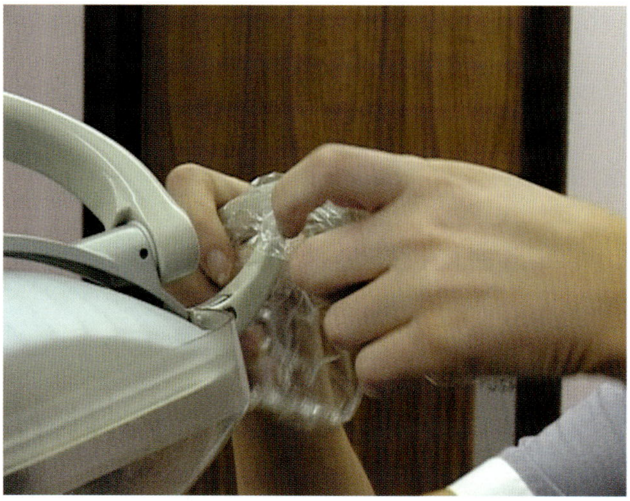

그림 8-5. 조명 손잡이를 플라스틱 포장재로 씌운다.

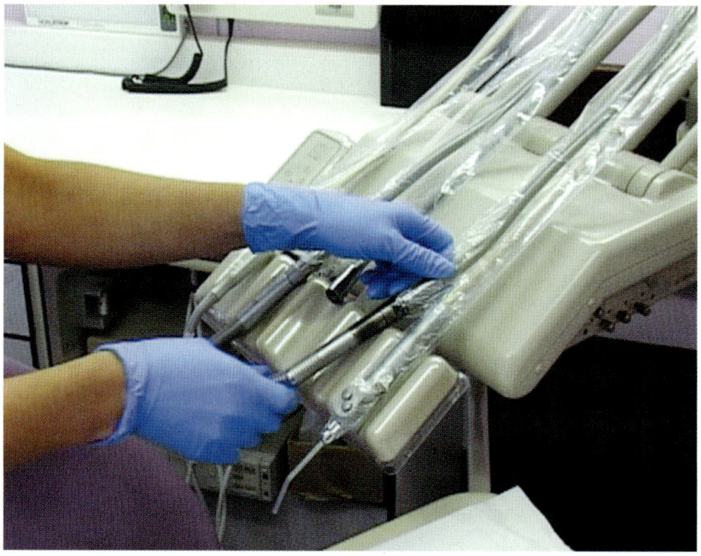

그림 8-6. 소독하기 어려운 부위를 플라스틱 소매로 씌운다.

'오염 구역' 또는 가시적으로 더러워진 영역은 각 환자 사이에 청소하고 소독해야 한다.

각 임상 세션이 끝나면 수도꼭지(tap), 배수관, 튐 방지판 및 싱크대를 포함하여, 청결 또는 오염 구역 내 모든 작업 표면을 쓰고 버리는 소독제 걸레로 닦아 철저히 세척하고 소독해야 한다. 구역 설정 및 표면 청소에 대한 요점은 Box 8-1에 요약되어 있다.

소독으로 미생물이 감소하는 것은 일시적인 현상에 불과하며, 이 때문에 소독은 업무일

Box 8-1. 구역 설정 및 표면 청소의 요점

- 오염 구역(치과 진료 중에 오염되기 쉬움)과 청결 구역은 분리되어야 한다.
- 청결 구역: 캐비닛, 진료실 내 서랍, 방사선사진 및 환자 기록, 컴퓨터 키보드는 청결 구역이며, 오염된 장갑 낀 손이나 기구와 접촉해서는 안 된다.
- 환자 진료 중 불침투성 임상 시트 또는 플라스틱 소매는 매 환자마다 해야 하는 스위치, 다이얼 및 자주 접촉하는 품목들의 청소를 용이하게 해 준다.
- '오염 구역'으로 품목들이 전달될 수 있지만, 오염된 품목이 '청결 구역'으로 전달되어서는 안 된다.
- 치과 재료 보관 용기는 '오염 구역'에 두어서는 안 된다.
- 매 환자마다 불침투성 임상 시트 또는 플라스틱 소매를 제거하고 '오염 구역'을 소독해야 한다.
- 진료 활동이 끝나면 오염 구역 및 청결 구역의 모든 표면을 소독제 일회용 걸레로 철저히 청소하고, 소독해야 한다.
- 작업면은 낮에는 정돈되어 있고 밤 동안에는 깨끗이 치워져 있어야 한다.
- 트랩 필터는 정기적으로(바람직하기로는, 매일 밤마다) 떼어내어 청소해야 하며, 다시 제자리에 놓기 전에 철저히 헹구어야 한다. 표백제 또는 차아염소산염은 금속을 녹슬게 하기 때문에 사용하지 말아야 한다. 제조업체의 지침에 따라 교체·복원한다.

(working day) 하루 내내 반복되어야 한다. 보건의료 환경에서의 표면 오염 제거에 관한 몇 가지 혁신들은 이 문제를 해결하고 오염 제거의 효능을 개선하고자 하는 것이었다. 임상 환경에서 수행된 실험 연구에 의하면, 접촉이 잦은 표면을 금속 구리 그리고/또는 그 합금으로 코팅한 결과 유사한 비구리 표면에 비해 80% 내지 90%에 이르는 미생물 부하의 현저한 감소를 보이는 것으로 나타났다. 구리를 함유하는 마감재 및 직물은 시중에서 구입할 수 있다.

컴퓨터 장비

컴퓨터 키보드는 가능하면 언제나 청결 구역에 배치하는 것이 좋다. 연구에 따르면 33~95%의 키보드에서 손에 의한 감염 교차 전파의 매개체 역할을 하기에 충분한, 높은 농도의 미생물이 회수되는 것으로 나타났다. 지침은 키보드를 매일, 눈에 띄게 더러워질 때는 더 자주, 소독할 수 있도록, 세척이 가능한 키보드나 키보드 덮개를 사용할 것을 권장한다(그림 8-7). 기존의 키보드는 씻기가 용이하고, 완전히 물에 담글 수 있으며, 염소 소독도 견딜 수 있는, 세척 가능 버전으로 교체할 수 있다(그림 8-8). 필기구는 임상 환경에서 쉽게 오염되어, 오래 전부터 MRSA 전파의 매개체로 인식되어 왔다.

소독제 일회용 걸레는 불필요한 에어로졸의 생성으로 인해 직원 및 환자의 감작(sensitization)을 유발할 수 있는 분무(spray-on) 제품보다 선호된다.

08

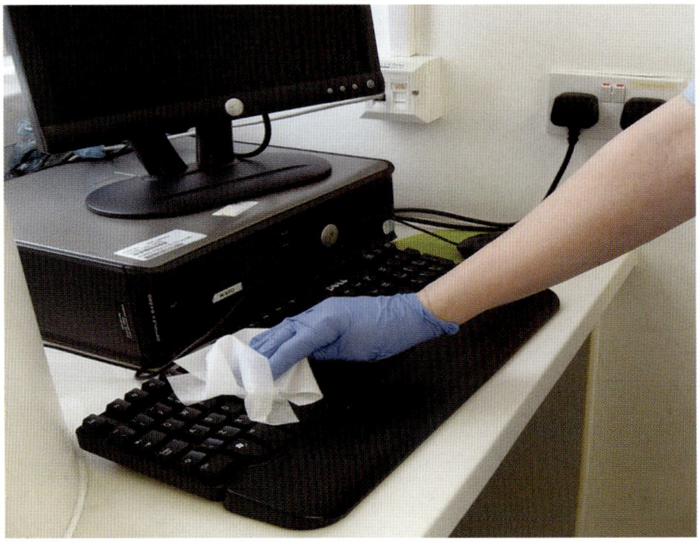

그림 8-7. 소독제 일회용 걸레로 키보드 청소하기.

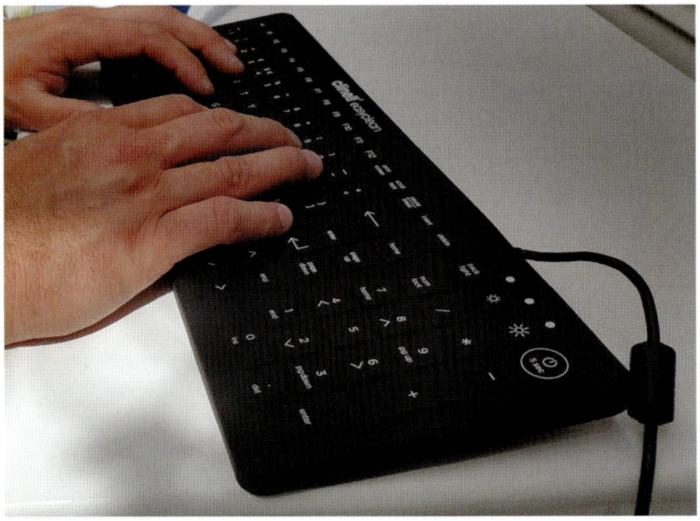

그림 8-8. 물에 완전히 담가 세척 가능한 키보드의 예.

흡인기, 흡인 기구 및 타구 관리

이 장치들은 심하게 오염되어 오염 제거가 어려울 수 있으므로 특별한 주의를 요한다.

- **타구**(spittoons, cuspidor): 먼저 바깥 면을 소독제 일회용 걸레로 깨끗이 닦은 후, 타구 안에 비발포성 소독제를 적량 넣고 안쪽 면을 고루 닦는다. 미생물을 파괴하는 데 필요한 접촉 시간 동안 소독액을 그대로 남겨 둔다. 이 시간은 해당 제품 제조업체의 지시에 따른다. 접촉 시간이 지난 후 타구의 씻어 내림 기능을 이용하여 헹구고, 사용한 소독제 일회용

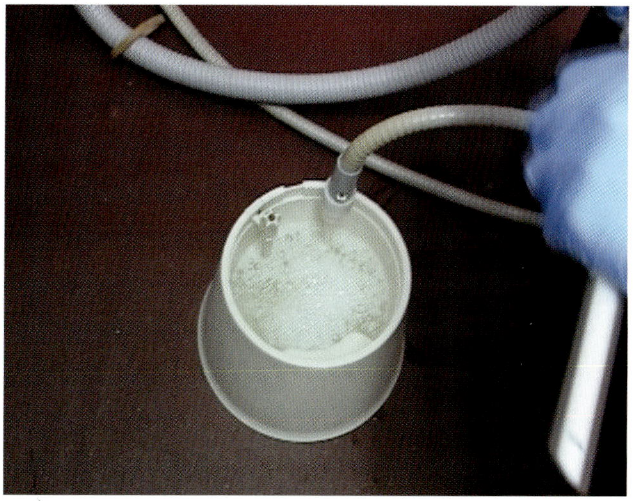

그림 8-9. 세제/소독제로 흡인기의 흡인 장치를 씻어 내림.

걸레를 버린다.

- **흡인기(aspirators)**: 비발포성 소독제/세제로 흡인 장치, 배수구 및 타구를 씻어 내린 후 밤새 혹은 제조업체의 지침에 따른 시간 동안 (소독제/세제를) 남겨 둔다(그림 8-9).

타액 배출기

타액 배출기는 사용 중 역류가 일어나기 쉽고, 내용물이 환자의 입안으로 배출될 수 있다. 역류는 다음과 같은 상황에서 발생할 수 있다.

- 환자가 타액 배출기 주변을 빨거나 입술을 오므려 닫으면, 입안의 압력이 타액 배출기 내부 압력보다 낮아지고 부분 진공이 형성되어, 타액 배출기 내부의 이미 흡인되었던 액체가 입안으로 역류한다.
- 흡인 tip이 입안에 위치한 채로, 타액 배출기로 연결되는 흡인 관이 환자의 입 높이보다 더 높아져서 압력의 역전이 발생했을 때, 역류가 일어난다. 중력이 구강 내 액체의 제거를 도울 수 있게 흡인 라인이 환자의 입보다 낮은 위치에 머물도록 주의를 기울여야 한다.
- 동일 또는 인접 진료실에서 같은 흡인 계통에 연결되어 있는 대용량의 다른 흡인기가 켜진 경우, 역류가 발생할 수 있다.

다행히 현재까지 타액 배출기 역류와 직접 관련된 감염 사례는 보고되지 않았다. 그러나 치과 팀원은 타액 배출기가 제대로 다루어지지 않아 일어날 수 있는, 작지만 가능한 교차감염의 위험성을 인지해야 한다.

08

에어로졸 및 튐을 일으키는 장치 관리

튐, 재채기, 기침 및 회전 기구가 발생시키는 에어로졸은 공기 중에 떠다니는 0.001㎛에서 10,000㎛까지, 매우 다양한 크기의 입자를 만들어 낸다. 직경이 100㎛를 초과하는 큰 입자 또는 물방울을 튐(splatter)이라고 한다. 튐 입자는 몇 초 동안 공기 중을 날아간 후, 튐의 근원으로부터 반경 1~2m 이내에 떨어져 머문다. 이 크기 범위의 입자는 재래식 핸드피스, 공기-물 분사기 및 세수대 수도꼭지에서 발생한다. 표면 청소와 소독으로 장비와 작업면에 떨어져 축적된 입자들을 제거한다. 기침과 재채기를 하는 동안 발생되는 비말은 공기 중에 떠다니는 20~100㎛ 사이의 입자를 이룬다. 이 입자들은 다수의 미생물을 포함하고 있을 수 있다. 입자 크기가 20㎛ 미만인 비말(droplet)은 몇 분 동안 공기 중을 떠다니지만, 20㎛보다 큰 입자는 몇 초 동안만 공기 중에 머문다. 진정한 에어로졸은 5㎛ 미만의 매우 작은 입자 또는 비말 핵(증발하여 크기가 5㎛ 미만으로 줄어든 액체 비말)으로서, 공기 중에 몇 시간 동안 머물러 있을 수 있으며, 공기 흐름을 타고 먼 거리를, 예를 들어 대기실까지, 이동할 수 있다.

에어로졸은 고속 치과 핸드피스 및 초음파 장비 사용을 포함하여, 다양한 치과 진료 절차에서 발생한다. 치과 유닛의 냉각수가 혈액, 타액, 치아조직 및 구강 세균과 섞여 발생하는 오염된 에어로졸은 호흡기로 흡입되거나 눈과 입의 피부와 점막에 누적될 수 있다. 공기 표본 채취 기술을 사용하여 환자로부터 1.5m 거리에서 측정한 결과 1m^{2}에서 시간당 1,000cfu 이상의 세균 수가 기록되었다(Bennett 등, 2000). 초음파 스케일링이 발생시키는 에어로졸이 미생물 농도가 가장 높으며, 운전자로부터 약 15~30cm(6~12인치) 거리에서 최대 농도의 미생물이 회수된다.

에어로졸 및 튐의 제어

흡인기는 냉각수 물보라(spray)의 약 90%를 제거한다(그림 8-10). 치과 치료 중에 발생하는 공기 부유 입자는 빨리 침강하기 때문에, 지면에서 약 1m 높이 또는 환자 머리 주변에서는 10~30분 이내에 기저 수준으로 감소하는 것으로 나타났다(Rautemaa 등, 2006)(그림 8-1 참조). 치과 진료실같이 밀폐된 공간의 에어로졸 제거율은 환기에 달려 있다. 시간당 공기 교환 횟수(환기율)가 클수록 에어로졸이 더 빨리 희석된다. 공기의 완벽한 혼합을 가정한다면, 한 번의 공기 교환으로 공기 부유 오염의 약 63%가 제거되며, 이후 매번 공기 교환마다 남은 오염의 63%가 제거된다. 따라서 5회의 공기 교환으로 오염이 교환 전 수준의 1% 미만으로 감소된

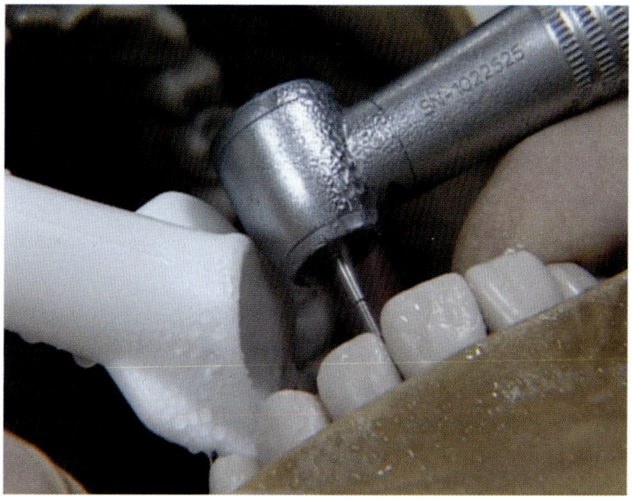

그림 8-10. 핸드피스의 로터(rotor)가 발생시키는 분무를 제거하는 흡인기.

다. 이 계산은 더 이상의 오염 확산이 없음을 가정한 것이다. 치과에서 권장되는 시간당 공기 교환 횟수는 없지만, 최소 12~15회의 공기 교환이면 적당할 것이다.

호흡기 감염은 에어로졸과 비말에 의해 퍼지므로, 에어로졸이 확산되지 않게 잘 가두는 것이 중요하다(제2장에서 논의됨). 직업병의 위험을 감소시키는 방법으로는 에어로졸 관리, 진료실 환기, PPE 사용 및 예방접종이 있다. 진료실의 에어로졸 오염은 다음으로 최소화할 수 있다.

- 대용량 흡인(그림 8-10)
- 러버댐
- 적절한 환자 위치
- 스케일링 전 클로르헥시딘(chlorhexidine) 구강 세척액으로 환자 구강 헹구기(헹군 후 약 40분 동안 에어로졸의 오염이 줄어듦)

여러 일상적인 치과 치료(예: 초음파 스케일링, 치열 교정술) 후에 채취된 타액 샘플에서, 육안으로는 보이지 않았지만, 혈액이 검출된다. 점막이 튐에 노출되면, 비록 혈청 전환의 위험은 주사바늘 상해 이후보다 매우 낮지만, HIV가 전파될 수 있다. 그러나 에어로졸을 발생시키는 치과 진료에 의해 혈액 매개 병원체가 전파된다는 증거가 보고된 적은 없다.

> 치과의사, 위생사/치료사 및 치과 간호사가 마스크, 고글 및 바이저를 일상적으로 사용하면 튐 및 에어로졸에 의한 감염 위험을 줄일 수 있다.

08

대량의 혈액 또는 체액을 흘렸을 때의 관리

혈액이나 체액을 흘렸을 때는 즉시, 이런 일에 숙련된 의료진들이 처리해야 한다. 어떻게 다루어야 할지는 흘린 양[점 크기, 적은 양(<30mL) 또는 (그보다) 많은 양]에 따라 정해진다. 치과 진료실에서 피나 체액을 흘린 경우, 대개 그 크기가 점이나 튐 정도에 머문다. 적은 양을 흘린 경우에는 염소 배출 과립[예: 차아염소산염나트륨(sodium hypochlorite)/이염화아이소사이아누르산나트륨(sodium dichloroisocyanurate)]을, 많은 양을 흘린 경우에는 10,000ppm(1%) 농도의 차아염소산염 용액을 각각 사용해야 한다. 이 화합물들을 뜨거운 물에 첨가하거나 음이온성 세제와 혼합해서는 안 된다. 염소 가스가 방출될 수 있다. 쓰고 버리는 장갑, 마스크 및 플라스틱 앞치마를 착용해야 한다. (튈 가능성이 있으면 눈 보호 바이저/고글을 착용한다.) 구토는 바이러스 감염으로 인한 것일 수 있으므로, 구토물은 즉시 종이 타월로 덮어 바이러스 입자의 에어로졸화 및 확산을 막아야 한다. 염소 방출 제제를 견딜 수 없는 부드러운 소재의 가구에 체액이 튄 경우에는 오염 제거 전에 혈액 매개 바이러스 위험 평가를 받아야 하며, 미지근한 물에 푼 세제 용액으로 세척해야 한다. 직물 소재 인테리어가 혈액으로 더렵혀져 오염 제거를 적절하게 할 수 없는 경우에는 폐기해야 한다.

튐 및 점 크기의 흘림

- 쓰고 버리는 장갑을 착용한다(차아염소산염을 사용하는 경우, 마스크와 플라스틱 앞치마를 착용하고, 튈 가능성이 있는 경우에는 눈 보호 바이저/고글을 사용한다).
- (흘린) 표면이 비침투성이며 차아염소산염에 적합한 경우, 쓰고 버리는 염소 소독제 걸레(wipe)(유리염소가 1,000ppm 또는 0.1%에 해당)로 해당 영역을 닦는다.
- 표면이 부식되거나 표백되지 않도록 깨끗한 물과 세제로 헹궈 낸다.
- 물과 세제로 청소한다.
- 쓰고 버리는 종이 타월로 표면을 말린다.
- 사용한 장갑, 일회용 걸레, 종이 타월은 유해한 감염성 임상 폐기물로서 폐기한다.
- 손을 씻고 말린다.

흘린 양이 적을 때(<30mL)

- 쓰고 버리는 장갑, 마스크 및 플라스틱 앞치마를 착용한다(튈 가능성이 있으면 눈 보호용 바이저/고글을 착용한다).

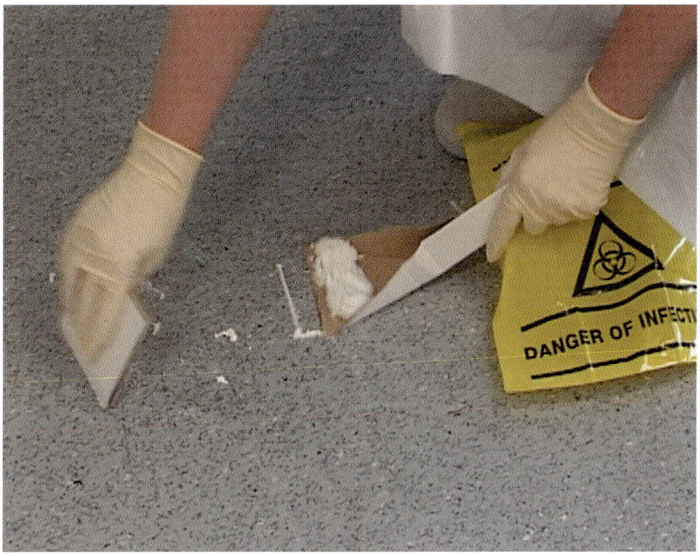

그림 8-11. 쓰고 버리는 판지 쓰레받기로 염소 배출 과립을 청소.

- 흘린 부분(30mL 미만)을 10,000ppm(1%)의 염소 방출 과립(예: Haz-tabs, Precept, Actichlor)으로 완전히 덮고 액체가 흡수될 때까지 기다린다.
- 5분 동안 놓아둔다.
- 쓰고 버리는 종이 타월 그리고/또는 판지를 사용하여 과립을 모은다(그림 8-11). 즉시 유해한 감염성 임상 폐기물로서 폐기한다(제10장 참조).
- 흘린 자리를 중성의 거품이 일지 않는 세제 및 물로 닦고, 쓰고 버리는 타월로 건조시킨다.
- 수건 및 보호복은 유해한 감염성 임상 폐기물로서 폐기한다.
- 즉시 손을 씻고 말린다.

08

흘린 양이 많을 때(>30mL)

- 10,000ppm(1%)의 염소를 방출하는 차아염소산염 용액을 사용한다.
- 쓰고 버리는 장갑, 마스크 및 플라스틱 앞치마를 착용한다(튈 가능성이 있으면 눈 보호용 바이저/고글을 착용한다).
- 많은 양(>30mL)을 흘린 경우, 옆으로 번지는 것을 막고 감염성 물질의 에어로졸화를 방지하기 위해 쓰고 버리는 타월로 흘린 부분을 덮는다. 흘린 것이 흡수되기를 기다린다.
- 제조자의 지시에 따라 염소 방출 용액을 준비한다.
- 종이 타월이 푹 젖을 때까지 흘린 영역 전체에 염소 용액을 조심스럽게 붓는다. 제조사가

권장하는 시간 동안 (대개 약 5분간) 놓아둔다.

- 타월을 유해한 감염성 임상 폐기물로서 즉시 폐기한다.
- 흘린 영역을 중성의, 거품이 일지 않는 세제와 물로 청소하고, 쓰고 버리는 타월로 닦아 건조시킨다.
- 타월과 보호복장은 유해한 감염성 임상 폐기물로서 폐기한다.
- 손을 깨끗이 씻고 잘 말린다.

차아염소산염(hypochlorite), 클로라민(chloramines), 염소 가스 및 가정용 표백제는 직접 접촉, 섭취 및 흡입 시 피부 및 점막에 독성과 자극성이 있으므로 항상 최대한 주의하여 다루어야 함을 기억해야 한다.

참고문헌 및 웹사이트

Bennett AM, Fulford MR, Walker JT et al. (2000) Microbial aerosols in general dental practice. *British Dental Journal*, 189, 664–7.

Loveday HP, Wilson JA, Pratta RJ et al. (2014) Epic 3: national evidence-based guidelines for preventing healthcare-associated infections in NHS Hospitals in England. *Journal of Hospital Infection*, 86(Suppl. 1), S1–S70.

Rautemaa R, Nordberg A, Wuolijoki-Saarusti K, Meurman JH. (2006) Bacterial aerosols in dental practice — a potential hospital infection problem? *Journal of Hospital Infection*, 64, 76–81.

제 9 장
치과 유닛 수관 관리
(Management of Dental Unit Waterlines)

바이오필름이란?

바이오필름(biofilm, 생물막)은 고체면에 부착, 유기물 기질에 파묻혀(매몰되어) 있는 복잡·다양한 미생물 군집으로, 개별적으로 존재하는 플랑크톤성(부유성) 미생물에 비해 살균제의 침투 및 제거 작용에 대해 매우 강하다. 치태(dental plaque)는 치과의사에게는 가장 익숙한 바이오필름으로서, 치태의 끊임없는 축적이 일부 환자들에게 그 관리 및 제거에 큰 어려움을 주듯이, 이와 유사하게 치과 유닛 수관(dental unit waterline; DUWL)의 바이오필름 관리는 치과 의료계의 난제이다.

치과 유닛의 수관은 내경은 좁고 표면적은 크다. 작동 중인 치과 유닛의 수관 내부에서는 물이 계속해서 이동하는데, 어떻게 미생물이 그 내면에 바이오필름을 형성하기에 충분한 시간을 가질 수 있을까? 그 해답은 유체 역학 및 수관의 기하학적 특성에서 찾을 수 있다(그림 9-1). 수관 내 액체의 흐름은 여러 층으로 일어난다(층류, laminar flow). 액체의 흐름은 수관 내강의 중심부에서 가장 빠르다. 이 중심층으로부터 멀어질수록, 수관 벽과의 마찰로 인해 흐름이 느려진다. 수관 벽 가까이에서는 사실상 흐름이 없어서, 세균이 수관 내면에 부착하고 서식할 수 있다.

DUWLs 내에서 미생물이 서식하는 것은 애초 미생물이 DUWLs 내로 들어왔기 때문이며, 세균이 DUWLs 내로 들어오는 데는 세 가지 주요 경로가 있다(Box 9-1). 물은 사용 중일 때에만 흐르므로 DUWL은 배관 계통 내의 'dead legs'(물이 거의 흐르지 않는 부위)가 된다. 아무런 처리를 하지 않은 치과 유닛 내부에서는 밤 동안의 정체와 드문드문한 사용으로 인해, 내부로 들어온 미생물이 증식하고 DUWL의 내면에 바이오필름이 형성된다(그림 9-2). 대다수의 치과 유닛이 주당 평균 130시간은 실제로 사용되지 않는다. DUWL의 바이오필름은, 치태처럼, 빠르게 형성되어 일주일 이내에 1mL당 10^{4-6}cfu(집락 형성 단위)에 달하는 세균을 흘려보낼 수 있게 된다. 바이오필름 내 세균은 비부착 플랑크톤성 세균보다 소독제, 자외선, 금속 독성, 산 노출 및 건조에 대한 내성이 더 크다.

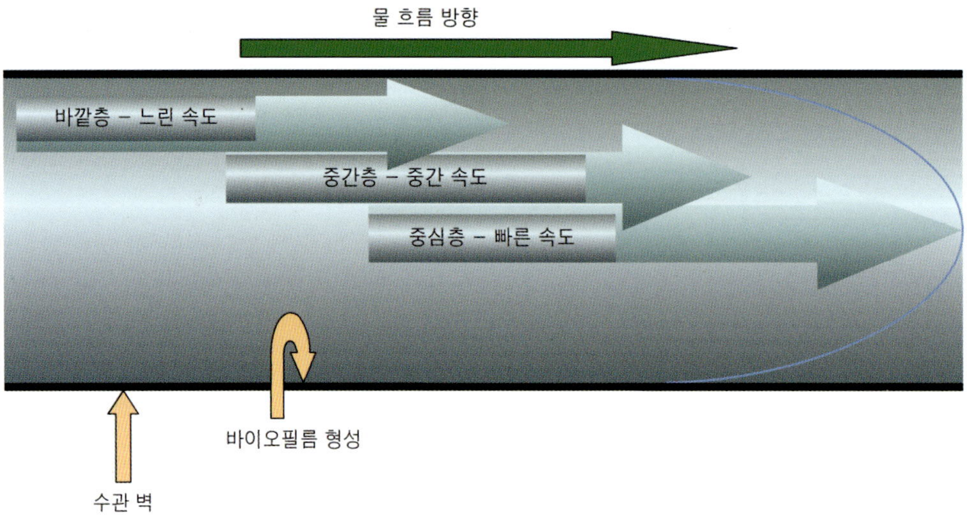

그림 9-1. 치과 유닛 수관 내 층류.

Box 9-1. DUWLs의 오염 경로

유입되는 수돗물의 저준위 오염
치과 핸드피스를 통한 구강 내 액체의 역류(수관 안으로 빨아들임)
독립 저수조 계통의 오염:

- 품질이 나쁜 물 사용
- 병을 채울 때 무균 기술을 사용하지 못함
- 병을 적절하게 세척하지 못함

치과 유닛 수관으로 인한 직원 및 환자 건강에 대한 위험

최근 미국과 유럽(예: 2015년 영국)에서는, 한때 수천 명에 이르는 상수도 음용자에게 영향을 미친 주요 사건이었던 상수도 와포자충(*Cryptosporidium*) 오염에 대한 대응으로서, '끓는 물 공지(boil water notices)'가 내려진 적이 있다. 이러한 사건들은 상수도의 미생물학적 품질에 대한 대중의 우려를 불러일으키게 된다. 수질에 대한 대중의 신뢰 결여는 여러 나라에서 병에 든 음용수 판매량의 기하급수적인 증가를 초래하였는데, 오히려 이런 제품들 중 많은 수는 미생물 함유량이 상수도 내 미생물 함유량보다 훨씬 더 크다!

DUWL 안에 세균이 있다는 것은 공중보건 위험과 교차감염 위험이 함께하는 것이기 때문에, 처리하지 않은 DUWL의 품질에 대해서도 비슷한 우려가 제기되었다. 'American Dental Association의 과학 업무 협의회'(American Dental Association Council on Scientific

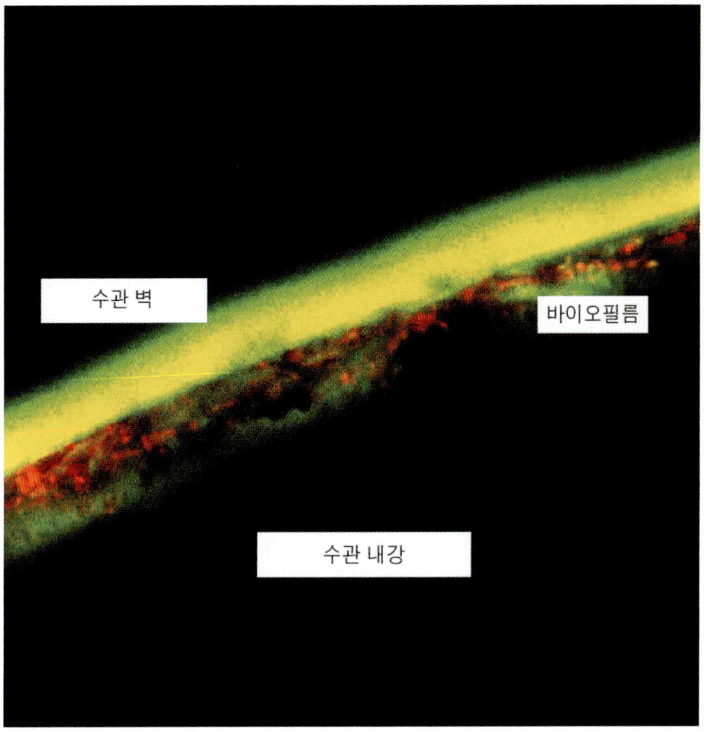

그림 9-2. 치과 유닛 수관에 형성된 바이오필름의 면역 형광상.

Affairs)는 미생물에 관하여 DUWL의 품질이 좋지 않은 것은 환자의 치과 안전에 대한 기대치에 부응하지 않는 것이라고 천명했다. '협의회'는 사용되는 물에 포함된 종속영양산소균 양이 마시는 물과 동등한 200cfu/mL 이내라야 한다는 목표를 세웠다. 이 수치는 유럽에서 음용수에 대해 설정된 값인 종속영양산소균 100cfu/mL보다는 다소 높지만, 영국 보건부(Department of Health)의 간행물 HTM 01-05에 제공된 수치인 총생균수(total viable count) 범위 100~200cfu/mL와는 비교할 만하다. 이 값은 치과 진료실에서 장기간에 걸쳐 달성할 수 있는 것으로 간주된다. 전 세계적으로 비슷한 규약(protocol)이 치과 의료를 관리하는 단체에 의해 채택되고 있다.

DUWL을 오염시키는 세균의 대다수는 환경에 서식하는 그람음성 산소균종으로, 대부분은 병원성이 없고, 면역력이 있는 사람에서는 감염을 일으키지 않는다. 그러나 이 세균들은 DUWL의 물이 환자가 감지할 수 있는 정도의 나쁜 맛과 냄새를 띠게 하여, 치과 치료 자체를 불쾌하게 만들 수 있다. *Legionella* spp., *Pseudomonas aeruginosa* 및 비결핵 *Mycobacterium* (NTM) 같은 기회 호흡기 병원균이 상당수의 DUWL에서 검출된다(표 9-1).

09

표 9-1. DUWL로부터 분리된 미생물의 예

그람음성세균	그람양성세균	진균(fungi)	원생동물(protozoa)
*Legionella*종	*Lactobacillus*종	*Candida albicans*	*Acanthamoeba*종
Pseudomonas aeruginosa	*Actinomyces*종	*Candida*종	*Giardia*종
*Acinetobacter*종	*Mycobacterium avium*	*Cladosporium*종	*Cryptosporidium*종
*Pseudomonas*종	*Mycobacterium*종	*Penicillium*종	*Hartmannella*종
Proteus vulgaris	*Staphylococcus aureus*	*Phoma*종	
*Fusobacterium*종	*Streptococcus*종	*Aspergillus*종	
*Moraxella*종	Oral streptococci	*Alternaria*종	
*Bacteroides*종			
Burkholderia cepacia			
Klebsiella pneumoniae			
Alcaligenes dentrificans			

출처: Barbot V, Robert A, Rodier M, Imbert C. (2012) Update on infectious risks associated with dental unit waterlines. FEMS Immunol Med Microbiol, 65, 196-204.

레기오넬라

09

레기오넬라(Legionellae)는 전 세계적으로, 모든 종류의 인공 및 자연 수생 서식지에 분포한다. 이 세균은 따뜻하고 정체된 물을 선호하며, 일반적으로 낮은 수로 나타난다. 레기오넬라는 상수도로부터 DUWL 내로 들어갈 수 있으며, 적절한 증식 및 온도 조건하에서 바이오필름 내에서 증식하여 10^2~10^5cfu/mL까지 이를 수 있다. 비교한다면, 영국에서 레기오넬라에 대한 허용 수질 기준은 1L당 100 레기오넬라 이하이다. 일반적인 DUWL 수온은 18~23℃이며, 레기오넬라는 20~45℃ 온도 범위에서 증식한다. 따라서 DUWL의 물은 레기오넬라의 임계 증식 온도 범위 내에 있다. 영국 내 온수 계통의 6~30%가 레기오넬라를 지니고 있으며, 일단 정착하고 나면 수년간 서식이 지속될 수 있다. 치과 진료실과 치과대학의 DUWL 내 레기오넬라종의 출현 빈도는 보고에 따라 0%에서 68%에 이르기까지 크게 달랐다. 이는 부분적으로는 미생물 분리 과정의 차이에 따른 것이기도 하다.

Legionella pneumophila serogroup 1은 레기오넬라 감염의 80% 이상을 차지한다. 치과 진료실 또는 대학의 지리적 위치(미국에서는 8%, 이탈리아에서는 21.8%, 런던에서는 25%, 영국에서는 36%), 대형 냉수 탱크 및 복합 배관 계통 유·무, 온도 조건, 치과 장비 제조회사 등, 여러 요인에 따라 DUWL에서 *Legionella pneumophila*가 회수되는 비율에는 큰 변동이 있다. 종종 DUWL 내에서 레기오넬라가 아메바(amoebae) 내부에서, 살균제와 염소 소독제의 작용으로부터 보호받으며, 공생하는 것을 볼 수 있다.

감염의 전파는 오염된 에어로졸 비말을 흡입하거나, 드물게는 감수성이 있는 사람이 오염

Box 9-2. 재향군인병(Legionnaires' disease)에 걸릴 위험이 큰 환자

- 고연령, 특히 50세 이상. 70세 이상의 사망률은 최대 30%이다.
- 환자의 2/3는 기존의 병이 있다. 예: 심장병, 당뇨병, 신장병, 폐질환 또는 면역억제
- 흡연, 특히 폐 기능을 손상시킬 정도로 담배를 많이 피우는 것
- 남성은 여성보다 감염될 확률이 거의 3배 더 높다. 남성은 실외 작업, 건설 또는 엔지니어링에 종사할 가능성이 더 많기 때문에, 감염에 노출될 직업적 위험이 더 높다
- 여행 관련: 영국의 재향군인병 사례의 약 40%는 스페인, 인도, 중국, 태국 또는 크루즈 여행에서 귀국하는 여행자에 의한 수입 사례에 기인한다.

된 물을 흡인함으로써 발생한다. 한 사례에서 다른 사례로 개체 간에 전파된다는 증거는 없다. 유럽연합 내 대다수의 사례는 더운 여름철에 산발적으로 발생하며, 지역사회 안에서 감염을 얻는다. 레기오넬라증(legionellosis)은 세 가지 방식으로 나타난다.

- **재향군인병(Legionnaires' disease)**: 10~30%의 사망률을 보이는 비정형 폐렴
- **폰티악열(Pontiac fever)**: 가벼운, 자기제한적인, 독감 같은 질병
- **비폐렴형**: 소변 내 *Legionella* 항체가 검출되지만 폐렴이나 폰티악열 증상은 없다.

치과 진료인은 다른 비치과 대조 집단에 비해 레기오넬라에 대한 항체가가 높은 것으로 나타나, 이 잠재적 병원균에 대한 직업적 노출이 있음을 시사한다. 미국의 한 치과의사는 그의 진료실 DUWL 내 레기오넬라에 노출되어 발생한 재향군인병으로 사망했다. 취약한 환자라면 역시 DUWL 유래 위해 요소에 의한 감염이 일어날 수 있다[Box 9-2의 재향군인병(Legionnaires' disease)의 위험 요소 참조]. 최근의 사례 보고서에서, 집안에만 머물던 82세 이탈리아인 여성이 재향군인병으로 사망한 원인이 치과의사의 진료실 DUWL 및 수돗물에서 증식한 레기오넬라에 대한 노출로 판명됐다. 보고서 저자는 분자 기술을 사용하여 환자로부터 회수된 레기오넬라 균주가 치과의사의 진료실에서 발견된 것과 동일하다는 것을 입증했다. 환자의 집에서 채취한 물 검사물에서는 레기오넬라가 분리되지 않았다(Ricci 등, 2012). 다행스럽게도 건강한 사람이 오염된 DUWL 에어로졸을 흡입하는 것과 관련된 건강 위험은 전반적으로 매우 낮은 것으로 보인다(Pankhurst & Coulter, 2007).

슈도모나스

슈도모나스(*Pseudomonas*) 세균속(genus)에 속하는 세균들(pseudomonads)은 DUWL 내에서 발견되는 주된 세균속으로, 거의 50%의 DUWL에서 분리된다. 이 세균속의 몇몇 종(species)들은 기회감염병원체의 행태를 보인다. *P. aeruginosa*는 미국과 유럽에서 연간 보고되는 병원

내감염(nosocomial infections)의 9~11%를 차지하며, 특히 면역결핍 환자, 환기기(ventilators) 의존 환자, 화상 환자 및 낭성섬유증(cystic fibrosis)을 앓고 있는 환자들을 감염시킨다. 이 세균은 증류수 같이 영양이 부족한 환경에서 번식할 수 있다. 증류수는 치과의사들이 흔히 DUWL 저장소 및 멸균기 저장소의 물로 사용한다. 또한 pseudomonas는 chlorhexidine과 iodophors 같은 소독제의 희석액에서 쉽게 자라며, 광범위한 종류의 항생제에 대해 내성을 나타낸다. *P. aeruginosa*는 흔히 보는 DUWL 서식 세균이며, 50%에 가까운 DUWL에서 분리된다.

Pseudomonas 감염이 오염된 DUWL에 노출되는 것과 관련이 있다는 제한적이지만 직접적인 증거가 있다. Martin(1987)은 암 환자 2명의 치과 농양에서 분리된 *P. aeruginosa*가 이들의 치료에 사용된 DUWL에서 회수된 *P. aeruginosa* 균주와 동일함을 보고하였다. 그리고 *P. aeruginosa*에 오염된 이 치과 유닛에서 78명의 건강한 환자들이 더 치료를 받았고, 이후 동일한 *P. aeruginosa* 균주가 일시적으로(3~5주 동안) 몸에 서식한 것이 밝혀졌지만, 이 노출로 인한 감염 사례는 없었다.

낭성섬유증 환자는 치과 치료 중 DUWL 내 *P. aeruginosa*에 감염될 위험이 더 크다. 최근의 연구는 낭성섬유증 환자가 치과 치료를 통해 *P. aeruginosa*를 획득할 위험은 적고, 획득률 역시 새로운 감염의 기저율에 해당하는 1~2%에 비길 만하다고 결론지었다. 그러나 본 저자는, 빈번한 치과 방문에 따른 획득 위험의 누적으로, 감염 전파율이 임상적으로 유의한 수준까지 증가할 수 있음을 경계한다.

미코박테리움

환경 내 미코박테리아(mycobacteria), 즉 NTM은 자연계에 광범위하게 분포하며, 토양, 자연수 및 물 분배 계통(DUWL 바이오필름 포함) 같은 증식 가능한 곳에서 꾸준히 분리된다. DUWL 내 NTM 집락수는 식수 내 집락수를 400배까지 초과할 수 있다. 따라서 치과 치료 중 다량의 NTM을 삼키거나, 흡입하거나, 구강 내 상처에 NTM이 접종되어 NTM의 서식 및 감염으로 이어질 위험성이 있다. 면역 약화 및 AIDS(후천성 면역결핍증후군) 환자는 기회감염 NTM에 대한 감수성이 매우 높다.

Mycobacterium avium 집단에 속하는 동일 균주들이 이 세균에 감염된 AIDS 환자와 그들 가정의 수도꼭지로부터 분리된다. 다행히 이들 NTM 감염의 대다수는 무증상이며, 이는 여러 연구 결과들이 미국 인구의 약 12%에서 NTM(*M. avium*)이 체내에 서식하지만 증상은 없는 것으로 제시하고 있는 것과 같다. 그러나 적은 수의 심각한 NTM 감염 사례가 치과 진료와 직접 관련되어 있으므로, 효과적인 DUWL 관리를 통해 NTM 오염을 줄이는 것이 현명하다.

내독소

*P. aeruginosa*로 인한 감염 외에는 치과 진료와 직접 관련이 있는 (그람음성) 환경 세균 감염의 임상 사례는 (지금까지) 없었지만, 그람음성세균의 세포벽(cell wall)은 내독소(endotoxin)의 주요 근원이며, 내독소는 국소염증, 발열 및 쇼크를 일으킬 수 있다. DUWL 내 높은 세균부하는 대개 높은 내독소 농도와 동등하다.

흡입한 내독소에 노출됨으로써 초래되는 결과 하나는 천식의 유발 또는 악화이다. 대규모 진료실 기반 단면 연구 보고서의 데이터에 따르면, 직업적으로 200cfu/mL을 초과하는 산소균으로 오염된 DUWL에 노출된 것과 치과 교육을 받기 시작한 후 천식이 발생한 치과의사 소집단의 직업 천식 발생 사이에는 시간적 관련성이 있었다(Pankhurst 등, 2005). 미국 약전(US Pharmacopeia)은 세척용 멸균수 내 내독소량을 0.25 내독소 단위/mL로 제한하고 있다. 치과 용수에서는 내독소가 500~2,560단위/mL까지 검출된다.

바이오필름을 줄이기 위한 방법

치과 유닛 수관 관리 규정과 지침 및 시중의 오염 제거 시스템은 DUWL에서 배출되는 물에서 환경 그람음성 산소균 및 구강 세균을 허용 가능한 수준(≤200cfu/mL)으로 줄이고 유지(제어)할 수 있도록 특별히 고안되었다.

제어 작용의 이론적 설명은 다음과 같다.

- 바이오필름 내 내성 작동 기전을 극복한다.
- 병원균(예: 레기오넬라)의 생존 및 증식을 방지한다.
- 일단 바이오필름이 제거된 후, 배관 내 재서식을 방지한다.
- 하루 업무 시간 중 DUWL 내부 물 전체의 장시간 정체를 초래하는, 간헐적인 소량 물 사용의 영향을 배제한다.
- 밤 동안 및 주말의 물 정체를 막는다.

종합적인 목표는 세척수가 구강에 닿을 때 또는 에어로졸화될 때, 물속 부유(planktonic) 미생물이 확실하게 안전한 숫자, 즉 200cfu/mL 미만으로 존재하도록 하는 것이다. DUWL 내로 미생물이 들어올 수 있는 입구가 많기 때문에, 어느 한 가지 방법만으로는 완전히 효과적일 수 없으며, 대개 여러 수단을 함께 사용한다(Box 9-3에 요약).

> 치과 유닛에서 물을 배출시켜야 하며, 수관 소독은 하루 2번씩 해야 한다.

Box 9-3. DUWL의 품질을 유지하기 위한 주요 권장 사항

- 모든 수관과 공기관에 물/공기 후진 방지 밸브가 장착되어야 한다.
- 치과용 수관의 물 공급은 독립된 저수조로 이루어진 물 저장 시스템을 사용해야 한다.
- 저수조는 수돗물(음용수)보다, 갓 증류한 증류수 또는 역삼투수를 채운다.
- 저수조와 수관 내부는 살균제를 사용해야 한다(제조업체의 지침에 따라 적용).
- 치과 유닛 수관, 저수조 및 배관은 제조업체의 지침에 따라 하루 2회, 예를 들어 하루의 시작과 끝 무렵에 물을 배출시키고, 씻어 내리고, 살균제로 소독해야 한다.
- 하루가 끝날 무렵, 저수조는 항균제로 소독하고, 새로 받은 역삼투수 또는 증류수로 헹구고, 물을 배출시키고, 밤 동안 건조된 상태로, 거꾸로 보관해야 한다.
- 치과 유닛 수관은 하루 일과 시작과 끝 무렵에는 2분간, 그리고 매 환자마다 20~30초간 씻어 내려야 한다.
- 사용 부위(point-of-use)의 수관/공기관에 항균 필터가 장착되어 있는 경우, 매일 또는 제조업체의 지침에 따라 교체해야 한다.
- 드물게 사용되는 DUWL은 정기적으로 (적어도 매주 한 번) 씻어 내려야 한다.
- 침습적 외과 수술을 위해서는 별도의 멸균수 전달 시스템 또는 식염수를 사용해야 한다.
- 역-사이펀 작용을 방지하기 위한 치과 장비의 물리적 공기 공극(air gap)에 대한 규정을 따라야 한다.

출처: HTM 01-05 및 HSG 274에 수록된 지침을 요약.

씻어 내림의 유용성과 한계

씻어 내림(flushing)으로 세균수의 약 97%가 감소되지만, 총 세균수가 200cfu/mL 이하로 감소되지는 않으며, 바이오필름이 제거되지도 않는다. 그렇기 때문에 대부분의 치과 유닛에서 DUWL 내 세균수를 줄이는 데 씻어 내림만으로는 부족하다. 하루 일과 시작 시 2분간의 씻어 내림은 살균제 처리에 의해 떨어져 나온 바이오필름뿐만 아니라 남아 있는 잔여 살균제도 제거한다. DUWL을 씻어 내리는 동안 이를 처리하는 사람은 튐이나 에어로졸에 노출되지 않도록 주의를 기울여야 하며, 마스크와 안경을 착용해야 한다.

매 환자마다 20~30초 동안 수관을 씻어 내면 수관 내 구강액이 제거되어 교차오염 방지에 도움이 된다. 구강액이 DUWL 내로 유입되는 것은, 핸드피스를 멈추기 위해 발판에서 발을 뗄 때 발생하는 핸드피스 내 음압으로 인해 핸드피스를 통하는 수관 내에서 역류(suck-back)가 일어나기 때문이다. 후진 방지(antiretraction) 밸브가 장착되어 있지 않으면 미생물을 함유한 1mL쯤의 구강액이 DUWL 내로 흡인될 수 있다. 후진 방지(antiretraction) 밸브는 정기적인 유지 보수가 필요하다. 그렇지 않으면 밸브는 세균 증식을 돕는 거점이 되어, 세균 누적으로 인해 막히거나 기능을 멈춘다. 씻어 내림은 또한, DUWL 내부가 다시 새 항균제로 채워지게 하여, 수관 소독이 촉진되는 이점이 있다.

바이오필름은 일단 확립되면 제거가 어렵기 때문에, 바이오필름의 증식을 방지하는 것이 중요하다. 혹시 일어날 수 있는 심한 오염을 줄이기 위해 수관에는 역류 방지 밸브(check valves)를 설치한다.

살생물제(살균제)

온도 조절 장치는 레기오넬라의 증식을 억제하는 이상적인 방법이지만, 치과 유닛 수관에는 적합하지 않다. 치과 유닛 수관 관리를 위해 광범위한 화학 및 비화학 제품[연속적 및 간헐적 살균제(투입), 사용 부위(point-of-use)에 장착된 미생물 필터, 전기화학적 활성수, 연결 상자(junction box)의 UV 처리 등]이 개발되었다. 영국의 지침은 바이오필름 형성을 억제하는 살생물제(살균제, biocides) 사용을 권장한다. 살생물제는 가압 펌프 시스템 또는 독립 저수조 시스템을 통해 수관 내로 들어오게 할 수 있다. 몇몇 치과 유닛에는 자동 연속 살생물제 투여 시스템이 장착되어 있다.

Box 9-4에는 치과 유닛 수관에 사용하기에 적합한 살생물제 유형이 제시되어 있다. 연속 투여 제품은 환자가 마시고 흡입한다는 점을 유의해야 한다. 따라서 이 제품은 구강 및 호흡기 조직에 대한 독성을 방지하기 위해 소독제를 저농도로 함유하며, 환자에게 문제가 없어야 한다. 이 제품의 효능은 수관 내 지속적인 소독제 존재 여부에 달려 있다. 간헐적 살균제는 (수관을) 정화시키는 동안에만 짧게 사용되기 때문에, 높은 농도로 제조된다. 이 제품은 환자와 직접

Box 9-4. DUWL의 소독에 사용되는 살생물제와 처리 방법(예시에 불과함, 완전한 목록이 아님)

- 과산화수소(hydrogen peroxide)
- 과산화수소와 은이온(hydrogen peroxide and silver ions)
- 알칼리성 과산화물(alkaline peroxide)
- 구연산(citric acid) 제제
- 글루콘산클로르헥시딘(chlorhexidine gluconate) 제제
- 전기화학적 활성수(electrochemically activated water)
- 과산화아세트산(peracetic acid)
- 테트라소듐(tetrasodium) EDTA
- 사차암모늄(quaternary ammonium) 제제
- 이산화염소(chlorine dioxide)
- 포비딘요오드 카트리지(povidine iodine cartridges)
- 자외선(ultraviolet)

부록 표 A-3 참조.

접촉하지 않기 때문에 조직 독성은 문제되지 않는다. 정화 후 수관은, 환자가 잔류 소독제에 노출되지 않도록, 새로 받은(12시간 미만) 역삼투수 또는 증류수로 철저히 헹군다. 유럽의 대규모 멀티센터 연구에 의하면, 과산화물 기반(peroxide-based) 제품이 장기간 사용에 대한 평가에서 특히 효과적이었다. DUWL 소독을 위해서는 지속적인 투여가, 하루 한 번 간헐적으로 살생물제를 적용하는 것에 비해 우수했다(Schel 등, 2006). 모든 제품이 다 바이오필름을 완전히 제거한 것은 아니었고, 따라서 세균 수를 관리하려면 제조업체의 지침에 따라 정기적인 간격으로 투여하는 것이 필요하다. 따라서 가장 최근의 지침은, 약 8시간 안에 다시 형성되는 바이오필름의 재증식을 방지하기 위해서, 간헐적 투여 제품으로 하루 두 번 수관을 정화할 것을 권장한다.

각 치과 유닛마다 그 유닛에 적합한 것으로 권장되는 항균제만 사용한다. 적합하지 않은 제품은 유닛 내부 부품을 손상시켜 누출이나 막힘을 초래할 수 있다(O'Donnell 등, 2011). 차아염소산염(hypochlorite)은 효과적인 살생물제이며 수영장 유지 관리에 널리 사용된다. 그러나 DUWL에서의 사용은 차아염소산염의 금속(예: 핸드피스)에 대한 부식 및 아말감으로부터 수은을 방출시키는 원치 않는 효과로 인해 제한된다. 따라서 차아염소산염은 DUWL용으로 특별히 고안된 비부식성 살생물제 제품에 자리를 뺏겼다. 차아염소산염은 주로 수관과 물 분배 시스템이 레기오넬라에 오염된 것이 알려진 경우에 시행하는 '충격 처치'에 국한하여 사용된다(Ricci 등, 2012).

09

살생물제의 대안

핸드피스에 최대한 가깝게 부착하는, 쓰고 버리는 수관 미생물 필터는 부유 세균이 핸드피스 내로 들어오는 것을 방지하지만, 바이오필름을 제거하지는 않는다. 제조업체의 지침에 따라 사용한다면 이 장치는 음용수 표준에 해당하거나 더 나은 DUWL 물을 생산할 수 있다.

물 정화 시스템은 치과 유닛 내로 들어오는 물을 처리한다. 이 시스템은 여과, 전기화학적 활성수 또는 자외선 등의 방법으로 미생물을 죽이거나 제거한다. 이 방법의 이점은 수관에 바이오필름이 형성되는 것을 지연시키거나, 다른 처리 방법과 함께 사용할 경우 상승 작용을 얻을 수 있다는 것이다. 이 시스템은 유출수로 버려지는 것이 없기 때문에 환경을 오염시키지 않으며, DUWL에 사용되는 살균제에 비해 항생제 내성균이 선택될 가능성이 적다.

저수통은 수돗물(음용수, potable mains water)보다 갓 증류한 증류수 또는 역삼투수로 채운다.

DUWL 공급에 사용되는 물의 유형

독립된 저수조에 물을 담아 사용하는 시스템은 치과 유닛 체어에 통합시키거나, 또는 별도로 설치할 수 있다(그림 9-3). 주된 이점은, 역삼투수나 증류수 또는 묽은 살균제 수용액이 채워진 저수 용기에서 물을 공급함으로써 도시 상수도 급수를 피하여, DUWL이 레기오넬라, NTM 및 기타 물이 매개하는 호흡기 병원체로 오염되는 것을 막을 수 있다는 것이다. 그러나 조심스럽게 관리하지 않는 한 바이오필름이 저수 용기 내부에 형성될 수 있기 때문에, 이런 시스템만으로는 치료에 사용하는 물의 품질이 확실하게 개선될 수는 없다. 부착성 미생물 바이오필름을 줄이기 위해서는 용기 내부를 정기적으로 소독하고 살균제로 수관을 씻어 내리는 것이 필요하다.

물리적 공기 공극(air gap)을 이용하여 상수도로 공급되는 물의 오염을 방지한다.

주 상수도관으로의 역-사이펀 작용 방지

유럽연합 규정은, 임상 물질이 역-사이펀 작용(back-siphonage)으로 도시 공급수로 들어가는 것을 방지하기 위해, DUWL을 상수도 주 급수관과 분리하는 물리적인 공극 또는 A형 공기 공극이 있어야 한다고 명시하고 있다. 이 규정을 지키려면 공기 공극(air gap) 조절이 있는 수도관이 연결된 물 저장 탱크를 설치하거나, DUWL 및 핸드피스에 직접 물을 공급하는 독립 저수 시스템을 이용해야 한다.

임플란트, 치주 및 구강 수술 시에는 세정을 위해 멸균수를 사용한다.

09

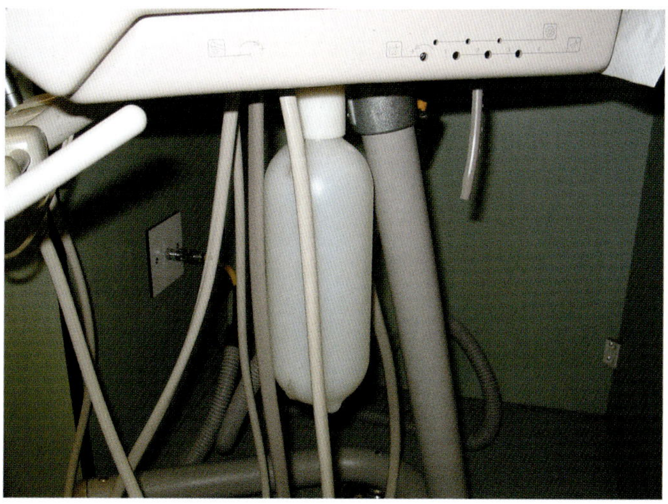

그림 9-3. 치과 유닛 체어에 통합된 독립 저수 시스템.

침습적 치료 절차를 위한 세정수

구강외과 소수술(MOS) 절차, 치주 수술 및 임플란트 수술을 위해서는 별도의 전달 시스템으로 공급되는 멸균수가 필요하다(그림 9-4). 이미 바이오필름으로 오염된 기존 치과 수관을 이용한다면, 멸균수나 증류수를 사용하는 것만으로는 문제 해결에 전혀 도움이 되지 않는다. 영국 및 ADA(미국치과협회)의 지침에 따르면 MOS, 임플란트와 치주 수술, 기타 침습적인 절차에서는 멸균된 물 또는 식염수로 세정해야 한다. 중요한 것은 이러한 멸균 용액이 오염되지 않은 상태를 유지하기 위해서는 DUWL 이외의 장치를 통해 용액이 전달되어야 한다는 것이다. 펌프가 딸린 주머니에 든 멸균 용액, 멸균수를 사용하기 위한 완전 멸균이 가능한 저수 용기 및 핸드피스 배관 모음 등, 다양한 전달 시스템이 시중에 나와 있다(그림 9-4 참조). 이러한 시스템의 단점은 구매 비용이 크고, 사용하기가 번거롭고, 왕왕 기존의 전달 시스템보다 불편하다는 것이다. 그렇지만 적은 양이 필요할 때는 식염수가 채워진 쓰고 버리는 멸균 주사기가 적합한 대안이 될 수 있다.

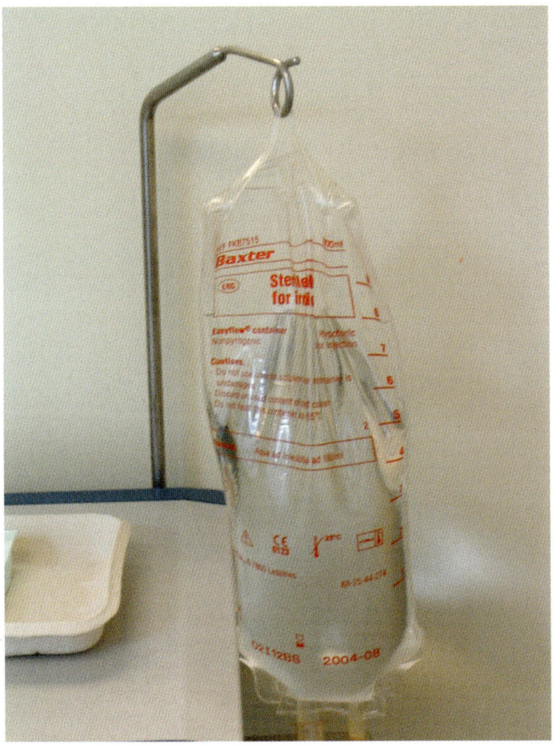

그림 9-4. 멸균 식염수 전달 백.

치과 진료실 공급수의 레기오넬라 관리

치과 진료실에는 DUWL 외, 레기오넬라 오염을 막기 위해 치과의사가 관리해야 하는 다른 물 공급원, 즉 싱크대의 온수 및 냉수 공급, 배관 설비 및 화장실이 있으며, 이들 중 어느 것이라도 오염되면 사람들의 건강에 좋지 않은 결과를 초래할 수 있다. 따라서 치과의사는 모든 물 계통에서 레기오넬라균을 관리해야 하는 법적 요구를 받는다.

법적 의무를 준수하기 위해서는, 치과의사는 '자격을 갖춘 인력(competent person: 물 엔지니어)'의 도움을 받아 치과 의원의 배관 내에서 레기오넬라의 증식 및 에어로졸화 위험을 확인하고 평가해야 한다. 치과 수관과는 달리 물 계통 내 레기오넬라는, 물이 레기오넬라의 증식 선호 온도 범위인 20~45℃ 사이에서 저장되는 것을 막아 주는 가열 수단으로, 효과적으로 제어할 수 있다. '자격을 갖춘 인력'은 치과 의원을 대신하여, 의원의 물 공급 계통 및 DUWL에서 레기오넬라의 위험을 예방하고 관리하기 위한 서면 관리 계획(물 관리 계획)을 마련해야 한다. '물 엔지니어'는 냉·온수 배관 시스템과 보일러의 청결을 유지해야 하며, 치과 팀에게 물 온도를 어디에서 어떻게 재는지 교육해야 한다. 매년 물 공급 계통의 점검, 세척 및 검사는 엔지니어가 직접 시행할 것을 권장한다.

치과 진료소는 물 계획에 명시된 대로 월별, 6개월 및 1년 단위로 온수 및 냉수 시스템의 수온을 기록하고 모니터링할 의무가 있다. 기록은 5년간 보관해야 한다. 치과 의원에 해당하는 법률과 지침 내 주요 조언을 요약하여 Box 9-5에서 약술하였다. 지침에 대한 자세한 설명은 '승인 실천 규범'인 '재향군인병(Legionnaires' disease): 물 공급 계통의 레기오넬라 세균 관리, HSG 274 및 HTM 01-05'를 참조한다.

Box 9-5. 치과용수 계통 내 레기오넬라 열 제어

온수 배관

- 20~45℃ 사이의 온도에 물을 저장하는 것을 피한다.
- 뜨거운 물은 60℃ 이상으로 저장해야 한다.
- 뜨거운 물 수도꼭지를 연 후 모든 사용 지점에서 1분 이내에 온수 온도가 55℃에 도달하게 한다.
- 용수 계통의 청결을 유지한다. 예: 물때와 퇴적물을 줄인다.
- 뜨거운 물에 데는 것을 피하기 위해 38~44℃로 설정된 세수대용 자동온도유지 물 혼합 수도꼭지를 사용한다. "조심! 아주 뜨거운 물"이라는 위험 주의 사항을 게시할 것을 권장한다.
- 간혹 사용하는 수도꼭지는 매주 몇 분 동안 씻어 내려, 정체 및 낮은 물 사용량과 관련된 위험성을 줄인다.

냉수 배관

- 냉수 탱크는 시원한 곳에 단열시켜 둔다.
- 냉수 수도꼭지를 2분 동안 열어 놓으면 온도가 20℃ 이하로 떨어지도록 한다.
- 정체를 줄이기 위한 조치를 취한다(예: dead leg 관을 없애거나 길이를 줄인다. 여분의 불필요한 수도꼭지를 없앤다).
- 경수 지역에서는 온수 분배 시스템으로 공급되는 냉수를 연수로 바꾸어, 온수기의 바닥과 가열 코일에 물때가 쌓이는 위험을 줄이는 것을 고려해 보아야 한다.
- 저장된 물의 양을 최소로 유지한다. 즉, 12시간 사용 분량을 넘지 않게 한다.

모니터링과 기록

- 뜨거운 수도꼭지와 차가운 수도꼭지 방향 감시 방출구, 열 혼합기 감시 밸브 입구, 나가는 물과 온수기로 돌아오는 물 온도는 매월 점검한다.
- 건물 내로 들어오는 찬물이 20℃ 이하인지 확인하기 위해 한 해 두 번 냉수 저장 탱크의 볼 밸브 배출구에서 온도를 모니터링해야 한다.
- 물 엔지니어는 연간 용수 계통의 청결도를 점검하고 유지한다. 예: 탱크와 온수기에 슬러지와 부스러기가 있는지 점검하고, 필요시에는 청소 및 제거한다.
- 나쁜 맛 그리고/또는 나쁜 냄새의 문제가 있는 것으로 나타나면 이는 레기오넬라의 증식을 촉진하는 조건이 만들어지고 있음을 알리는 것일 수 있으므로 미생물 조사가 필요할 수 있다. 분석을 위한 물 샘플을 공인된 실험실로 보내야 한다. (슬라이드를 적셔 배양 후 세균의 존재를 살피는) dip slides는 레기오넬라 검출에 대하여 거짓 음성 결과를 나타낼 수 있으므로 권장하지 않는다.

출처: 보건 및 안전집행위원회(2013)의 법령 및 지침. 재향군인병(Legionnaires' disease): 물 공급 계통의 레기오넬라 세균 관리. 승인 실천 규범 L8, 4th edn, HTM 01-05 및 HSG 274에 근거.

참고문헌 및 웹사이트

Health & Safety Executive (2013) Legionnaires' disease: The control of legionella bacteria in water systems. Approved Code of Practice L8, 4th edn. Available at: www.hse.gov.uk/ (accessed 4 November 2016).

Health & Safety Executive (2013) Legionnaires' disease: Technical guidance. Part 3: The control of legionella bacteria in other risk systems. HSG 274, Part 3. Available at: www.hse.gov.uk/pubns/books/hsg274.htm (accessed 4 November 2016).

Martin MV. (1987) The significance of the bacterial contamination of dental unit water systems. *British Dental Journal*, 163, 152–154.

O'Donnell MJ, Boyle M, Swan J, Russell RJ, Coleman DC. (2011) Management of dental unit waterline biofilms in the 21th century. *Future Microbiology*, 6, 1209–1226.

Pankhurst CL, Coulter WA. (2007) Do contaminated dental unit waterlines pose a risk of infection? *Journal of Dentistry*, 35, 712–720.

Pankhurst CL, Coulter WA, Philpott-Howard JJ et al. (2005) Evaluation of potential risk of occupational asthma in dentist exposed to contaminated dental unit waterlines. *Primary Dental Care*, 12, 53–59.

Ricci ML, Fontana S, Pinci F et al. (2012) Pneumonia associated with a dental unit waterline. *Lancet*, 379, 684.

Schel AJ, Marsh PD, Bradshaw DJ et al. (2006) Comparison of the efficacies of disinfectants to control microbial contamination in dental unit water systems in general dental practices across the European Union. *Applied Environmental Microbiology*, 73, 1380–1387.

09

제 10 장
의료 폐기물 관리
(Healthcare Waste Management)

유해한 폐기물 처리에 관한 입법

의료 분야는 폐기물의 주요 생산자(배출자)다. 세계보건기구(WHO)에 따르면, 전 세계적으로 의료 활동으로 발생되는 폐기물의 약 15%는 감염성, 독성 또는 방사성 물질로서, 유해 물질이다. 감염성 의료 폐기물에는 잠재적으로 유해한 미생물이 들어 있으며, 이 폐기물들은 안전하게 처리를 마칠 때까지는 접촉한 모든 사람에게 해롭다. 의료 시설의 임상 폐기물은 항생제 내성 미생물의 저장소 역할을 할 수 있으며, 올바르게 관리하지 않으면 환경을 오염시켜 토양과 수질에 나쁜 영향을 미칠 수 있다. 전 세계적으로 위생이 나쁜 지역에서는 이 의료 폐기물이, 다약제내성균주인 New Delhi metallo-β-lactamase(NDM)-생산 Enterobacteriaceae(장내세균과)의 경우에서와 같이, 주변 인구 집단에 약제 내성 미생물을 전파시킬 수 있다.

소독제, 세포독성 약물, 항생제 같은 유형의 의료 폐기물이나 폐기물을 태워 없앨 때 배출되는 수은 같은 부산물들은 자연환경을 해치고 오염시킬 수 있다. 폐수 내 항생제는 자연환경 내에서 분해되지 않고 남아, 환경 내 물 및 토양 세균에서 내성 유전자가 선택되게 함으로써 특히 문제가 된다. 다음으로 이 내성 유전자는, 야생에서뿐만 아니라, 인간이 소비하는 음식 안에서 통상적으로 발견되는 세균이 공유하게 되고, 이에 따라 항생제 내성 유전자가 사람의 손이나 장내의 병원균으로 전파되는 경로가 제공됨으로써, 전파의 고리가 완성된다.

영국과 유럽연합의 폐기물 관리 전략의 주요 목표 중 하나는 다음과 같이 폐기물을 안전하고 지속적으로 관리하는 것이다.

- 1인당 폐기물 발생량 감소
- 매립지 수 제한
- 유해한 유출물에 의한 오염으로부터 환경 보호

의료 폐기물에 대한 이러한 '녹색' 접근법은 1990년 '환경보호법'(Environmental Protection Act 1990) 및 '유해 폐기물 규정 2005'(Hazardous Waste Regulations 2005: 스코틀랜드의 특별 폐기물 규정) 같은 영국 내 법규에 반영되어 있다. 등록된 의료기관 경영인과 법으로 지정된 치과 의원은 폐기물 '생산자'로 정의된다. 이들은 자신들의 폐기물이 영국 및 국제 지침에 따라 적절하게 관리, 회수 및 안전하게 폐기되도록 확인해야 하는 전적인 책임 및 관리 의무(duty of care)를 진다. 폐기물은 반드시 허가받은 폐기물 계약자에게 양도되어야 한다. 일부 의료 폐기물은 노출된 사람들에게 해로울 수 있으므로 엄격한 통제를 받으며, '관리 폐기물(controlled wastes)'이라고 불린다. 고용주로서 치과의사는 치과 팀의 모든 구성원, 환자, 일반 대중 및 폐기물 처리 계약자를 치과 진료실 내 활동으로 발생하는 유해 폐기물에 우발적으로 노출되는 것을 방지할 책임이 있다. 치과 팀의 모든 구성원은 불필요한 폐기물 발생량을 줄이고, 가능한 대로 폐기물(예: 금속)을 재활용하거나 회수함으로써, 환경 보호에 기여할 수 있다.

실행 단계에서는 각 치과 의원은 자체 폐기물 정책을 준비하고, 원내에서 어느 직원들이 다음과 같은 의료 폐기물의 관리 감독을 책임질 것인지 확인해야 한다.

- 해로운 폐기물과 해롭지 않은 폐기물의 올바른 분리
- 치과 의원(치과 의료 사업 장소) 내 폐기물의 안전하고 확실한 보관
- 운송을 위한 폐기물의 적절한 포장
- 허가받은 폐기물 처리장에 폐기물과 함께 전달되는 문서에 폐기물을 정확하게 기술
- 폐기물 관리상의 기록 및 신고 사항 유지
- 2년마다 폐기물 감사 실시
- 직원들이 폐기물 절차에 대해 잘 알도록 교육

다행히도 영국의 치과의사는 '환경 및 지속 가능성 HTM 07-01: 의료 폐기물의 안전 관리'(Environment and Sustainability HTM 07-01: Safe Management of Healthcare Waste)라는 모범 사례 가이드를 통해 영국 및 국제 폐기물 법규의 복잡한 조항들을 통과할 수 있도록 안내받고 있다. 권리를 양도받은 각 영연방국가마다 법률 해석에 있어 차이가 있으며, 독자는 동반 웹사이트(website) www.wiley.com/go/pankhurst/infection-prevention을 통해 이에 대해 찾아볼 수 있다. 스코틀랜드에서는 '유해 폐기물'이라는 용어가 '특수 폐기물'로 대체되지만, 이 장에서는 간략하게 '유해 폐기물'이라는 용어를 사용한다. HTM 07-01의 핵심 사항은 Box 10-1에 요약되어 있다.

Box 10-1. 치과 의료 사업장의 의료 폐기물 신고와 폐기에 대한 HTM 07-01의 주안점

- 의료 폐기물 생산자로서 치과의사는 모든 의료 폐기물이 적절하게 관리되고 폐기되는지를 확인해야 할 관리 의무(duty of care)가 있다.
- 유해 및 비유해 물질을 동일 매립지에 처리하는 것이 허용되지 않기 때문에, 폐기물 생산자가 생산 현장에서 유해 폐기물과 비유해 폐기물을 분리하는 것이 영국(England)과 웨일즈(Wales)의 법적 요구 사항이다.
- (폐기물) 양도 및 위탁 각서에는 폐기물에 대한 서면 설명 및 해당 '유럽 폐기물 카탈로그'(European Waste Catalogue; EWC) 부호가 적혀 있어야 한다.
- 영국과 웨일즈[스코틀랜드(Scotland)나 북아일랜드(Northern Ireland)는 아님]에서 치과 의원은 위험 폐기물 위탁자로서 매년 자신의 사업 장소를 환경국(Environment Agency)에 통보해야 한다.* 치과 사업장은 유해 폐기물을 연간 500kg 미만(냉장고, TV, 컴퓨터 스크린 같은 유해한 비임상용품 포함) 생산할 경우 통지의무에서 면제되며, 유해 폐기물은 등록 운송업체가 사업 장소에서 내간다.
- 통보(등록)하지 않거나 면제되지 않은 장소로부터의 유해 폐기물 이동은 금지되어 있다. 그렇게 하면 형사 범죄를 저지르는 것이다.
- 폐기물을 생산하는 각 치과 사업장은 폐기물 이동을 식별하고 추적하는 데 사용되는 6자리의 사업장 고유 참조 부호가 지정된다.
- 복수 의원 소유자는 각 사업장을 별도로 등록해야 한다.
- 폐기물 생산자는 자신의 폐기물이 폐기물 처리 계약자의 폐기물 관리 면허, 폐기물의 최종처리에 대한 허가 또는 면제 조건에 해당되는지 확인해야 한다.
- 폐기물 생산자는 폐기물 운송자로부터 받은 양도각서는 2년 동안, 폐기물 처리업자로부터 받은 위탁각서 및 신고사항은 3년 동안 보관해야 한다.

출처: '환경과 지속 가능성 HTM 0701: 의료 폐기물의 안전한 관리-2013'(Environment and Sustainability HTM 0701: Safe Management of Healthcare Waste-2013).

* 북아일랜드와 스코틀랜드의 폐기물 생산자는 유해 폐기물을 수집하고 이동하기 전에 각각 NIEA 또는 SEPA에 사전 신고해야 한다.

폐기물의 유형

10

치과 의원에서 발생하는 유해 및 비유해 의료 폐기물은 일곱 가지 폐기물 처리 과정으로 분류할 수 있다(그림 10-1).

이 장의 나머지 부분에서는 치과 치료에서 발생하는 폐기물 처리에 초점을 맞출 것이다. 전자(electronic) 및 생활쓰레기의 폐기 또는 재활용에 대한 정보는 동반 웹사이트인 www.wiley.com/go/pankhurst/infection-prevention에 나와 있는 '환경, 식품 및 농촌부'(Department for Environment, Food, and Rural Affairs) 및 '환경국'(Environment Agency) 웹사이트를 참조한다.

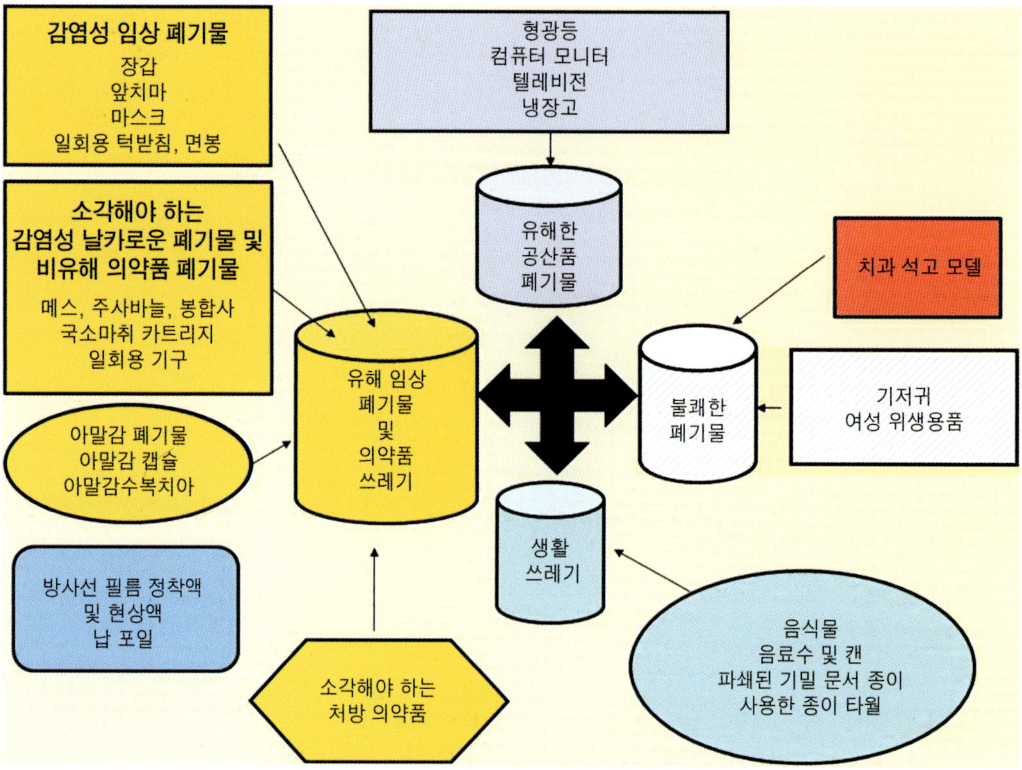

그림 10-1. 치과 폐기물 처리 과정.

유해 폐기물 처리 과정
1. 감염성 임상 폐기물
2. 아말감 폐기물
3. 방사성 폐기물
4. 전기 및 전자 폐기물

비유해 폐기물 처리 과정
5. 의약품 폐기물
6. 불쾌한 폐기물(offensive waste)과 석고
7. 생활쓰레기

10

유해 폐기물이란?

모든 임상 폐기물이 유해 폐기물은 아니다.

의료 활동으로 발생하는 임상 폐기물에는 사용한 바늘과 주사기로부터, 더럽혀진 면봉과 드레싱, 신체 부분, 진단 샘플, 혈액, 아말감, 화학물질, 의약품, 의료기기 및 방사능 물질에

이르기까지, 다양한 재료와 물질이 포함되어 있다. 그런데 의료 폐기물이 모두 유해한 것은 아니므로 폐기물을 재료에 따라 적절하게, 그리고 안전하게 처리할 수 있으려면 먼저 폐기물이 분리되어 있어야 한다(그림 10-2, Box 10-2).

폐기물을 유해한 것으로 정의하려면 건강 또는 환경에 유해한, 하나 이상의 특성이 있어야 한다.

- 폭발성, 산화성, 높은 인화성, 인화성, 자극성, 감염성, 독성, 발암성, 기형 유발, 돌연변이 유발, 유해성, 독성 가스 방출, 민감화, 생태 독성

매립 처분에 앞서, 임상 폐기물의 부피와 질량을 줄이고 안전하게 만드는 전통적인 방법은

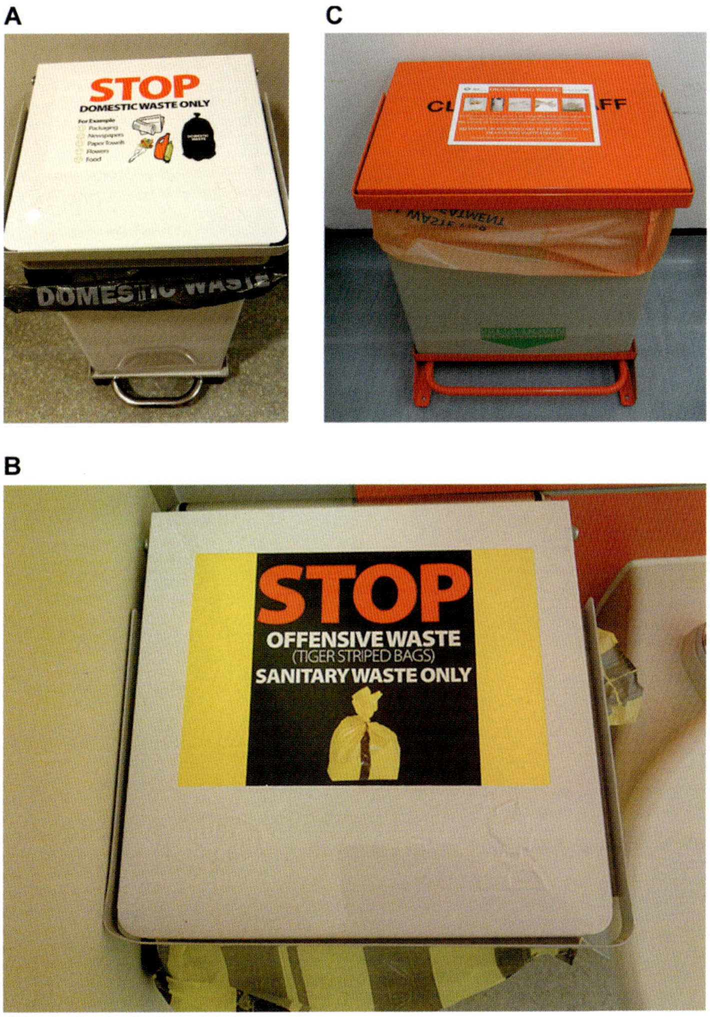

그림 10-2. 생활쓰레기, 불쾌한 폐기물 및 감염성 폐기물의 분리에 쓰이는 폐기물 봉투의 종류. A, 생활쓰레기용 투명 쓰레기봉투. B, 여성 위생용품 폐기용 검은색과 노란색 줄무늬 폐기물 봉투. C, 누출 방지, 난연성의 발로 작동되는 페달식 쓰레기통에 들어가 있는 주황색 폐기물 봉투.

Box 10-2. 치과 진료에 적용되는 EWC 코드

EWC 9, 10장

- 09 01 01* 방사선사진 현상액
- 09 01 04* 방사선사진 정착액
- 09 01 07 방사선 필름
- 15 01 04 치과 방사선 납 박막

EWC 18장

사람의 출산의료, 병 진단, 치료 또는 예방으로 발생하는 폐기물

- 18 01 01 18 01 03* 제외 날카로운 물건(기구)
- 18 01 02 혈액 백과 보존 혈액 및 그 외 신체 부분 및 기관 (18 01 03* 제외)
- 18 01 03* 수집 및 처리에서 감염 예방을 위한 특별한 요구 사항이 있는 폐기물
- 18 01 04 수집 및 처리에서 감염 예방을 위한 특별한 요구 사항이 없는 폐기물. 예: 드레싱, 석고 붕대, 린넨, 쓰고 버리는 의류
- 18 01 06* 위험한 물질로 이루어진 화학약품
- 18 01 07 18 01 06*에 포함되지 않은 화학약품
- 18 01 08* 세포독성 및 세포 증식 억제 약물
- 18 01 09 18 01 08*에 언급되지 않은 의약품
- 18 01 10* 치과 치료에서 발생한 아말감 폐기물

* 한계 농도와 관계없이 유해 폐기물로 분류.

소각(incineration)이었다. 그러나 새로이 대두되고 있는 증거들은 소각의 효능과 안전성에 의문을 제기하고 있다. 특히 소각장이 주거 지역 또는 환경적으로 민감한 지역에 자리 잡고 있을 때 배기가스로부터 나오는 화학적 및 생물학적 오염이 각별한 우려 대상이 되고 있다. 예를 들어, 중금속 또는 금속 함량(특히 납, 수은 및 카드뮴)이 높은 물질을 소각하면 환경 내로 독성 금속이 확산될 수 있으며, 이 때문에 이러한 물질은 별도의 폐기물 처리 과정으로 분리되었다. 소각로 배기가스 배출 굴뚝 내에는 온도 구배가 형성되어, 병원성 세균이 굴뚝 바닥의 온도가 낮은 구역에서 생존할 수 있다. 살아남은 세균은 특정 상황에서 배기 연도로부터 방출될 수 있다. 염소가 포함된 소각물로부터 인체 발암물질이며 건강에 각종 악영향을 미치는 것으로 알려진 다이옥신(dioxins)과 퓨란(furans)이 생성될 수 있다. 그러나 850~1,100℃에서 작동하며 특정 가스 제거 장비가 장착되어 있는 최첨단 소각로는 다이옥신 및 퓨란에 대한 국제 배출 기준을 지킬 수 있다.

이와 같은 우려는 탄소 족적(carbon footprint)을 줄이는, 보다 신뢰할 수 있고 환경 친화적인 방법의 도입을 재촉했다. 고압 증기 멸균, 마이크로웨이브, 또는 화학적 처리의 형태로

열을 이용하는 이러한 기술을 총체적으로 '대체 기술 방법(alternative technology methods)'이라고 한다. 열 공정은 고온법 및 저온법으로 나눌 수 있다(그림 10-3, 10-4). 이 모든 공정은 폐기물을 유해하지 않게, 알아볼 수 없게, 그리고 매립할 수 있게 만들기 위한 것이다. 일반적

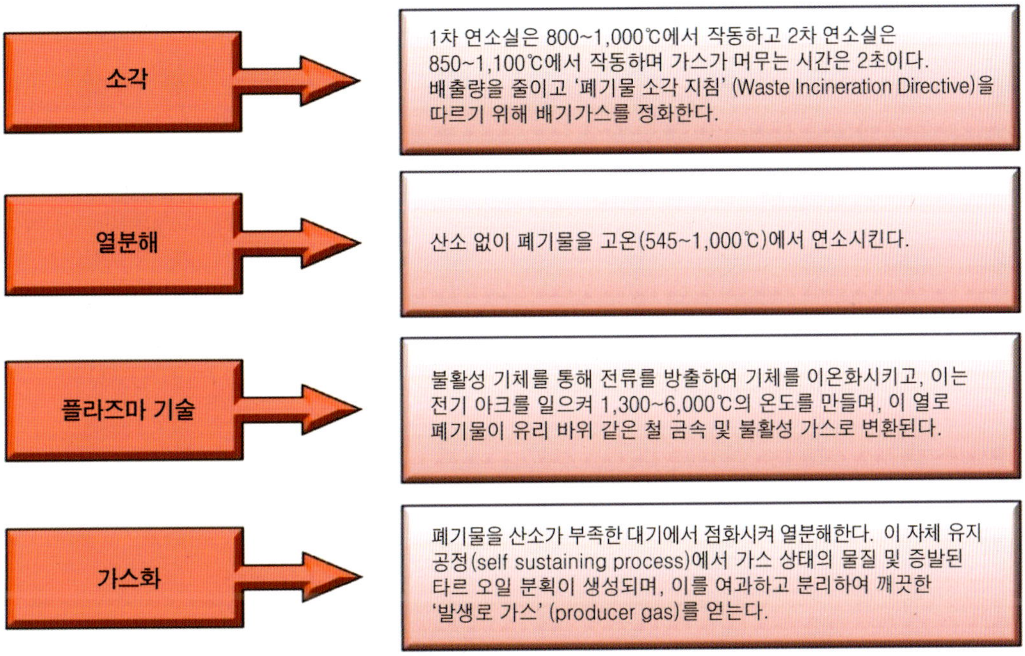

그림 10-3. 고온 공정.

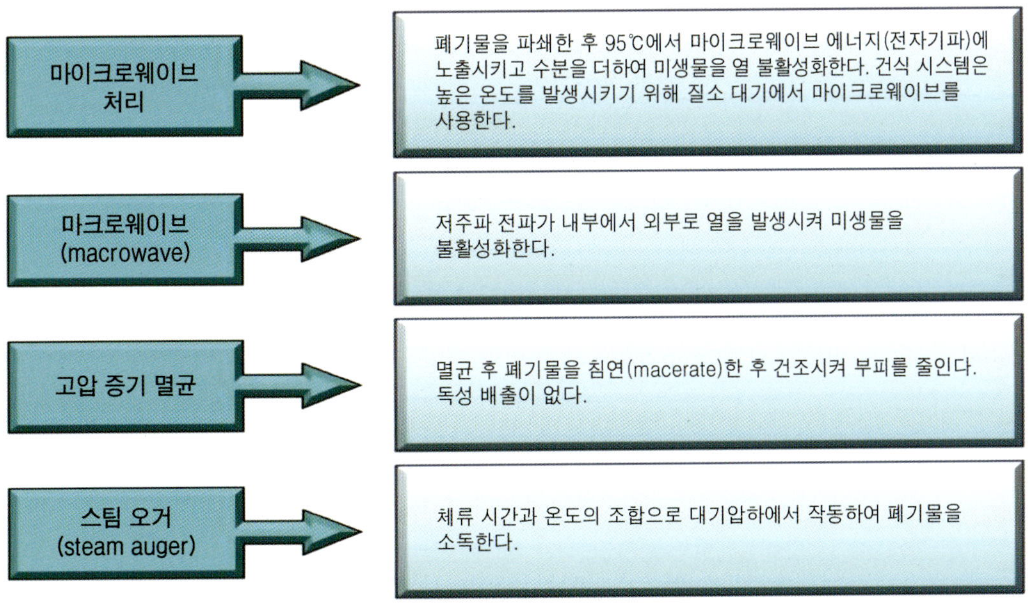

그림 10-4. 비소각 저온 대체 공정.

10

으로 대체 기술 방법은 소각 시 발생되는 온도보다 낮은 온도에서 작동한다. 예를 들어, 산업용 마이크로웨이브는 폐기물을 95~98℃ 범위의 온도에 노출시키지만, 저온은 금속 물체, 신체 부분, 독성 화학물질 및 방사능 물질을 함유한 폐기물에는 부적합하다.

폐기물 처리 계약자는 폐기물의 정확한 조성을 알아서 거기에 가장 적절한 공정을 사용하여 처리할 수 있어야 한다. 그러므로 폐기물 용기에 내용물을 정확하게 표기할 뿐만 아니라 동반하는 폐기물 기록을 정확하게 완성해야 한다. 법률은 또한 치과 의원이 모든 폐기물이 올바른 폐기물 처리 과정에 들어가고 적절한 폐기물 용기에 폐기됨을 확인하는 폐기물 감사(waste audit)를 완료할 것을 요구한다(표 10-1). 치과에서 발생되는 임상 폐기물의 대부분을 차지하는

표 10-1. 색상 부호는 식별, 분리 및 폐기물 처리 방법을 나타낸다.

색상 부호	폐기물 유형	처리 방법
까만색 또는 투명 폐기물 자루	생활쓰레기: 유해하지 않은 공산품 폐기물, 예: 종이/잡지, 식품 포장	매립 또는 재활용 (20 03 01)
주황색 폐기물 자루	임상 폐기물, 감염성: PPE, 면봉, 드레싱, 쓰고 버리는 흡인 팁, 혈액/타액으로 오염된 플라스틱 소매/부착 필름	대체 처리 공장 또는 소각 (18 01 03*)
노란색 뚜껑의 폐기물 용기	임상 폐기물: 날카로운 물건(도구)과 의약품 폐기물이 섞인 것, 예: 주사기, 바늘, 봉합사, 사용한 약병, 부분적으로 또는 완전히 방출된 국소마취제 카트리지, 아말감 충전되지 않은 치아	소각 (18 01 03*과 18 01 09)
노란색과 검은색 줄무늬 폐기물 자루	비감염성 '불쾌한 폐기물'로 구분되는 폐기물, 예: 기저귀, 여성용 위생용품, 생리대 오염되지 않은(예: 체액, 아말감 또는 화학물질이 포함되지 않은) 개인 보호 장비	적절히 포장해야 하지만 깊이 매립하기 전에 다른 처리를 요하지 않음 (18 01 04)
흰색 뚜껑 용기	치과용 아말감 및 수은, 비감염성: 치과용 수은 및 아말감 폐기물, 아말감 캡슐 및 과량의 아말감, 아말감 분리기 내용물 치과용 아말감, 감염성 임상 폐기물: 아말감 충전된 치아	수은 및 금속은 회수 (18 01 10*)
푸른색 뚜껑의 단단한 폐기물 용기	임상 폐기물: 세포독성이나 세포 증식 억제 작용이 없는 약물. 예: 유효 기간이 지난 응급 처치 약, 진통제, 항생제	소각 (18 01 09)
석고 폐기물 주머니	석고 붕대 폐기물: 석고 또는 황산칼슘 모형(연구 또는 작업 모델)	석고를 회수하거나 따로 석고 전용 부지에 매립 (18 01 04)
붉은색 뚜껑의 폐기물 용기	**스코틀랜드**에서는 잠재적인 독성이 있는 개별 제품은 특별한 폐기물 처리 과정을 거침. 예: 치과 방사선용 화학물질, 아말감 및 아말감 충전된 치아	특별 폐기

10

개인 보호 장비(PPE)는 대체 기술 공정에 의해 효과적으로 처리될 수 있다. 소각은 날카로운 물건(기구), 의약품 및 신체 폐기물 처리에 이용된다. 저온 기술이나 소각을 통해 폐기물이 무감염 상태가 되면 더 이상 유해한 것으로 보지 않고 매립할 수 있다.

임상 폐기물 분리 및 등급 분류

모든 폐기물은 '유럽 폐기물 카탈로그'(European Waste Catalog) 부호 규약에 따라 분리되어야 한다.

치과의사는 폐기물을 각각의 처리 과정에 따라 분리하고, 올바르게 처리를 위탁할 법적 의무가 있다. 즉, 수거할 폐기물에 대한 간단한 설명과 적절한 '유럽 폐기물 카탈로그(EWC)' 부호를 써 붙여야 한다. EWC 부호는 '유럽위원회(European Commission)'에 의해 개발되어 유럽연합의 모든 나라에 적용되며, 산업 부문과 관련된 20개의 주요 장(chapter)들의 제목하에 개별 폐기물을 분류한다. 각 유형의 폐기물마다 6자리 부호가 지정된다. 마지막 2자리 수는 각 폐기물에 고유하다. 유해 폐기물은 부호 번호 뒤에 별표(*)로 표시된다. 치과 의료 폐기물에 적용되는 장은 사람의 출산 의료, 병 진단, 치료 또는 예방으로 발생하는 폐기물(Box 10-2 참조)에 관한 EWC 18장과 디지털 방사선 촬영 시스템을 사용하지 않는 치과 의원들에 적용되는 방사선 정착액과 현상액 및 납 박막 위탁에 대한 EWC 9, 15장이다.

감염성 임상 폐기물의 분류

감염성 임상 폐기물은 다음과 같이 정의된다.

> 사람이나 다른 생물에 병을 일으키는 것으로 알려져 있거나 그럴 신빙성이 있는 살아 있는 미생물 또는 독소가 든 물질

치아우식증이나 치주병 같은 가벼운 감염을 일으키는 미생물이나 독소도 감염성 폐기물의 정의 안에 포함되는 것에 주목해야 할 것이다. 규제 당국은 치과의사를 위하여 감염성 폐기물의 정의를 '감염관리를 위한 표준 예방 지침'(제2장 참조)에 따라 해석하기로 결정하고, 미량(traces)의 타액이나 혈액 등, 체액으로 오염된 모든 임상 폐기물(예: 장갑, 마스크, 플라스틱 앞치마, 바늘, 봉합사, 메스 등)을 감염성 유해 폐기물로서 위탁 처리하며, 18 01 03으로 분류·표지할 것을 결정하였다. 때로는, 착용한 PPE가 튐(splatter) 등으로 체액에 노출되지 않았으면 비유해 폐기물 18 01 04로 처리될 수 있다. 유해 폐기물 정의에서 제외되는 것은

씻은 손을 건조시키는 데 사용되는, 쓰고 버리는 종이 타월 같은 품목인데, 이는 손위생 후에는 손이 깨끗하기 때문에, 이를 닦은 종이 타월은 위험하지 않은 것으로 간주되어, 다른 종이 쓰레기와 함께 재활용을 위해 따로 분리될 수 있다.

인체 유래 폐기물 및 치아의 분류

인체의 일부로 인지될 수 있는 외과 또는 병리 표본 같은 것은 일반인들에게 불쾌감을 주는 것으로 간주되어 황색 뚜껑이 있는, 소각하여 재로 만들 폐기물용 용기에 넣어야 한다. 치아는 비록 신체의 일부이기는 하지만, 처리된 폐기물 중에서 우발적으로 발견되더라도 불쾌감을 줄 가능성은 없다고 여겨지기 때문에 소각할 필요는 없다. 환자는 발거한 치아를 간직할 것인지를 선택할 수 있어야 한다. 이 선택은 '치아 요정'(tooth fairy)이 방문하여 자기 치아를 선물과 교환해 주기를 희망하는 어린이들에게 인기가 있다. 발거된 치아를 (환자가) 원치 않으면 감염성 날카로운 폐기물로 처리한다(18 01 03).

아말감이 있는 치아는 절대로 소각하거나 대체 기술 방법으로 처리해서는 안 된다. 이 과정에 의해 독성 수은 화합물이 대기 중으로 방출되기 때문이다. 그렇게 되지 않도록 다른 의료 폐기물과 분리해야 한다. 이런 치아는 수은 억제제가 들어 있는 흰색 뚜껑이 달린 단단한 용기에 보관하여, 인가된 전문 폐기물 처리업자가 적절하게 아말감을 회수·처리하도록 해야 한다.

환자나 치과의사가 교육이나 연구를 위해 치과대학에 치아를 기증하고자 할 수 있다. 영국(스코틀랜드 제외)에서는 '인체조직법'(Human Tissue Act)에 따라, 치아를 치과대학 또는 기타 '인체조직위원회'(Human Tissue Authority)의 면허를 받은 제3자에게 전하기 전에 환자의 서면 동의를 받아야 한다. 치아를 전달하기 전에 치아에 아말감이 있으면 소독, 아말감이 없으면 증기 멸균해야 한다. 환자가 원치 않는 치아는 환자의 서면 동의 없이 치과 의원 내에서 교육, 원내 훈련 또는 임상 감사 및 품질 보증을 위해 사용할 수 있다.

> 아말감 폐기물을 소각하면 유독한 수은화합물이 방출되기 때문에 절대로 소각해서는 안 된다.

석고 폐기물 분류

석고(plaster)로 만든 연구 또는 작업 모형에는 석고(gypsum)가 포함되어 있다. 모형이 생활 쓰레기용 매립장에 버려지고 음식물 쓰레기와 섞이면 음식물 내 세균이 석고를 분해하여 황화수소(hydrogen sulphide, H_2S) 가스를 배출시킨다. 황화수소 가스는 산성비의 일반적인 원인이다. 황화수소 가스는 토양, 물 및 숲의 독성 오염 물질로 나무, 물고기 및 다른 수생 동물에게 해롭다. 이러한 이유로 석고는 생활쓰레기용 매립지에서 금지된다. 석고 모형은 다른 폐기물과 분리되어야 하며, 18 01 04로 분류되어 석고(gypsum)로 재활용되거나 특별 지정 매립지에 폐기된다. 가끔, 환자의 입안에 삽입했던 장치나 크라운을 모형 위에서 재적합을 시도함으로써 모형이 체액으로 오염되는 경우가 있다. 이 경우 모델은 감염성 폐기물로서 주황색 폐기물 자루에 넣어 버려야 한다.

처방 의약품 폐기물의 분류

처방 전용 의약품(POM)은 세 가지 범주로 나뉜다.

1. 통상적인 치과 치료 중에는 별로 사용되거나 처리되지 않는 세포 독성 및 세포 증식 억제 약물(사람 세포를 사멸시키거나 억제)
2. 약 활성은 있지만 세포 독성 및 세포 증식 억제제는 아닌 약물(예: 국소마취 용액, 응급 약물, 진통제, 항생제)
3. 약 활성이 없으며 유해한 성질도 없음. 예: 식염수(세척용) 및 포도당

유해한 특성—독성, 발암성, 기형 또는 돌연변이 유발—을 지닌 세포 독성 또는 세포 증식 억제 약물만이 유해 폐기물로 분류된다. 어떤 약을 POM으로 분류할지는 시간이 지남에 따라 달라질 수 있으며, 국가마다 다를 수도 있다. 가장 최근의 분류가 필요하면 '영국 국립약전'(British National Formulary) 같은 국가 약전이나 미국 '식품의약국'(FDA) 같은 기관에서 발행한 간행물을 참조한다.

의약 폐기물의 정의는 광범위하며 다음을 포함한다.

- 유효 기간 만료, 미사용, 분할, 오염된 약품, 약물, 백신 및 혈청
- 잔류 약물로 오염된 포장, 장갑, 마스크, 연결 튜브, 주사기 및 약병 등, 의약품 취급에 사용되는 쓰고 버리는 품목
- 완전히 또는 부분 방출된 국소마취 카트리지

그러나 분류에 관계없이 모든 POM 폐기물은 적절히 승인된 시설에서 소각하여 처리하는 경로를 거친다. 소각 시 발생되는 고온만이 POM을 충분히 분해시켜 자연환경에 안전하고 오염이 발생하지 않도록 할 수 있다. 마이크로웨이브 및 기타 저온 기술은 이 작업에 부적당하다.

치과 의원은 사용하지 않거나 유효 기간이 만료된 약품을 현지 약국에 반품할 수 있다. 이때 폐기물 처리업자에게 양도할 때와 동일한 법적 요구 사항 및 관리 의무(duty of care)가 적용된다는 점에 유의해야 한다. 약국과 치과 의원 모두 폐기물 전달 각서를 작성, 서명하고 2년 동안 보관해야 한다.

방사선사진 재료의 분류

방사선사진 정착액 및 현상액은 유해한 것으로 분류된다. 이러한 유해 폐기물은, 적절한 면허를 받은 폐기물 계약자가 회수 또는 폐기를 위해 수거하기 전에는, 누출이 없는 단단한 용기에 보관해야 한다. 폐기물 처리 시 방사선 필름으로부터는 은(silver)이, 방사선 포장에서 나온 납 박막으로부터는 납이 회수된다(Box 10-2 참조).

아말감 폐기물과 아말감 분리기 설치

아말감 폐기물은 반드시 아말감 분리기를 사용하여 제거하고 유해 폐기물로 폐기해야 한다.

치과용 아말감은 고유의 EWC 부호(18 01 10)에 따라 유해 폐기물로 분류된다. 실제로 이는, 치과 의원이 모든 형태의 아말감 또는 수은 폐기물을 다른 모든 폐기물로부터 분리시켜야 한다는 것을 의미한다. 오래된 수복물 제거 시 떨어져 나온 아말감이 타구 및 흡인 호스를 통해 의원 내 하수관으로 빠져나가지 않도록 해야 한다. 영국, 유럽연합, 미국 및 호주를 포함한 대부분의 국가에서는 아말감 등의 유해 폐기물을 하수도로 배출할 수 없다.

환경 내 수은

자연환경 내 수은량 증가에 있어서 치과의 책임은 무시할 수 있는 정도이다. 그럼에도 불구하고, 치과의사들은 수은으로부터 환경을 보호하기 위해 할 수 있는 모든 일을 다해야 할 의무가 있다. 치아 수복을 위한 수은 아말감은 메틸수은(methyl mercury)으로 쉽게 전환되지 않는 안정된 합금이다. 메틸수은은 먹이사슬 내로 들어가 수생 포유류, 어류 및 다른 종, 궁극적으로는 인간의 건강에 해로운, 유독한 결과를 초래하는 수은화합물의 한 형태이다. 아말감 또는 아말감 캡슐로 오염된 어떤 임상 폐기물도 다른 유형의 임상 폐기물과 함께 처리되거나 싱크대에 쏟아 버리면 안 된다. 수거할 고체 아말감 폐기물은 수거 전까지 수은 억제제가 든 흰색 뚜껑의 단단한 용기에 보관해야 한다. 입안에서 흡인된 아말감이 배수구(폐수 계통)나 하수구로 들어가는 것을 막기 위해, 흡인 장치의 폐기 관에 아말감 분리기를 장착하여 아말감을 제거한다.

아말감 분리기 장착

치과 유닛 체어 옆에 붙은 트랩 및 진공 필터는 입자가 큰 파편을 포획하는 데는 적당하지만, 작은 액상 수은 입자를 제거하기에는 충분히 미세하지 않다. 그렇기 때문에 (지금까지 써왔던) 간단한 필터와 거즈(gauze)는 BS EN ISO 11143:2000 표준을 충족하는 아말감 분리기로 대체되었다. 아말감 분리기의 작동에는 침전, 미세여과, 원심력 및 이온 교환 기술 중 한 가지 이상이 적용된다. 분리기는 기존 치과 흡인 장치를 개조해서 달거나, 여러 진료실에 연결된 중앙 흡인 장치에 장착될 수 있다.

각 진료실로부터 폐기 아말감을 실어 내는 모든 폐수관이 동일한 오수관으로 배출되는 경우에는 건물에서 나가는 최종 유출관에 1개의 분리기를 설치할 수 있다. 폐수은을 안전하게 제거하고 분리된 물질을 폐기하는 것이 공정의 마지막 단계이다. 치과의사는 수은 폐기물의 수집 및 처리를 유해 아말감 폐기물 회수 및 처리 허가 시설을 갖고 있는 폐기물 계약자가 맡고 있는지 확인할 책임이 있다.

절대로 수은/아말감 엎지른 것을 치우기 위해 진공청소기나 흡인 장치를 사용해서는 안 된다. 수은이 기화하여 유독 수은 증기가 진료실 내로 배출되기 때문이다. 유출 수은 처리 키트(Box 10-3)는 사고 발생 시 즉시 사용할 수 있도록 준비되어 있어야 한다.

Box 10-3. 유출 수은 처리 키트

- 큰 수은 방울을 모으기 위한 고무 공(bulb) 흡인기
- 수은 억제제(같은 분량의 수산화칼슘, 유황 가루 및 물로 이루어진 흡수성 반죽)가 든 새지 않고, 봉인할 수 있는 흰색 뚜껑의 용기
- (수은) 증기 마스크
- 쓰고 버리는 장갑
- 종이 타월
- 수은 유출에 대한 위험 평가를 실시하며 흘린 수은을 처리하는 현장 정책을 만들고, 이에 따라 직원을 훈련시킨다.

진료실 내 유해 폐기물 처리 및 취급

모범 사례 가이드: 유해 폐기물 자루 취급 방법

- Box 10-2와 표 10-1에 나와 있는 폐기물 처리 과정에 따라 폐기물을 분리한다.
- 권고하는 최상의 실천 방법은 (영국 내에서는) 영국이 인정한 색상 부호로 구별되는 폐기물 주머니를 사용하여 여러 유형의 폐기물 처리 과정을 구별하는 것이다(표 10-1 참조).
- 날카로운 물건(기구)(예: 자루에 구멍을 낼 가능성이 있는 것)이나 액체를 버리는 데 폐기물 자루(봉투)를 사용해서는 안 된다. 이것들은 구멍이 뚫리지 않고 새지 않는 용기(통)에

넣어야 한다.

- 개인 보호 장비(PPE), 면봉, 흡인 팁 같은 유해한 '연성'(soft) 감염성 임상 폐기물은 적절하게 표지된 UN 유형의 잘 새거나 찢어지지 않는 주황색 폐기물 주머니를 사용하여 처리한다. 폐기물 주머니는 발로 밟거나 센서로 작동되는 페달 용기에 걸어 놓고 사용한다. 각 임상 구역에는 주황색 폐기물 주머니가 걸린 페달 용기가 적어도 하나씩은 있어서 쉽게 접근할 수 있게 해야 한다(그림 10-2 참조).
- 폐기물 자루는 3/4이 채워지면 처리하는데, 처리 전에 안전하게 묶고 날짜와 치과 의원의 이름 및 건물 부호를 표기한다. 그림 10-5는 폐기물 자루를 묶는 백조 목(swan neck) 방법을 보여 준다.
- 폐기물 주머니나 날카로운 물건이 든 용기를 손으로 취급하는 일은 최소한으로 한다. 사용 중이거나 가득 찬 폐기물 통은 똑바로 서 있게 해야 한다.
- 임상 폐기물 주머니들 간에 폐기물을 옮겨 담지 않도록 한다.
- 왕진 시 발생한 유해 폐기물은 노란색 뚜껑의 날카로운 폐기물 용기 또는 주황색 폐기물 주머니에 넣어 의원으로 돌려보내 의원 내에서 발생한 폐기물과 함께 처리한다.

모범 사례 가이드: 유해 폐기물 용기 취급

- 적절한 색상 부호가 표시된 뚜껑이 달린, 딱딱하고, 구멍이 뚫리지 않고, UN3291(영국 표준 7320:1990)에 따르는 용기(통)를 사용한다.
- 건물 부호, 폐기물에 대한 설명 및 EWC 코드를 표기한다. 대부분의 날카로운 폐기물 통은 해당 EWC 코드가 미리 표기된 라벨이 제공된다.
- 날카로운 폐기물 통은 임상가가 쉽게 접근할 수 있어야 하며, 넘어지거나 뒤집히는 것을 방지하기 위해 벽이나 견고한 받침에 고정시키는 것이 바람직하다. 뚜껑 입구는 사용하지 않을 때 닫힌 위치에 있어야 한다(그림 10-6).
- 3/4이 채워지면 용기를 봉인하고 처리한다.
- 절대로 주사기에 남아 있는 국소마취 용액을 싱크대에 버리지 않는다.
- 날카로운 폐기물 통은 열원에 직접 노출되지 않게 멀리 떨어진 곳에 둔다.
- 날카로운 폐기물 용기(또는 폐기물 자루)가 손상된 경우 내용물을 폐기하기 전까지 손상된 용기를 더 큰 용기에 넣고, 잠그고, 표기한다.

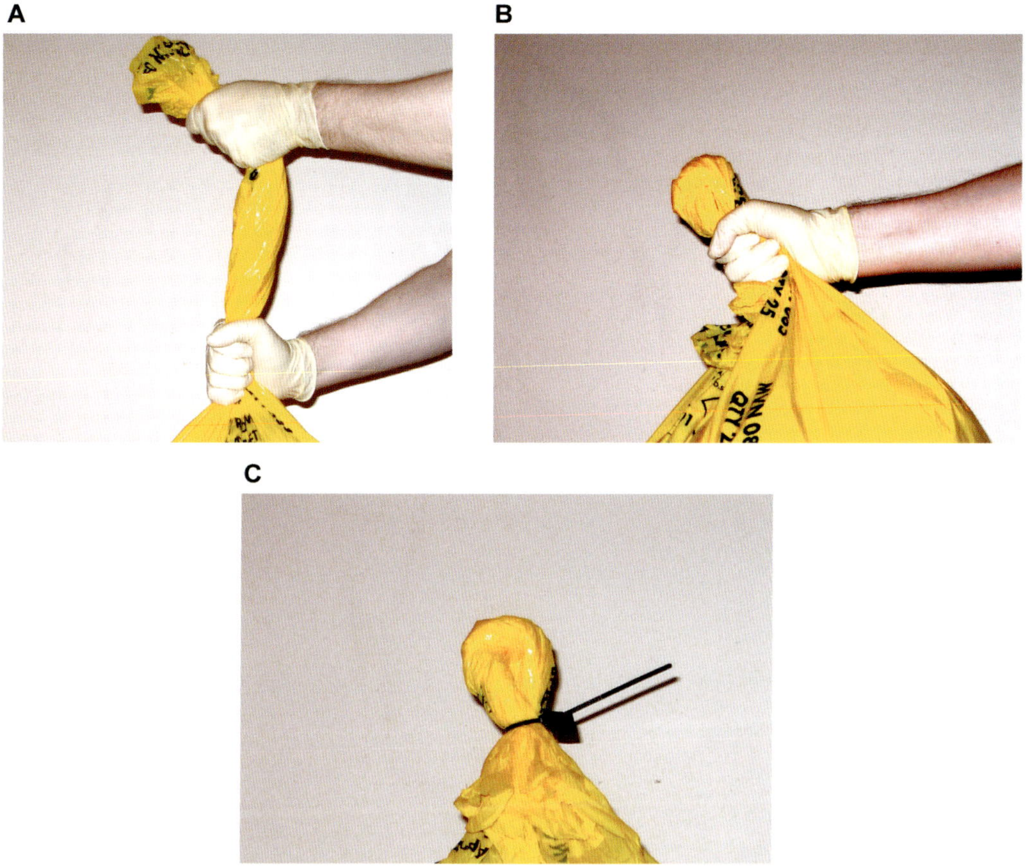

그림 10-5. '백조 목'으로 묶어 유해 폐기물 자루를 마무리하는 3단계. (출처: Dr. Geoff Scott 제공.)

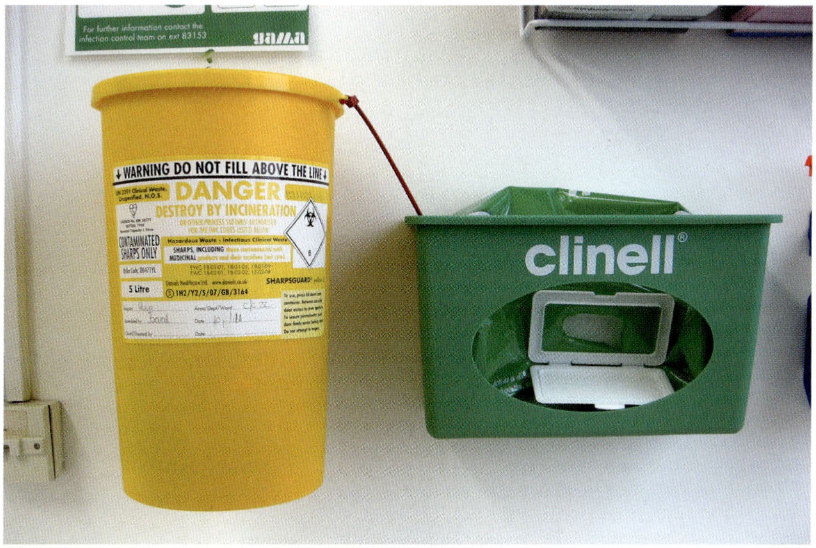

그림 10-6. 벽에 부착된 소각해야 할 날카로운 폐기물용 용기(통). 절대로 표시된 선 위로 채워서는 안 된다.

처리 전 임상 폐기물의 안전한 취급

폐기물을 취급하는 사람이 취급 당시 이미 WHO에 의거한 폐기물 분리 및 처리 훈련을 적절히 마쳤다면, 날카로운 물건에 의한 부상을 제외하고는, 실제 의료 폐기물로 인한 감염 위험은 미미할 것이다. 사전 예방 조처로, 치과 의원에서 폐기물을 취급하는 사람은 모두 B형 간염 예방접종을 받아야 한다. 의료 종사자는 의료 폐기물을 처리하는 동안 쏟거나 날카로운 물건에 의한 상해로부터 자신과 자신의 복장을 보호하기 위해 적절한 개인 보호 장비(예: 튼튼한 장갑 및 플라스틱 앞치마)를 착용해야 한다. 폐기물 처리 후에는 손을 깨끗이 씻어야 한다. 에어로졸 및 튐에 노출될 위험이 있다면 마스크와 눈 보호구를 착용해야 한다(제6장 참조).

날카로운 물건에 의한 부상이나 튐이 발생할 경우 제4장 그림 4-5에 기술된 지침을 따른다. 항상 사건을 사고 보고서 양식에 기록한다. 이 상황에서 감염관리의 주역을 맡은 사람은 위험 평가를 수행해야 하며, 가능하다면 무엇이 잘못되었는지, 규약(protocol)이나 교육(내용)을 바꾸면 유사한 사건이 다시 발생하지 않을 것인지를 확인하도록 해야 한다. 이러한 사건은 종종 현지 폐기물 정책을 위반하는 것에서 비롯된다. 다음에 몇 가지 예를 기술하였다.

- 과도하게 채운 폐기물 통에서 삐죽이 밀려나온 날카로운 물건
- 사용하지 않을 때 닫혀 있지 않고 열려 있는 날카로운 폐기물 통 뚜껑
- 잘못 조립된 통(상자)
- 부주의하게 폐기물 봉투(자루)로 들어간 날카로운 물건
- 직원 교육 결여
- 부적절한 장소에 쌓여 있는 보관 폐기물
- 임상 폐기물 통이나 수레에 일반인이 접근하거나, 아이들이 이것을 가지고 노는 것
- 해로운(성가신) 동물(예: 설치류) 방제 관련 문제

수거 전 대량 폐기물 저장

폐기물 운반 통은 종종 병원성 세균에 심하게 오염되어 있으므로, 이 세균들이 폐기물 봉투(자루)나 용기로부터 빠져나오거나 누출되지 않도록 항상 주의해야 한다. 사건 발생 시 즉시 대응할 수 있도록, 누출 체액 처리 키트를 수집 전 폐기물 보관 장소 가까이, 사용이 편리한 곳에 두면 좋다(제8장 참조).

모범 사례 가이드: 폐기물의 대량 저장

- 수거 전 폐기물은 전용 구역에 보관해야 한다.

- 수거를 기다리는 임상 폐기물 봉투 및 폐기물 통은 잘 맞는 뚜껑이 달린 UN 유형의 딱딱한, 불이 잘 붙지 않는, 잠그는 폐기물 수레에 보관해야 한다.
- 폐기물 저장 공간은 청결하고, 안전하며, 밝아야 하고, 허가받지 않은 사람이나 여우, 다람쥐 같은 성가신 동물이 접근할 수 없어야 한다.
- 폐기물은 쏟아졌을 경우 씻어 낼 수 있는 단단한 불침투성 표면 위에 보관해야 한다.
- 폐기물은 폐기물 자루가 적체되지 않게 자주 수거되어야 한다. 실제 수거 빈도는 발생하는 폐기물의 양에 따라 결정될 것이다.
- 폐기물은 치과 의료 사업장 내에서 최대 12개월 동안만 보관될 수 있다.

유해 폐기물 운반

유해 폐기물 위탁 각서 작성 및 기록 보관

유해 폐기물의 모든 이동[기술적 용어로 위탁(consigning)이라고 함]에는 내용이 완성된 다자 위탁 각서(multipart consignment note)가 수반되어야 한다. 이 각서는 폐기물이 의원에서 폐기물 처리장까지 이동되는 동안, 각 단계마다 서명이 이루어져야 한다. 이렇게 함으로써 폐기물이 생길 때부터 없어질 때까지의 이동 추적이 확실하게 이루어지고, 폐기물과 함께 제공되는 정보는 안전한 폐기를 위해 필요충분한 자료가 된다. 폐기물 기술의 법적 책임은 치과 의원에 있다. 개별 유해 폐기물 수집에 대해 매번 새로운 위탁 각서를 작성해야 한다. 각 위탁 각서는 (폐기물) 생산자, 운송자 및 수탁자(폐기물 처리 계약자) 사본으로 이루어진다.

폐기물 이송에는 두 가지 문서가 필요하다.

1. **위탁 각서**, 유해 폐기물(스코틀랜드에서는 특수 폐기물)용
2. **폐기물 이송 각서**, 비유해 폐기물용

Box 10-4는 유해 폐기물에 대한 위탁 각서 작성 단계를 설명한다.

폐기물 분리의 이점

영국의 국가 폐기물 전략이 천명한 목표는 해마다 발생하는 의료 폐기물의 양을 줄이는 것이다. 규정이 치과 의원들로 하여금 스스로의 활동을 평가하며, 폐기물 발생을 제한하고, 오염을 억제할 수 있는 방법을 모색할 것을 적극적으로 권유하는 방향으로 작성된 것은 당연하다. 임상 폐기물의 정확한 분리로 불필요한 폐기물 소각을 피하고 비임상 폐기물을 재활용함으로써 비용과 에너지의 절감을 실현할 수 있다. 소각은 지구 온난화의 원인이 될 뿐 아니라 저온 처리

보다 10배 이상 비싸다. 폐기물을 올바른 방법으로 처분하지 않는 치과 의원은 '주의(관리) 의무'(duty of care)를 저버린 것이므로 재정적 처벌이나 심지어 기소 처분을 받을 수도 있다.

Box 10-4. 유해 폐기물 위탁 각서 작성

- 치과의사/지명된 직원은 폐기물의 수집 및 이동 전에 위탁 각서의 자기가 맡은 부분을 완성해야 한다. 폐기물 운반업자, 치과의사 모두 각서에 서명해야 한다.
- 치과 의료 사업장이 등록되어 있으면 모든 위탁 각서에 유해 폐기물 생산자 등록 번호('사업장 부호'라고 함)를 사용해야 한다. 등록은 12개월 동안만 유효하므로 매년 갱신해야 한다.
- 위탁 각서에는 (작성) 이후 폐기물의 관리 부실을 방지하기 위해 다음 정보가 포함된다.
  - 폐기물에 대한 서면 설명
  - EWC 코드
  - kg으로 표시된 위탁 폐기물량
  - 폐기물의 화학적 및 생물학적 성분, 폐기물의 농도, 유해 부호 및 물리적 형태(고체 또는 액체)
  - 폐기물 용기의 수, 유형 및 용량
  - 특별 취급 요구 사항
- 폐기물 운반자는 반드시 폐기물 생산자(치과 의원)와 폐기물 처리업자(수탁자)에게 사본을 제공해야 한다.
- 폐기물 처리 계약자는 4분기별 신고 사항(폐기물을 올바르게 취급 및 처분했다는 증거)을 반드시 치과 의원에 보내야 한다. 대개 위탁 각서의 사본으로 보낸다. 폐기물 계약자는 또한, 수집, 처리 또는 처분되는 유해 폐기물의 양을 환경국(Environment Agency)에 통보해야 할 의무가 있다.
- 치과 의원은 자신이 생산한 유해 폐기물 기록을 보관할 의무가 있다. 양도 각서는 약국(pharmacy)에서 발행한 것을 포함하여 2년간 보관해야 한다. 폐기물의 수령을 증명하는 위탁 각서와 수탁자의 신고서는 폐기물이 처리된 날로부터 3년간 보관한다.

참고문헌 및 웹사이트

Department of the Environment Northern Ireland. (2014) Waste Management: The Duty of Care. Approved Code of Practice for Northern Ireland. Available at: www.doeni.gov.uk/sites/default/files/publications/doe/waste-policy-duty-of-care-code-of-practice-2014.pdf(accessed 4 November 2016).

Department of Health. (2013) HTM 07-01 Management and Disposal of Healthcare Waste. Available at: www.gov.uk/government/publications/guidance-on-the-safe-management-of-healthcare-waste (accessed 4 November 2016).

Finley RL, Collignon P, Joakim Larsson DG et al. (2013) The scourge of antibiotic resistance: the important role of the environment. *Clinical Infectious Diseases*, 57, 704-710.

Human Tissue Authority (2014) Human Tissue Act. Code of Practice 1 – Consent. Available at: www.hta.gov.uk/guidance-professionals/codes-practice/code-practice-1-consent (accessed 4 November 2016).

Scottish Environment Protection Agency. Clinical Waste. Available at: www.sepa.org.uk/regulations/waste/special-waste/clinical-waste/(accessed 4 November 2016).

제 11 장

진단용 검사물, 인상, 서비스 및 수리받을 장비의 운송 및 우송

(Transport and Postage of Diagnostic Specimens, Impressions and Equipment for Servicing and Repair)

법적 관점

영국에서는 우편 또는 배달로 보내는 감염성 물품(예: 진단용 임상 검사물, 서비스 받아야 할 또는 수리가 필요한 치과 장비)의 운송은 위험물 도로 운송(Carriage of Dangerous Goods by Road; ADR)에 관한 영국 및 국제 규정의 규제를 받는다. 이 규정은 포장물품이 운송되는 동안 사람, 차량 또는 기계 장치가 위험물에 우발적으로 노출되는 것을 방지하기 위한 것이다. 시대적으로 생물 테러에 대한 인식이 높아지는 요즈음, 감염성 물품의 정확하고 안전한 포장은 새로운 중요성을 갖게 되었다. 항공 및 배달 서비스로 의료 임상 물질을 계속 운송할 수 있으려면 의료계의 규정 준수가 필수적이다.

영국 및 국제 ADR 규정은 2년마다 개정되는 '감염 물질 운송 규정에 관한 지침'(Guidance on Regulations for the Transport of Infectious Substances)이라는 유엔(UN; United Nations) 간행물을 기반으로 한다(http://apps.who.int/iris/bitstream/10665/149288/1/WHO_HSE_GCR_2015.2_eng.pdf?ua=1). 유엔은 국제 수송의 목적으로 병원균을 A와 B 두 가지 범주로 분류한다(표 11-1). 그러나 일부 물질은 이러한 분류의 대상이 아니며, 이 장에서는 치과와 관련 있는 분류 면제에 대해 설명한다(http://www.who.int/ihr/publications/WHO-WHE-CPI-2017.8/en/).

표 11-1. 감염 물질 운송을 위한 UN 분류

분류	정의	UN 넘버	적절한 배송명
A	'건강한 사람이나 동물이 이것에 노출되면 영구적인 장애나 생명을 위협하는 치명적인 질병을 일으킬 수 있는 형태(형상)로 운송되는 감염 물질'[전문적인 판단, 알려져 있는 환자의 병력 및 증상 또는 특유한(endemic) 지역 조건에 근거함]	UN 2814	인체에 영향을 주는 감염 물질
B	'A 범주에 포함될 기준에는 미치지 않는 전염성 물질'	UN 3373	생물학적 물질 범주 B

출처: World Health Organization. Guidance on Regulations for the Transport of Infectious Substances 2015–2016을 다듬음. http://apps.who.int/iris/bitstream/10665/149288/1/ WHO_HSE_GCR_2015.2_eng.pdf?ua=1

검사물 채취

이 규정은 임상 검사물(specimen)을 '분석 목적으로 환자에게서 제거한 물질, 조직 또는 액체'로 정의한다. 검사물은 수거 후 건조된 상태로, 또는 운송 매체에 담가, 즉시 누출 방지 용기에 넣고 뚜껑을 단단히 고정시켜야 한다. 검사물이 채취된 날짜, 환자 식별 세부 사항, 검사물 유형 및 채취 부위는 용기 외부와 요청 양식, 양쪽에 모두 기입되어야 한다. 요청 양식을 작성하고 병리학자의 진단에 도움이 될 모든 관련 임상 정보를 제공한다. 그 다음, 용기를 플라스틱 검사물 운송 백에 넣고, 첨부 요청 양식은 검사물이 누출될 경우에도 오염되지 않도록 **별도의** 주머니에 넣는다.

모범 사례 가이드: 검사물을 취급할 때 교차감염 또는 상해 위험 줄이기

- 훈련받은 직원만이 검사물을 취급해야 한다.
- 검사물 용기는 요청 양식과는 따로, 플라스틱 백에 넣은 다음, 지정된 운반 상자에 넣어야 한다. 스테이플, 핀 또는 종이 클립을 사용하여 백을 봉합하거나, 백에 양식을 부착해서는 안 된다(그림 11-1).
- 누출 및 파손된 검사물 용기는 위험 폐기물로서 폐기되어야 하며, 엎질러진 것은 즉시 청소해야 한다.
- 검사물을 채취할 때는 마스크, 눈 보호구 및 장갑을 착용해야 한다.
- 검사물을 취급한 후에는 손을 철저히 씻어야 한다.
- 음식을 먹거나 저장하는 장소(예: 주방 냉장고)에 검사물을 놓아 두면 안 된다.

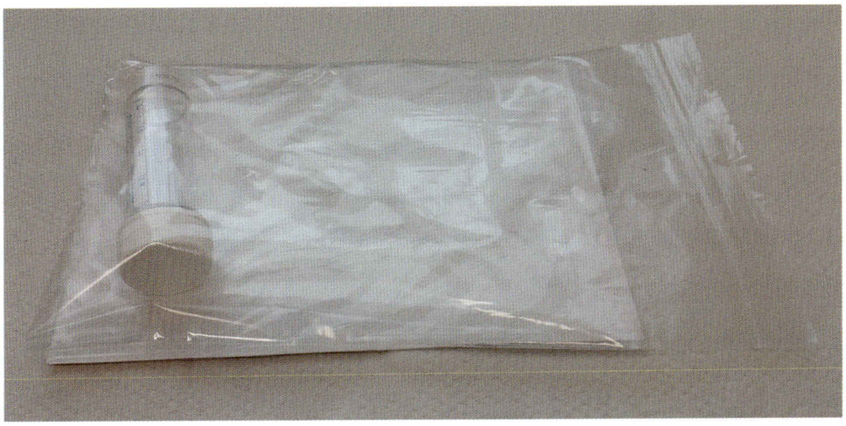

그림 11-1. 검사물 병(1차 포장)이 자체 밀봉(zip-lock) 검사물 백(2차 포장)에 들어 있다. 요청 양식을 넣을 별도의 외부 주머니가 있음에 유의한다.

검사실로 검사물 운송

고정되지 않은 진단 표본 보내기

ADR 분류

영국의 ADR 분류에 따르면 진단 목적으로 치과 환자에서 채취한 임상 검사물은 UN 3373 범주 B 감염성 물질(진단 또는 임상 검사물)로 지정된다. 치과 의원에서 병원 또는 사설 검사실로 보내는 임상 샘플은 도로 운송을 위한 ADR 포장 지침 P650, 또는 항공 운송을 위한 IATA 포장 지침 650에 따라 포장해야 한다. 이러한 포장 지침은 UN의 삼중 포장 시스템(그림 11-2) 사용에 근거하며, (영국에서는) 사무용품 공급 업체에서 구입할 수 있다. 자가 포장은 이 규격

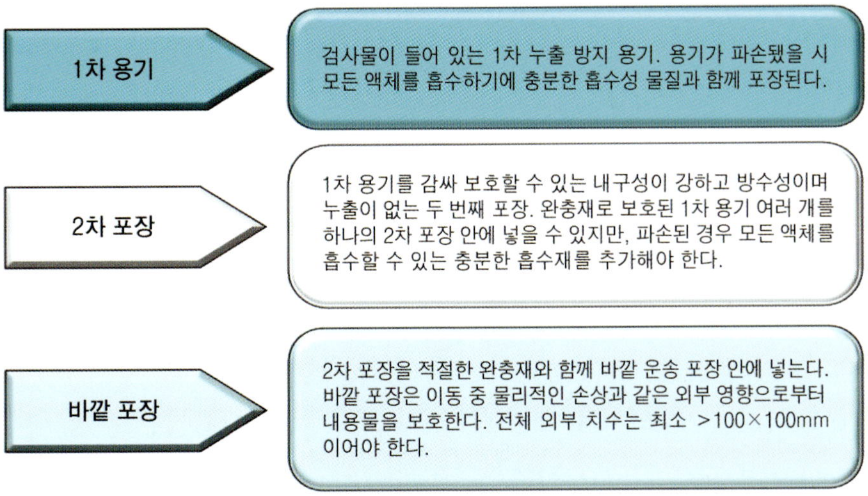

그림 11-2. WHO 삼중 포장 요건.

을 통과하기 어려우므로 하지 않는 것이 좋다. 범주 B 감염 물질 포장은 1.2m 낙하 시험을 통과할 수 있어야 한다. 이는 1.2m 높이에서 떨어뜨린 후 1차 용기로부터 누출이 없고, 2차 포장 내의 흡수성 물질에 의한 보호가 유지되어야 함을 의미한다.

세계보건기구(WHO)는 모든 감염성 물질에 적합한, 기본적인 삼중 포장 시스템을 권장한다. 이 시스템은 그림 11-2와 같이 3층으로 구성된다.

라벨링

바깥 포장에는 적어도 6mm 이상 크기의 글자로 적절한 선적 명칭(예: 'BIOLOGICAL SUBSTANCE CATEGORY B')을 표시하며, 그림 11-3에서 보는 것과 같은 상징 기호를 표시해야 한다. 포장 안에 액체가 들어 있으면, 포장을 어느 방향으로 다루어야 하는지를 가리키는 표시가 있어야 한다. 서류의 사본과 함께 사고 발생 시 응급 상황 대응 절차가 포장 안에 동봉되어 있어야 한다. 항공 화물은 항공사가 제공하는 항공료 양식을 작성한다. 포장물은 배달 주소와 보낸 사람의 세부 정보가 비상 연락처와 함께 표기되어 있어야 하며, 비상 연락처는 패키지를 보낸 곳과 목적지 양쪽의 지정된 사람의 이름, 누출 또는 질문이 있을 경우에 필요한 연락 전화번호를 포함시킨다.

액체가 들어 있는 포장물품은 반드시 방향 표시가 있어야 한다. 우편 및 운송 포장 규정을 준수하지 않으면 기소될 수 있다.

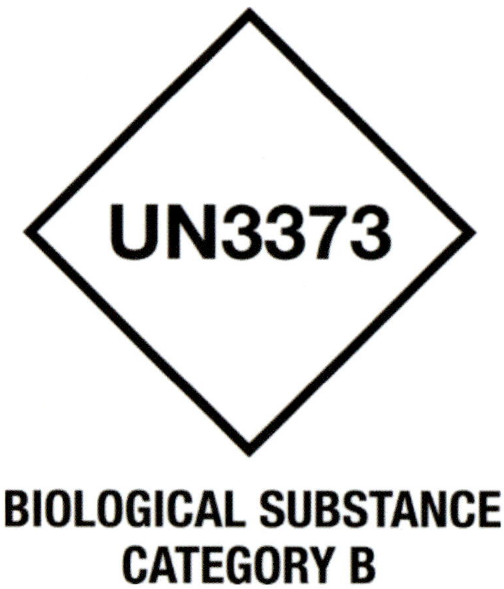

그림 11-3. 바깥 포장 라벨링 예.

운송 제한

대중교통

치과 의료진의 일원이 왕진을 가거나 2곳의 진료실/의원에서 일할 때 등, 업무의 일환으로 임상 샘플을 이송하는 경우에는 ADR 규정을 준수해야 한다. 범주 B 감염 물질은 직원이 몸에 지니거나 가방에 넣어 대중교통수단으로 운반해서는 안 된다.

마찬가지로 범주 A 또는 B 감염성 물질은 항공기의 기내 반입 수하물 또는 위탁 수하물로 운송하는 것이 허용되지 않으며, 사람이 지니고 운반할 수도 없다. 직원이 업무의 일환으로 임상 샘플을 운반하는 것은 ADR 규정을 준수해야 하는 데 반해, 치과 환자가 대중교통수단으로 자신의 임상 샘플을 치과 의원까지 가지고 가는 것은 ADR 규제의 승인 범위를 벗어나는 것이므로 허용된다.

우편 및 배달 서비스

우편 서비스는 P650 요구 사항에 맞추어 포장된 경우 범주 B 진단 검사물의 접수를 허용한다. 도로 운송(전용 차량 또는 배달 서비스)의 경우 주 용기나 총 포장 내에 허용되는 샘플의 양에는 제한이 없다. 여객 또는 화물 항공기에 의한 항공 운송의 경우는 이와 달리, 신체 부위(또는 전신)인 경우만 제외하고, 패키지당 4L/4kg의 제한이 있으며, 액체는 기본 용기당 1L의 제한이 있는 반면, 고체의 경우 주 용기는 외부 포장 무게 한도인 4kg을 초과하지 않아야 한다(국제항공운송협회: www.iata.org).

고정된 병리 표본

몇몇 유형의 임상 진단 검사물은 ADR 규정에서 면제된다.

- 혈중 포도당 수치 측정 같은 생화학 검사용 혈액 검사물은, 환자가 혈액 매개 바이러스 감염의 보균자가 아닌 한, 병원균이 없다고 가정한다.
- 고정된 병리 조직 표본: 설사 병원체가 표본 내에 존재했을지라도 고정 과정에서 파괴된다.

두 가지 유형의 검사물은, 독성 검사물 방사성 화학물질이 포함된 경우와 같이 다른 등급에 포함시켜야 할 기준에 해당되지 않는 한, 건강에 위험을 끼치는 것으로 간주되지는 않는다. 면제 기준을 적용받기 위한 우선 조건은 우송 및 선적을 위한 검사물의 포장이 적절해야 한다는 것이다.

포장

조직 병리를 위한 구강병리 조직 검사물은 포르말린이 든, 나사로 고정하는 뚜껑이 있는 누출 방지 용기에 넣은 후, 이 용기를 자체 밀봉 비닐봉지에 넣는다. 용기의 외부에 환자 이름, 번호, 생년월일 및 검사물 채취 부위를 명확하게 표기한다. 대다수의 연구실은 검사물 확인 및 진단에 도움이 될 추가 임상 정보를 요구하는 조직 병리 의뢰 양식을 제공할 것이다. 양식은 검사물과는 별도의 플라스틱 백 또는 주머니에 넣어야 한다. 이렇게 하면 포르말린이 용기 밖으로 누출되더라도 여전히 환자 정보를 읽을 수 있고 검사물을 확실하게 식별할 수 있다. 연구실은 의뢰서로 확인할 수 없는 검사물을 거부할 수 있다.

포장재는 누출이 일어나지 않도록 다음 ADR 요구 사항을 준수해야 한다. 포장은 세 구성 요소로 이루어진다.

1. 누출 방지 1차 용기(들), 예: 나사로 고정하는 뚜껑이 있는 병(그림 11-1)
2. 누출 방지 2차 포장, 예: 누출 방지 밀봉 플라스틱 백
3. 외부 포장재: 크기, 무게 및 용도에 맞는 적절한 내구력이 있고, 1면이 최소 100×100mm 이상의 크기를 가져야 한다.

여러 개의 검사물을 한 포장재에 넣어 보낼 때는, 이송 중 일어나는 파손을 방지하기 위해 통/병을 개별 포장하거나 칸막이가 있는 상자를 사용한다. 액체 검사물의 경우 검사물이 파손되지 않도록 충격을 완화하고, 누출 시에는 액체 전량을 흡수할 수 있는 충분한 흡수성 물질(완충재)을 1차 용기와 2차 포장 사이에 넣는다. 이렇게 하면 누출이 있어도 외부 포장재의 온전함이 손상받지 않아 포장물을 취급하는 사람이나 분류하는 기계의 오염을 피할 수 있다. 속을 완충재로 채워 넣은, 누출 방지된, 우편물의 외부 포장에는 '병리 검사물—깨지기 쉬움 취급주의(PATHOLOGICAL SPECIMEN—FRAGILE WITH CARE)'라는 말과 발송인(및 누출 또는 문의가 있을 경우 접촉할 사람)과 수신자의 이름과 주소가 명확하게 표시되어야 한다.

인상물(impressions)의 운반

'세계 시장(global marketplace)'의 상업적 이점에 부응하기 위해 치과의사들이 해외 기공소에 치과 인상물(dental impression)을 보내는 것은 드문 일이 아니다. 인상물이 영국 내 기공실로 보내지는지 또는 해외로 보내지는지에 관계없이 운송 및 우편 규정은 적용된다. 그러나 인상물을 제7장에서 설명한 대로 완전히 소독하면, 더 이상 감염 위험이 없으므로, 범주 B 물질에 대한 ADR 규정에 따라 면제된다. 고정된 진단 표본에 관한 포장 요건은 여전히 적용된다. 포장은 더러워졌거나 손상되지 않았다면 재사용할 수 있다.

서비스 또는 수리를 위해 보내야 할 장비

혈액/체액으로 오염되었거나, 알려진 감염병을 앓고 있는 환자에게 노출된 치과 장비를 제3자에게 서비스 또는 수리를 의뢰해야 할 때는 보내기 전에 오염을 제거해야 한다. 이 경우 진단 검사물과 동일한 원칙이 적용된다. 즉, 기구나 장비의 수령인이 생물학적, 화학적 또는 방사선 위험에 노출되지 않도록 해야 한다. 따라서 의료 장비가 오염 제거되고 모든 액체가 배출되었다면 위험물 규정에서 면제된다.

경우에 따라, 특히 전자 또는 전기 장비의 경우, 제조사로부터 가장 적절한 오염 제거 방식에 대한 추가 조언을 구할 필요가 있을 수도 있다. 장비를 보낼 때는 장비의 오염 상태에 대한 다음 정보를 제공하는 서면 확인서를 함께 보내야 한다.

- 장비가 혈액, 체액, 병원체 또는 유해 화학물질로 오염되어 있다. ─ 예/아니요
- 세척 그리고/또는 오염 제거를 했다. ─ 예/아니요
- 세척, 소독 또는 멸균 방법을 명시한다.
- **'이 물품은 안전한 취급 및 운송을 위한 준비를 마쳤음'** 고지에 서명하고 날짜를 기입한다.

장비의 오염을 제거할 수 없는 경우(예: 내부 청소를 하려면 엔지니어가 해체해야 하는 경우)에는 수리업체에 연락하여 오염된 품목을 접수할 것인지 물어야 할 것이다. 우편 또는 배송업체를 통해 장치를 보내는 경우, 앞에서 설명한 운송 및 포장 요구 사항이 적용된다. 수리업체가 장치 배송에 동의하지 않는 경우, 품목을 격리시키고 오염 상태 표지를 하고 수리업체의 현장 방문을 준비한다.

참고문헌 및 웹사이트

Department of Health (2007) *Transport of Infectious Substances–Best Practice Guidance for Microbiology Laboratories*. London: Inspector of Microbiology and Infection Control, Department of Health. Available at: http://webarchive.nationalarchives.gov.uk/20130107105354/http:/www.dh.gov.uk/en/Publications and statistics/Publications/Publications Policy And Guidance/DH_075439 (accessed 4 November 2016).

World Health Organization. Guidance on Regulations for the Transport of Infectious Substances 2015–2016. Available at: http://apps.who.int/iris/bitstream/10665/149288/1/WHO_HSE_GCR_2015.2_eng.pdf?ua=1(accessed 4 November 2016).

부록

(Appendix)

표 A-1. 일일 감염관리 임상 절차

하루 일과의 시작
• 착용한 시계와 반지(ring)를 뺀다[단순한 디자인의 결혼반지(링 반지)는 예외]. 팔꿈치 아래는 맨살을 드러낸다. 비누와 물로 손을 씻는다. • 멸균기 문틈막이 고무 및 멸균실 내부를 물에 적신 보풀이 일지 않은 깨끗한 천으로 청소한다. • 역삼투수(RO) 또는 증류수(구매 후 개봉하지 않은 병에 든 시판용 물 또는 현장에서 생산된 지 12시간 미만의 물)로 멸균기 수조를 채운다. • 멸균기의 자동제어(모든 유형의 멸균기) 및 증기 침투(진공 멸균기의 경우 테스트 키트를 제외하고는 챔버가 비어 있어야 함) 시험을 완료하여 멸균기가 올바르게 작동하는지 확인한다. • 멸균기 자동제어 시험 결과를 기록하고 유지한다[멸균기 일지(로그북)에 온도, 압력, 유지 시간과 증기 침투 시험 결과를 기록: 시험 통과 여부, 주기 번호, 서명 및 날짜]. • 주어진 진료 일정(또는 세션)에 충분한 멸균기구가 준비되어 있는지 확인한다. 필요에 따라 멸균기를 가동한다. 환자 기록에 멸균주기 번호를 기록할 것을 권장한다(선택 사항). • 표면을 소독제로 청소할 때 그리고 새로 세제 및 소독제 용액을 준비할 때 장갑, 앞치마 및 고글을 착용한다. • 치과 유닛 수관(DUWL)과 수조를 살생물제(biocide)로 소독한다. 신선한 역삼투수(RO) 또는 증류수로 DUWL 저장소를 채운다. 2분 동안 물을 흘려 수관을 씻어 내린다. 살생물제 연속 투여 시스템을 사용하는 경우 (시스템을 작동시켜) 수관 내부를 다시 살생물제로 채운다. • 초음파 세척기용 세제 용액을 새로 준비하여 수조를 채운 후 아무 것도 넣지 않고 2분간 켜서 수조 용액 내 가스(공기)를 제거(degas)한다. 진료 일정(또는 세션) 마감 후, 눈에 띌 정도로 더러워졌을 때는 더 자주, 수조를 씻어 내고 세제 용액을 교체한다. • 모든 임상 영역 내 표면이 깨끗하며 어질러진 것이 없음을 확인한다. 모든 표면을 단단한(빳빳한) 표면용 소독포로 청소한다. 치과 유닛 체어와 머리받침을 청소한다. • 치과진료실 내 통풍이 잘 이루어지도록 에어컨을 켜거나 창문을 연다.
환자 치료 준비
• 치과 유닛 체어, 전등 스위치, 손잡이, 흡인관, 공기 및 수관을 쓰고 버리는 일회용 덮개로 덮는다. '오염 구역'으로 물품을 들여보낼 수는 있지만 '청결 구역'으로 오염된 물품을 내보내서는 안 된다. • 멸균 장비 세트를 브래킷 테이블 위에 올려놓으면서 포장이 완전한 상태인지와 유효 기간을 확인한다. 멸균 상태를 유지하려면 환자에게 사용하기 직전에만 포장을 푼다. 첫 환자에게 사용할 다른 재료들을 '청결 구역'에 배치한다. 치과 재료를 보관하는 용기들을 '오염 구역'에 놓아서는 안 된다.

(계속)

표 A-1. *(계속)* 일일 감염관리 임상 절차

환자 치료 중
• 환자의 병력을 다시 확인한다. 환자 기록, 방사선사진 및 컴퓨터는 '청결 구역'에 머물러 있어야 하며, 오염된 장갑을 낀 손으로 만져서는 안 된다 • 표준 예방 조치를 준수한다. 모든 환자를 잠재적인 감염자로서 대한다. • 환자에게 고글과 앞치마를 착용시킨다. • 장갑을 착용하기 전과 치료 절차를 마치고 장갑을 벗은 후 손소독용 알코올 기반 용액으로 손을 문질러 닦는다. • 개인 보호 장비(PPE)를 착용한다(앞치마, 마스크 및 보호안경, 다음에 장갑). PPE는 매 환자마다 갈아입으며 벗은 PPE는 위험한 감염 폐기물(오렌지 폐기물 자루)로 처리한다. • 대량 흡인 장치 및 (적절한 경우에) 러버댐을 사용하여 에어로졸 오염을 줄인다. • 날카로운 기구를 안전하게 사용한다(안전 주사기 및 메스를 사용한다). • 임상가(시술자)는 일회용 날카로운 기구(바늘, 봉합사, 메스, 강철 바)를 사용한 직후 본인이 직접 이를 노란색 뚜껑이 달린 날카로운 기구 폐기통에 버려야 한다. 날카로운 기구 폐기통은 용량의 3/4까지만 채운다. 사용하지 않을 때는 폐기통 입구를 닫아 놓는다. • 국소마취제 카트리지는 비었거나 일부 남은 것 모두, 소각할 혼합 폐기물—날카로운 기구(18 01 03) 및 비위해 약제(18 01 09)—이라고 표시된 노란색 뚜껑의 날카로운 기구 폐기통에 폐기한다. • 아말감 폐기물은 흰 뚜껑이 달린 특수 수은 폐기물 용기에 폐기한다. • 쓰고 버리는 덮개(covering)는 감염성 유해 폐기물로서 치료를 마친 후 제거하여 주황색 폐기물 자루에 처리한다.
환자 치료 후[진료실 청소에 적합한 PPE를 착용하고, (청소 후) 치료 영역 또는 오염 제거 영역을 떠나기 전에 PPE를 제거한다. 장갑을 벗기 전·후에 항상 손을 씻는다.]
• **치료실:** '오염 구역'의 모든 오염된 작업 표면을 청소하고 소독한다. • 인상(impressions) 및 기타 기공물을 기공실로 보내기 전에 헹구고 소독한다. • 다음 환자를 위해 진료실을 준비한다. 매 환자 사이에 수관을 20~30초 동안 씻어 내린다. • **기기 오염 제거:** 안전한 뚜껑이 달린, 전용의 깨끗하고 불침투성의 단단한 용기에 기구를 담아 오염 제거실/구역으로 운반한다. '오염 구역'의 정해진 영역에 내려놓는다. • 오염된 도구를 깨끗한 도구와 엄격하게 분리한다. • 손을 깨끗이 씻고 새 PPE(앞치마, 튼튼한 장갑 등: 기구를 손세척 할 경우에는 마스크 및 보호안경까지)를 착용한다. • 기구를 즉시 세척할 수 없는 경우 효소 용액, 거품 또는 젤에 미리 담가 놓거나(presoak), 습도가 높은 환경에 기구를 둔다. • 가능하면 재고 관리가 쉽게 (그리고 기구 추적이 가능하게) 기구를 트레이에 보관한다. • 핸드피스를 소독하고 윤활하게 한다(자동 핸드피스 클리너를 사용하는 것이 바람직함). • **기구를 손으로 세척하는 경우** 45℃를 넘지 않는 물로 제조사가 지정한 농도로 희석한 CE 마크가 있는 소독제에 기구를 완전히 잠기게 담근다. 기기가 잠긴 상태로 긴 손잡이의 플라스틱 브러시로 문질러 닦은 다음 헹구고, 보풀이 일지 않은 천으로 말린 후 조명 돋보기로 청결 상태, 기능 및 부식이나 녹이 있는지 검사한다. • **초음파 세척기**(선택 사항): 초음파 세척기에서 구조가 복잡하거나, 톱니 모양 또는 경첩이 있는 기구를 세척한다(금속 기구만 해당, 치과용 핸드피스는 불가). 세척 과정이 끝나면 헹군 후 보풀이 일지 않는 천으로 말리고 조명 돋보기를 사용하여 검사한다.

(계속)

표 A-1. *(계속)* 일일 감염관리 임상 절차

- 초음파 세척기의 기능 검사: 더러움이 제거되는지를 입증하기 위해 일주일에 한 번 닌히드린(ninhydrin) 단백질 검출 키트를 사용하여 일련의 기구들을 문질러 낸(swab) 것에서 단백질 존재 여부를 검사한다. 초음파 세척기의 공동(cavitation) 작용이 수조 전체에서 균등하게 일어나는지 확인하려면 3개월마다 포일 파쇄(foil ablation) 검사 또는 이와 동등한 검사를 한다. 모든 시험 결과를 일지에 기록하고 최소 2년간 보관한다.
- **열세척 소독기**(TWD): 손세척 대신에 선호되는 방법. 핸드피스용 연결부가 달린 열세척 소독기를 사용한다. 건조 과정이 끝나면 돋보기를 사용하여 눈으로 보아 깨끗한지 검사한다. 제조자가 권장하는 대로 핸드피스를 윤활한다. 진공 멸균기를 사용하는 경우에는 기구를 포장한다. 제조업체의 지침에 따라 매일 TWD를 청소한다.
- 1회/1주 TWD 세척 효능 평가: 닌히드린 단백질 검출 검사 키트로 (기구를) 닦아 낸 것(swab)을 검사하고 일지에 결과를 기록한다.
- 진공 또는 비진공 멸균기로 134℃에서 3분 동안 기구를 멸균한다. 일지(로그북)에 인쇄물 또는 디지털 파일로 (멸균)주기 기록을 보관한다.
- **비진공 멸균기:** 무균 상태로 기구를 건조시키고, 트레이에 놓고 포장하거나 개별적으로 기구를 주머니에 넣는다. 건조되고 포장하지 않은 도구는 진료실에서 하루 동안 보관할 수 있으며 같은 날 사용한다. 치과 진료실 '청결 영역'의 깨끗하고 건조한 보관장 또는 서랍에 보관하고, 하루 중 사용하지 않았으면 재처리한다. 포장하지 않은 기구는 전용 청결 저장 영역에 최대 1주일 동안 보관할 수 있다.
- 내부가 보이지 않는 포장물은 기한 및 내용물을 외부에 표시한다. 포장한 기구는 깨끗하고 건조한 환경에서 1년 동안 보관할 수 있다. 선입선출(first-in, first-out) 방식으로 재고를 관리한다.
- '오염 구역'에서 '청결 구역'으로 이동하거나 방(오염 제거실)을 나올 때는 PPE를 제거하고 알코올 손 세정 용액이나 비누와 물로 손을 닦는다.

매 세션이 끝날 때(장갑을 벗기 전·후에 손을 씻는다.)

- '오염 구역' 및 '청결 구역' 내 모든 작업 표면을 철저히 청소하고 소독한다.
- 치과 유닛, 브래킷 테이블, 튜빙 및 타구(spittoon)를 닦아 낸다.
- 치료 또는 오염 제거실에서 음식물이나 음료수를 먹거나 보관하지 않는다.

하루 일과를 끝낼 때(장갑을 벗기 전·후에 손을 깨끗이 씻는다.)

- 3/4까지 채운 임상 폐기물 자루와 날카로운 기구 쓰레기통을 치료실로부터 치워 안전한 장소에 보관한다.
- 흡인기와 그 튜빙 및 타구를 소독하고 트랩을 청소한다.
- 치과 유닛 수관을 비우고 살균제로 소독한다(자동 연속 투여 시스템을 사용하는 경우 제조업체의 권고를 따른다). 저장수 병을 비우고 소독한다. 건조시키고 뒤집어서 보관한다.
- 초음파 세척기를 배수 및 청소하고 건조한 상태로 둔다.
- 축축한 보풀이 일지 않은 천으로 멸균실을 청소하고, 말리며, 빈 상태로 문을 열어 둔다.
- 멸균기 물 저장소의 물을 빼서 비우고, 세척하며, 건조시켜 둔다.
- 일부 사용한 물병은 오염될 것이므로 폐기한다.
- 튜닉/유니폼은 매일 갈아입고 세탁한다.

참고: 이것은 기본적인 개요에 불과하다. 관련된 책 내용(장)을 읽고 자세한 규약에 대해서는 국가 지침을 참조하기 바란다.

표 A-2. 특정 기구 및 치과 장비 품목의 오염 제거 방법

항목	오염 제거 요구 사항
기도 및 기관 내 튜브	일회용 품목. 재사용이 가능한 품목은 증기 멸균해야 한다.
브래킷 테이블과 핸들	사용 시 접착 필름으로 덮는다. 사용 후 표면 소독제 일회용 걸레로 소독한다.
브러시(장비 청소용)	일회용을 쓰고 버리거나 재사용이 가능하다면 세재로 세척한다. 말려서 머리 부분이 위로 향하게 보관한다. 일정 기간 사용 후 교체한다.
버(다이아몬드, 텅스텐 카바이드)	효소 소독제에 잠기게 담가 둔다. (소독제의) 희석 비율과 (담가 두는) 시간은 제조사의 지침에 따른다. 증기 멸균한다.
버(강철)	강철 버(bur)는 일회용 품목이다.
카펫	임상 영역에서는 적합하지 않다. 비임상 지역에서는 매일 진공 청소한다. 주기적으로 스팀 청소를 한다.
치과용 광중합기(curing light)와 그 끝부분	끝부분을 접착 필름이나 불침투성 플라스틱 슬리브로 덮는다. (팁은 살균할 수 있거나 쓰고 버리는 일회용이 제공된다.) 장치는 매번 환자에게 사용된 후마다 표면 소독제로 외부(케이스)를 닦아 준다.
대픈 디시 (dappens pot)	유리 용기: 세척하고 증기 멸균해 준다. 플라스틱 용기: 쓰고 버리는 일회용
치과 유닛 체어와 의자	커버링은 손상된 부분이 없어야 한다. 머리받침을 불침투성 장벽 물질(플라스틱 랩)로 덮고 매 환자마다 바꿔 준다. 매 환자마다 소독제로 표면을 닦아 낸다(또는 치과 유닛 제조사의 권장에 따른다). 혈액/체액이 튄 것은 염소를 방출하는(0.1%/1000ppm) 표면 일회용 걸레로 즉시 닦아 내야 한다. 참고: 염소 방출제제로 인해 부드러운 부분이 손상될 수 있으므로 치과 유닛 체어 제조업체에 권장하는 소독제가 있는지 확인한다.
치과 유닛 체어 스위치	접착 필름으로 덮는데, 필름은 매 환자마다 바꾸고 표면 소독제 일회용 걸레로 소독한다.
치과 핸드피스와 연결부	치과용 핸드피스: 자동 세척 방법이 손세척보다 좋다. 자동 핸드피스 세척/윤활 장치 또는 열세척기 소독기(허용되는 경우)가 있다. 진공(또는 비진공) 멸균기에 넣기 전에 핸드피스 제조업체의 지침에 따라 윤활 오일 전처리한다. 연결부: 환자 치료 중에는 일회용 불침투성 슬리브/접착 필름으로 핸드피스 연결부를 가린다. 치료가 끝나면 슬리브를 제거하고 표면 소독제로 세척하며, 깨끗한 새 슬리브로 교체한다.
근관 치료 기구	파일과 리머는 일회용을 사용한다. 재사용이 가능하도록 제조된 것을 사용하는 경우 소독, 멸균, 분리 저장이 가능하며, 여러 번에 걸쳐 근관치료를 받는 동일한 환자에게 재사용할 수 있다. 치료과정이 끝나면 위험한 날카로운 폐기물로서 처리된다.
교육용으로 이용될 발거된 치아	치아에서 아말감 수복물을 제거하고 18 01 10으로 표시하여 아말감 유해 폐기물 용기에 폐기한다. 가급적이면 가압 멸균하거나 새로 만든 인상 소독제 용액에 담가 소독하고, 멸균 또는 정제된 물(보관하는 동안 재오염과 세균 증식 및 부패를 방지하기 위해서는 멸균된 물이 좋음)로 헹군 후 말린다. 누출 방지 용기에 보관한다.

(계속)

표 A-2. *(계속)* 특정 기구 및 치과 장비 품목의 오염 제거 방법

항목	오염 제거 요구 사항
안궁(face bow)	잔해를 제거하고 표면 살균제로 세척한다. 포크(fork)는 증기 멸균한다.
선풍기와 에어컨	제대로 청소하기가 어려우므로 임상 영역에서는 선풍기 사용을 피한다. 꼭 사용해야 한다면 세제를 사용하여 정기적으로 깨끗하게 닦아 준다. 에어컨은 정기적으로 필터를 교환하고 공조 장치를 세척한다.
가구와 설비	잘 수리되어 있고 모든 피복에 손상이 없어야 한다. 닦아 낼 수 있는 천으로 겉을 댄 가구를 선택한다. 정기적으로 따뜻한 물과 세제로 먼지를 닦아 낸다(damp-dust). 혈액 매개 바이러스로 오염된 것으로 밝혀지면 염소가 방출되는 일회용 걸레로 소독한다. 참고: 염소 제거제로 직물 제품이 손상될 수 있다.
겸자(forcep)	손세척 및 초음파 세척기 또는 열세척 소독기, 증기 멸균, 깨끗하고 건조한 용기나 트레이에 보관한다. 파우치에 넣어 진공 멸균기로 멸균하는 것이 바람직하다.
곡반(kidney dish)	손세척하거나 열세척 소독기로 세척한 후 증기 멸균, 또는 쓰고 버리는 일회용을 사용한다.
키보드(컴퓨터)	접착 필름으로 덮어 환자마다 바꾸거나, 재사용할 수 있는 비닐/플라스틱 키보드 덮개로 덮고 매 환자마다 소독제 일회용 걸레를 사용하여 닦아 내고 소독한다. 또는 세척할 수 있는 키보드를 사용한다.
조명 손잡이	접착 필름/불침투성 덮개로 덮고 매 환자마다 바꾼다. 매 환자마다 표면 살균제로 청소한다.
마스크	쓰고 버리는 일회용
매트릭스 밴드	쓰고 버리는 일회용
금속 주사기	열세척 소독기에서 자동세척 또는 손세척 한 후 증기 멸균한다. 플라스틱 주사기는 1회만 사용한다.
마우스(컴퓨터)	오염된 장갑 낀 손으로 만지지 않는다. 머리받침 덮개를 overglove로 사용하거나 세척 가능한 마우스를 사용한다.
네일 브러시	1회만 사용(일반적으로 치과 진료 시 손위생으로는 권장되지 않음)
바늘	일회용 품목. 사용이 안전한(safety engineered) 바늘을 사용한다. 플라스틱 주사기와 바늘을 (분리하지 않고) 하나의 장치로 노란색 뚜껑이 달린 날카로운 폐기물 통에 폐기한다.
플라스틱 앞치마	일회용
페이퍼 포인트	미리 멸균된 팩(pack)을 사용한다.
방사선사진	장갑을 끼고 다룬다. 장벽 파우치(barrier pouch)를 사용한다.
방사선사진 홀더 및 위치 장치	멸균. 내열성이 아니라면 살균제에 담가 세척한다.

(계속)

표 A-2. *(계속)* 특정 기구 및 치과 장비 품목의 오염 제거 방법

항목	오염 제거 요구 사항
방사선 튜브 —헤드 및 제어 패널	접착 필름으로 보호한다(불침투성 장벽). 매 환자마다 바꾼다.
봉제 장난감	제대로 소독할 수 없으므로 치과 의원에는 적합하지 않다.
타구(spittoon)	먼저 외부 표면을 청소한다. 내부 표면은 비발포성 소독제를 양을 재서 넣고, 보울(bowl) 안을 고르게 닦고, 제조업체가 지정한 시간 동안 기다린 후, 타구를 작동시켜 헹궈낸 다음 소독 일회용 걸레를 버린다.
청진기	소독제 일회용 걸레를 사용하여 벨과 이어피스를 닦는다.
흡입 팁	쓰고 버리는 흡인 팁, 일회용
흡입 라인	트랩 필터는 매일 밤 떼어 내어 거품이 나지 않는 소독제로 청소해야 하며 제자리에 끼기 전에 완전히 헹궈야 한다. 부식의 원인이 되므로 표백제나 차아염소산염을 금속 필터에 사용하면 안 된다. 배관 및 라인은 제조업체의 지침에 명시된 대로 비발포성 소독제/세제로 소독하고 하룻밤 동안 둔다.
온도계	제조업체의 지침에 따라 높은 수준의 살균 소독을 하거나 쓰고 버리는 스트립을 사용한다. 수은이 들어 있으므로 가압 멸균(autoclave)해서는 안 된다.
초음파 스케일러와 손잡이	스케일러는 증기 멸균한다. 손잡이는 접착 필름 또는 불침투성 플라스틱 슬리브로 덮고, 매 환자마다 교체하며, 연결부 및 호스는 표면 소독제로 닦아 준다

참고: 이 목록은 총망라한 목록은 아니다. 보다 자세한 조언은 관련된 책 내용 또는 국가 지침을 참조한다.

부록

표 A-3. 손과 경질 표면용 소독제 및 치과 유닛 수관(DUWL) 살생물제의 예

소독제/살균제 종류	상품명	치과 수술 사용 시
클로르헥시딘(chlorhexidines)		
클로르헥시딘글루코네이트 용액 4%	Hibiscrub surgical scrub	손 씻기
글리세린 염기의 70% 알코올 용액에 2.5%의 클로르헥시딘	Hibisol hand rub	손 문지르기
70% 알코올에 0.5%의 클로르헥시딘	Alcoholic chlorhexidine	구강 주변 생검 전 피부 소독, 임플란트 및 치주 수술
클로르헥시딘글루코네이트 0.12% 및 에탄올 12%	Lines	치과 유닛 수관 및 저수용 병 소독용 살생물제
요오드포(iodophors)		
	Betadine surgical scrub	손 씻기
요오드 여과 카트리지	Dentapure	치과 유닛 수관 소독용 살생물제
알코올(alcohols)		
알코올 젤/용액	Purell, Sterillium, Desderman	손 문지르기
70% 이소프로필알코올 일회용 걸레	Azowipes 또는 Cliniwipes	진료실 내 경질 표면이나 핸드피스 외면 소독
에탄올 및 1-프로판올알코올 스프레이	Mikrozoid	진료실 내 경질 표면 소독
염소 제거제 (chlorine-releasing agents)		
이염화아이소사이아누르산나트륨 용해정 4.75g(사용 가능한 염소 2.5g) 또는 과립	Haz-tabs 태블릿 또는 과립 Presept 태블릿 또는 과립	혈액 또는 기타 체액의 유출
차아염소산나트륨 + 세제	Chloros	진료실 내 경질 표면 소독
이산화염소	Tristel(이산화염소 방출 일회용 걸레)	진료실 내 경질 표면 소독
트리클로산(triclosan)		
트리클로산 2%	Aquasept	손 소독
트리클로산	Skinsan	물 없는 손 소독용 거품
페놀류(phenolics)		
Hycolin 2% 용액	Stericol, Clearsol	이 제품들에는 최근의 살생물제 보고에서 사용을 지지받지 못한 2,4,6-trichlorophenol 및 xylenol이 포함되어 있다. 따라서 영국에서는 이 제품이 더 이상 어떤 목적으로도 공급될 수 없다.

(계속)

표 A-3. *(계속)* 손과 경질 표면용 소독제 및 치과 유닛 수관(DUWL) 살생물제의 예

소독제/살균제 종류	상품명	치과 수술 사용 시
과산화아세트산(peracetic acid)		
과산화아세트산	Nu-cidex Gigasept PA	중간 및 저 위험 절차에만 국한된 열에 민감한 장비의 높은 수준의 소독
과산화수(superoxidized water)		
(산화제 및 염소 배출)전용 발전기에 의해 생성된 전해 소금 용액	Sterilox	치과 유닛 수관 및 저수용 병 소독용 살생물제
알칼리성 과산화물 기반 (alkaline peroxide based)		
알칼리성 과산화물(+ QAC)	Sterilex Ultra	치과 유닛 수관 및 저수용 병 소독용 살생물제
과산화수소, 은 이온	Dentisept P, Oxygenal 6, Sanosil Super 25	
구연산 기반(citric acid based)		
차아염소산나트륨, 구연산	Alpron	치과 유닛 수관 및 저수용 병 소독용 살생물제
4차암모늄화합물(quaternary ammonium compounds; QAC)		
QAC + 중합체헥사메틸비구아늄(polymeric hexamethyl biguanide)	Clinell wipes, Mikrozid alcohol-free wipes, Continu wipes	진료실 내 경질 표면 소독제 및 다용도 일회용 걸레
QAC + 알칼리성 세정제	Orotol plus	흡입관 소독제

참고: 목록은 예시에 불과하며 총망라한 것은 아니다.

추가 정보 자료

감염 관리 및 예방과 관련된 정책 문서, 조언 및 정보를 만들어 내는 주요 국가 및 국제기구 목록을 이 책의 파트너 웹사이트인 www.wiley.com/go/pankhurst/infection-prevention에서 확인할 수 있다. 이 목록은 지역명에 따라 알파벳순으로 배열되어 있다.

찾아보기
(Index)

[ㅈ]